婴幼儿照护·健康与营养系列教材　　　　　上海市重点图书

总主编◎王韬（上海市同济医院　"达医晓护"医学传播智库）

幼儿营养与膳食管理

主　编◎沈　健　余高妍

副主编◎傅丽丽　蒋本然　陈　菲

U0238013

华东师范大学出版社
·上海·

图书在版编目(CIP)数据

幼儿营养与膳食管理/王韬总主编;沈健,余高妍
本册主编.—上海:华东师范大学出版社,2022
婴幼儿照护·健康与营养系列教材
ISBN 978 - 7 - 5760 - 3176 - 8

Ⅰ.①幼…　Ⅱ.①王…②沈…③余…　Ⅲ.①学前儿
童-营养卫生-教材　Ⅳ.①R153.2

中国版本图书馆 CIP 数据核字(2022)第 152972 号

幼儿营养与膳食管理

总 主 编　王 韬
主　　编　沈 健　余高妍
责任编辑　余思洋
责任校对　苏 红　时东明
装帧设计　俞 越　庄玉侠

出版发行　华东师范大学出版社
社　　址　上海市中山北路 3663 号　邮编 200062
网　　址　www.ecnupress.com.cn
电　　话　021 - 60821666　行政传真 021 - 62572105
客服电话　021 - 62865537　门市(邮购)电话 021 - 62869887
地　　址　上海市中山北路 3663 号华东师范大学校内先锋路口
网　　店　http://hdsdcbs.tmall.com

印 刷 者　上海展强印刷有限公司
开　　本　787 毫米×1092 毫米　1/16
印　　张　18.75
字　　数　407 千字
版　　次　2023 年 2 月第 1 版
印　　次　2024 年 5 月第 3 次
书　　号　ISBN 978 - 7 - 5760 - 3176 - 8
定　　价　49.00 元

出 版 人　王 焰

编委会

党的二十大报告提出，人民健康是民族昌盛和国家强盛的重要标志。把保障人民健康放在优先发展的战略位置，完善人民健康促进政策。少年强则国强，儿童健康是人民健康的基础、终身健康的基石。健康中国，营养先行。膳食营养是保证儿童健康成长的重要因素，关乎儿童的身体生长发育、智力发展、心理性格发展等。因此，儿童的膳食营养需要全社会的广泛关注和支持，尤其是托育机构，更应重视这一问题，全面提升儿童的营养健康水平和身体素质，促进儿童健康成长。

《幼儿营养与膳食管理》是"婴幼儿发展与健康管理""婴幼儿托育"等相关专业的核心课程对应教材，主要研究从出生至六岁的婴幼儿的营养需求以及相应的日常膳食安排。

卫健委专家就中国膳食现状指出："中国正面临着营养素缺乏与营养素结构失衡的双重挑战，这已成为生命安全中最大的隐形杀手。"在这一背景下，政府虽颁布了一系列大力支持幼儿营养与膳食管理的政策，但是中国人口基数大，想要更好地推广科学营养的膳食，亟需培养优秀的从业人员。因此，将健康教育纳入职前教育和职后培训中，全面普及膳食营养知识，发布适合不同人群的膳食指南，倡导科学的膳食习惯，推进健康饮食文化建设，加强对托育机构等机构营养健康工作的指导，这些举措具有重要意义。通过培养优秀的师资，使其在托育机构进行指导，进而带动家庭，多方联动，可逐一解决婴幼儿的营养膳食问题，推进幼儿膳食管理的发展。

本教材邀请医学专业人士组建团队执笔，参编者均是国内重点高等学校及临床一线的专家学者，从事营养与疾病领域的科研教学和临床工作多年，具有较高的学术造诣和丰富的实践经验。当前正值中国营养事业迅猛发展之时，在国务院印发《国民营养计划（2017—2030 年）》、中国营养学会发布《中国居民膳食指南(2022)》以及注册营养师制度正式开启后,编写团队响应国家号召,为促进健康教育事业进一步发展作绵薄的贡献,努力推动幼儿膳食营养管理工作向前发展,取得更加优异的成绩。

本教材在编写上主要具有以下特色。

1. 内容翔实,体例清晰

本教材编写遵循营养学基础,围绕"幼儿营养与膳食管理"的主要内容,系统阐述相关问题。本教材共有七章,包括:绪论,婴幼儿的营养需求,婴幼儿的喂养与进食习惯,婴幼儿膳食的搭配制作,婴幼儿体格生长发育与营养性疾病,疾病与婴幼儿膳食管理,婴幼儿营养状况调查评价与膳食指导等内容。章节设计合理,内容翔实,在编写中充分参考最新研究成果,保证结构和内容的科学性。

本教材除了注重相关理论知识的讲解外,还增加了"案例实践""食谱举例"等栏目,帮助学习者理论联系实践,同时增强教材的可读性。另外,每章均设有"本章导语""学习目标""本章导览""案例导入""拓展阅读""本章小结""思考与练习"等栏目,内容清晰明了,方便学习者掌握大纲,带着问题进入学习过程中,跟随教师在学习中解决问题,学以致用。本教材整体内容通俗易懂,并配有典型案例,可以更好地满足教师的教学需要和学习者的专业发展需要。

2. 科学创新,灵活适用

本教材坚持育人为本,重视发挥教材在人才培养中的基础性作用,充分展现我国在医疗、保健、文化等方面取得的新成就,力争成为符合教育规律和人才成长规律,并具有科学性、创新性、适用性、灵活性的优秀教材。科学性体现在教材结合实际情况,参考最新指南、著作及其他相关研究,根据专家团队的意见与建议不断改进;创新性体现在教材不仅仅针对营养膳食管理的人才培养,而且由点及面,联动管理,通过教材推动营养膳食的科普和宣传;适用性体现在除了职前学生可据此学习外,不同地区的教师及家长也可以此为参考;灵活性体现在教材注重授人以渔,即注重引导思维发展,帮助学习者组合分析,指导学习者找到解决实际问题的方法。希望学习者能够在掌握营养基础知识、婴幼儿生长发育特点及婴幼儿营养需求的基础上,根据年龄和其他特殊情况对婴幼儿进行科学、合理的喂养,预防常见喂养问题,为婴幼儿建立良好的饮食习惯,预防食物安全问题对婴幼儿健康的危害。

3. 分类鲜明,案例多样

食物种类繁多,记忆时容易产生混乱,所以本教材在编写时将食物进行分类,结合食物自身的特性,将中西医理论贯穿其中,呈现典型案例,以达到通俗易懂、真实生动的效果。此外,本教材将饮食误区与推荐方案相结合,将多数人容易犯的错误罗列在对应内容下,进行分析总结,不仅列出错误的认识和做法,还基于营养理论解释原因。正反示例的对比可有效帮助学习者理解其中内涵,全面掌握知识点。

4. 全方位,多领域

本教材涉及的不仅仅是饮食文化,更涉及生物学、生理学、病理学、经济学、政治学、人类学、心理学等多领域内容。本教材不仅考虑普通婴幼儿生长发育的特点,还充分考虑患有特殊疾病的婴幼儿的膳食喂养情况,对流行病高发期、儿童慢性病护理及特殊教育学校的膳食管理提出参考指导意见。

5. 机构指导,家园联动

对于已就读于托育机构的婴幼儿来说,机构膳食供给状况直接关系到其营养状况和生长发育。托育机构除了要为婴幼儿提供营养、卫生、规律的膳食外,还需要引导家长合理喂养,使婴幼儿在机构内外均处于良好的膳食环境中,养成良好的饮食习惯,健康成长。学习者首先需明确,托育机构从业人员的任务是需要观察和了解婴幼儿,制定相应工作计划,完成教育任务;同时需要严格执行机构中安全、卫生保健工作原则;还要与家长经常保持联系,了解婴幼儿在家中的教养环境,共同配合完成教学任务等。本教材在第七章中呈现了机构指导的相关内容,让学习者更好地了解托育机构应当如何为婴幼儿提供膳食并指导家长,为学习者今后的工作做准备。

6. 重点突出,主次分明

本教材在编写时注重重点内容突出,主次分明。教师的教学当是以学习者的认知发展水平和已有经验为基础,注重启发和因材施教,把握好重点和难点,突出重点,突破难点。而学习者应当接受教师抛出的重点和难点,并在教师的带领下逐一攻克。在教师及教材的引导下,学习者能够逐步建构起自己的知识框架,形成正确的婴幼儿膳食管理思维,面对家长或机构的提问轻松应答,给出科学方案。

7. 通俗易懂

本教材在编写时注重表现形式的新颖性,用通俗易懂的阐述将晦涩难懂的知识点生动化、形象化,提升学习者的学习兴趣,让知识轻松装进"口袋"。

目前,国家非常重视居民膳食营养均衡发展,而婴幼儿膳食更是重中之重。将营养膳食知识进一步普及,使之成为一门大众化的学科具有重要意义。本教材既是传承,也是创新。编写团队寄希望于培养出一批优秀的教育人才,鼓舞并带动幼儿膳食营养管理事业进一步发展。本教材在撰写过程中难免有所疏漏,望批评指正,以继续改进!

沈健

目录

第一章
绪　　论

本章导语

　　儿童的营养与健康状况是衡量国民营养状况的重要指标。随着我国经济的飞速发展和人民生活水平的不断提高，人们的膳食结构和饮食习惯发生了明显的改变。儿童的营养与健康状况引起了全社会的广泛关注，虽已在原有基础上有所改善，但目前依旧面临困难与挑战。

　　0—6岁是培养良好膳食习惯的重要阶段。儿童时期的饮食习惯、偏好等一旦形成，将直接影响成年以后的健康状况。合理的营养与膳食管理，可为婴幼儿提供充足的营养，促进其身体生长发育，保证其身心健康，使其受益终身。

　　本章将从营养与膳食管理概述、婴幼儿营养与膳食管理的内容及意义等方面进行阐述。

学习目标

　　1. 了解中国传统营养学对婴幼儿营养与膳食管理的贡献和重视，了解目前我国婴幼儿的营养现状。

　　2. 熟悉营养与膳食管理的相关概念。

　　3. 认识婴幼儿营养与膳食管理的具体内容。

　　4. 掌握婴幼儿营养与膳食管理的意义。

本章导览

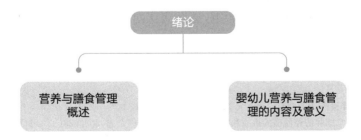

案例导入

2030 年，全国将有近 5 000 万"小胖墩"

由北京大学公共卫生学院、首都儿科研究所、农业农村部食物与营养发展研究所、中国营养学会等多家机构的专家联合编写的首部《中国儿童肥胖报告》[①]指出,自 20 世纪 90 年代以来,我国儿童的超重率和肥胖率不断攀升。1985 年至 2005 年,我国主要大城市 0 岁至 7 岁儿童肥胖检出率由 0.9% 增长至 3.2%,肥胖人数也由 141 万人增至 404 万人;估测目前 0 岁至 7 岁儿童的肥胖率约为 4.3%。1985 年至 2014 年,我国 7 岁以上学龄儿童的超重率由 2.1% 增至 12.2%,肥胖率则由 0.5% 增至 7.3%,相应地,超重和肥胖人数也由 615 万人增至 3 496 万人。如果不采取有效的干预措施,到 2030 年,我国 0 岁至 7 岁儿童的肥胖检出率将达到 6.0%,肥胖儿童数将增至 664 万人;7 岁及以上学龄儿童的超重及肥胖检出率将达到 28.0%,超重和肥胖的儿童人数将增至 4 948 万人[②]。

专家指出,儿童肥胖的发生和流行受到遗传、环境、社会文化等多种因素的共同影响。父母双方、仅父亲、仅母亲超重或肥胖的儿童,发生超重或肥胖的概率分别是父母双方均为正常体重的儿童的 4.0 倍、3.1 倍和 2.71 倍[③]。出生前母亲的体形及营养代谢状况、儿童期的环境因素,也会增加儿童期甚至成年期与肥胖相关的慢性疾病发生的风险[④]。同时,膳食结构的改变、身体活动的减少及不健康的饮食行为等均会增加肥胖发生的风险。除此以外,肠道菌群的组成在肥胖的发展过程中也会起到一定作用。

现阶段的儿童膳食结构与肥胖之间有何关系? 除了肥胖,儿童的营养与膳食是否还存在其他问题? 家庭和校园怎样实施儿童营养与膳食管理? 合理的营养与膳食管理对于儿童具有什么意义? 本章将对以上问题进行探讨。

第一节　营养与膳食管理概述

人类因生存需要从外界摄取食物,进而开启对饮食营养的探索。在社会长期的发展过程中,人类不断地探寻食物对生命的影响,逐渐充实对营养与膳食的认识,同时促进了营养学、食品卫生学、食品毒理学等学科的产生。随着社会与科技的发展,营养与膳食管理越来

---

① 马冠生. 中国儿童肥胖报告［R］. 北京：北京大学公共卫生学院,2019：1.
② 马冠生,张玉. 中国儿童肥胖防控面临的挑战和机遇［J］. 中国儿童保健杂志,2020,28(02)：117—119.
③ 李晓卉,郭红侠,黄艳丽,等. 父母超重肥胖对儿童青少年超重肥胖的影响［J］. 中国学校卫生,2016,37(02)：239—242.
④ 张娜,马冠生.《中国儿童肥胖报告》解读［J］. 营养学报,2017,39(06)：530—534.

越受到重视。国务院印发的《国民营养计划(2017—2030 年)》[1]将营养健康提升为国家战略，对国家营养发展的未来进行了全方位规划。

一、营养与膳食管理的相关概念

(一) 营养

营养，原意为谋求养身，指人体为了满足生理需要、维持生命活动而从外界摄取和利用食物养料的生物学过程。因此，营养所表示的是一种"作用""行为""生物学过程"。

(二) 健康

世界卫生组织对健康的定义为：健康不仅仅是没有疾病或不虚弱，而且是身体的、精神的健康和社会适应的完好状态[2]。

为进一步阐述健康的概念，世界卫生组织提出了衡量个体健康的标准，包括：精力充沛；处事乐观，态度积极；善于休息，应变能力强；能够抵抗一般性感冒和传染病；体重适当，身体匀称，站立时头、肩、臂位置协调；眼睛明亮，牙齿牙龈健康；头发有光泽；肌肉、皮肤有弹性，走路感觉轻松。

(三) 膳食管理

管理，是指一定组织中的管理者遵循一定的原则，通过计划、组织、指挥、协调、控制及创新等手段，对组织所拥有的人力、物力、财力、信息等资源进行有效运用，创造出比个人活动力量更加强大的集体或社会力量，从而高效地实现既定目标的活动。即协调不同的个人行为，有效地利用资源去实现组织目标的活动。

膳食管理，是指对人们的饮食等进行管理，便于人们从膳食中获取全面、充足的营养，促进身体成长、维持身体健康。幼儿营养与膳食管理则指教师以及家长对幼儿的饮食进行科学安排，并付诸实践，以便幼儿从食物中获取全面、充足的营养，实现健康成长的目标。

二、中国传统营养学

中国传统营养学是在中国传统中医理论的指导下，应用食物来保健强身、预防疾病的一门学科。其内容主要包括饮食养生、饮食治疗、饮食节制和饮食宜忌四个方面。

(一) 饮食养生

《黄帝内经》曰："谷肉果菜，食养尽之。"这是对于"饮食养生"概念较早的记载。中国传

---

[1] 中华人民共和国国务院办公厅. 国民营养计划(2017—2030 年)[EB/OL]. (2017 - 07 - 13)[2021 - 02 - 15]. www. gov. cn/zhengce/content/2017-07/13/content-5210134. htm.

[2] 苏静静，张大庆. 世界卫生组织健康定义的历史源流探究[J]. 中国科技史杂志，2016，37(04)：485—496.

统哲学强调"天人合一",认为人处在天地之间,在自然环境中生存,是自然界的一部分。这种人与自然息息相关的理念也体现在饮食营养方面。传统营养学常依据"天人合一"的整体观,希望运用食物达到养生益寿、防治疾病的目的,强调饮食的四季变化,又以五行相生相克为依据。在倡导进食方式及方法,注意全面膳食的同时,还要因时、因地、因人、因病,使饮食也有所不同。

根据相关文献统计,常用的近百种食物的补益养生作用表现为明目、益智、安神等二十余种。这些食物在提高身体素质和预防疾病方面有着重要作用。

(二) 饮食治疗

饮食治疗,又称"食疗",指通过饮食来治疗或辅助治疗疾病。饮食疗法和药物疗法基本一致,主要是通过"祛邪"和"扶正"来达到目的。孙思邈在《备急千金要方·食治方》中曾指出:"食能排邪而安脏腑,悦神爽志,以资血气。"同时又指出两者的不同之处,"药性刚烈,犹若御兵",以及"若能用食平疴、释情遣疾者,可谓良工"。

中国传统食疗的不少成果已逐渐被现代科学所证实,如临床用芹菜防治高血压,应用红枣防治贫血症,应用燕麦防治高脂血症等,都取得了一定效果。传统营养学表明,药食一体的营养观在实践中不仅安全简便且行之有效,尤其对于小儿、老年疾病以及一些慢性病的治疗,更是如此。

(三) 饮食节制

饮食节制,通常指饮食的方法、方式,包括饮食的合理习俗、饮食卫生等。关于饮食节制,较早出现在《黄帝内经·素问》中:"饮食有节","谨和五味"。若无法做到,"饮食自倍,肠胃乃伤",即饮食过多甚至暴饮暴食会损伤肠胃;"因而饱食,筋脉横解,肠澼为痔。因而大饮,则气逆",即如果长期过度饱食,可导致食物在胃肠内充满郁积,引发多种疾病,以此阐述节制食量的重要性。

饮食节制对于幼儿来说尤其重要。《大生要旨》提及:"小儿无知,见物即爱,岂能知节?节之者,父母也。父母不知禁忌,畏其啼哭,无所不与,积成痼疾,追悔莫及。虽曰爱之,其实害之。"这对于现今孩子的喂养方式具有指导意义。全面膳食,不挑食、不偏食,饮食有度而不暴饮暴食,尤其注意对于小儿零食的限制,对于预防幼儿营养过剩、营养失衡等相关疾病具有积极的作用。

(四) 饮食宜忌

在传统饮食中,通常对于"忌"的讨论多于"宜"。在饮食禁忌方面,传统营养学认为正常人或者病人的饮食不可能是一个固定模式,应根据季节、地域、机体以及病情的不同进行调整。例如,食物之间、食药之间的配伍禁忌,患病期间的饮食禁忌等。东汉医学家张仲景曾说:"所食之味,有与病相宜,有与身为害。若得宜则益体,害则成疾。"因此,饮食的宜与忌实质上是强调饮食的针对性。饮食得当则为宜,饮食失当则为忌。同时,对于饮食的营养价值的评判,不应从珍、奇、贵的角度考虑,而应着眼于其使用是否得当。

(五) 传统营养学对幼儿营养与膳食的重视

传统营养学重视和倡导母乳喂养。《玉楸药解》曰:"乳汁……养婴育儿,滋生气血,全赖夫此。"母乳由母亲气血而来,最适合婴儿的生长发育需要。传统营养学对于哺乳的方法也有所探究。《备急千金要方》中对哺乳的姿势、哺乳的量以及其他相关的注意事项均有详细说明。而《幼幼集成》则记载:"乳哺亦不宜过饱,所谓忍三分饥,吃七分饱。"母亲在哺乳期间的饮食要清淡、易于消化,忌食辛辣、过于寒凉的食物。宜在半岁左右进行辅食的添加,且要荤素搭配。米谷能助胃气,有利于幼儿脾胃功能的发展。

传统营养学对于幼儿营养缺乏症,如疳证(消化系统疾病)、营养不良、佝偻病等均有相关记载。

三、我国婴幼儿的营养现状

婴幼儿的营养状况和体质是衡量一个国家经济发展水平与社会文明程度的重要指标。目前,世界各地儿童的营养状况仍存在各种问题,联合国儿童基金会发布的《2019 年世界儿童状况》[1]报告指出,2018 年,在全球范围内,有近 2 亿 5 岁以下儿童生长迟缓或消瘦,至少有 3.4 亿 5 岁以下儿童因维生素和其他必需营养素的摄入不足而遭受隐形饥饿的困扰;三分之二的儿童日常饮食未达到保障健康生长发育的膳食多样性的最低推荐。根据世界卫生组织的报告,全球 5 岁以下婴幼儿因营养不良而导致死亡的比例高达 35%[2]。营养不良制约了幼儿的健康成长,使其难以发挥全部潜能。与此同时,超重与肥胖不断增加,2000 年到 2016 年,5—19 岁儿童与年轻人超重的比例从 1/10 增加到 1/5,营养过剩及由其导致的相关疾病同样影响着幼儿的健康。儿童超重可导致早发 2 型糖尿病、自卑和抑郁,而且极有可能发展为成年肥胖[3]。

近年来,我国在改善儿童营养状况上取得了部分成就,如《中国 0—6 岁儿童营养发展报告(2012)》[4]显示:我国儿童营养状况显著改善,其中,城市儿童的平均生长发育水平已达到甚至超过世界卫生组织推荐的儿童生长标准,接近西方发达国家同龄儿童的平均水平;在体重管理上,2010 年,我国 5 岁以下儿童低体重率为 3.6%,比 1990 年下降了 74%,提前实现

① 联合国儿童基金会. 不良膳食正在危害全球儿童的健康[EB/OL]. (2019 - 10 - 15)[2021 - 02 - 15]. https://www. unicef.cn/press-releases/poor-diets-damaging-childrens-health-worldwide-warns-unicef.
② 中华人民共和国卫生部. 中国 0—6 岁儿童营养发展报告(节录)[J]. 营养学报,2013,35(01):1—4.
③ Kartiosuo N, Ramakrishman R, Lemeshow S, et al. Predicting overweight and obesity in young adulthhood from childhood body-mass index: comparison of cutoffs derived from longitudinal and cross-sectional data[J]. *The lancer child & addolescent health*, 2019,3(11):795—802.
④ 中华人民共和国卫生部. 中国 0—6 岁儿童营养发展报告(节录)[J]. 营养学报,2013,35(01):1—4.

联合国千年发展目标(即降低 5 岁以下儿童低体重率);而在生长速率上,2010 年生长迟缓率为 9.9%,比 1990 年下降了 70%;消瘦率为 2.3%,长期保持在低水平。在 2010 年全国贫困地区农村儿童中,低体重率、生长迟缓率分别为 8.0%和 20.3%,比 1998 年分别下降了 45%和 44%。我国 5 岁以下儿童死亡归因于营养不良的比例也由 2000 年的 22%下降为 2010 年的 13%。我国幼儿的营养现状总体上呈现向好趋势,但与发达国家之间仍存在差距,农村与城市之间仍有一定差距,生长发育水平还有较大的提升潜力。

·拓展阅读·

幼儿的能量需要量

能量需要量是指长期保持良好状态,维持良好的体型、机体构成以及理想活动水平的个体或群体,达到能量平衡时所需要的膳食能量摄入量。幼儿的能量需要量包括每日总能量消耗量和组织生长的能量储存量。根据《中国居民膳食营养素参考摄入量(2013 版)》,0—6 岁婴幼儿膳食能量所需量如表 1-1 所示。

表 1-1   0—6 岁婴幼儿膳食能量需要量

年龄	男性	女性
0—0.5 岁	90 kcal/(kg · d)	
0.5—1 岁	80 kcal/(kg · d)	
1—2 岁	900 kcal/d	800 kcal/d
2—3 岁	1 100 kcal/d	1 000 kcal/d
3—4 岁	1 250 kcal/d	1 200 kcal/d
4—5 岁	1 300 kcal/d	1 250 kcal/d
5—6 岁	1 400 kcal/d	1 300 kcal/d

近年来,随着人们对于营养与膳食的认识逐渐深入,我国儿童的饮食趋于合理化,儿童的营养状况得以明显改善,但依旧面临困难与挑战。

(一)营养状况存在显著的地区差异

1990—2010 年,我国 5 岁以下儿童营养状况的城乡差异一直较为明显,农村地区儿童的低体重率和生长迟缓率约为城市地区儿童的 3—4 倍,而贫困地区农村又为一般农村的 2 倍;2010 年贫困地区尚有 20%的 5 岁以下儿童生长迟缓。虽然近年来城乡差距逐渐缩小,但是营养不良仍然是影响贫困地区儿童健康的显著问题。

(二)超重和肥胖问题逐步显现

中国城乡儿童的超重率和肥胖率在过去几十年持续升高,日渐成为一项突出的公共健康问题。根据《中国0—6岁儿童营养发展报告(2012)》[①],2005年,城市和农村5岁以下儿童的超重及肥胖率为5.3％和3.9％;2010年,城市和农村分别升高至8.5％和6.5％。可以发现,不仅城市地区儿童的超重和肥胖问题日益突出,农村地区也逐渐显现。同时,由联合国儿童基金会发布的《中国居民营养与健康状况图集2018》[②]中提到,2002—2012年,6岁以下儿童的超重率从6.5％增加至8.4％,肥胖率从2.7％增加至3.1％。

(三)膳食结构尚不完善

儿童摄入动物性食物明显增加,但谷类和蔬菜的摄入量减少。儿童偏食情况明显,一项针对福州市0—6岁婴幼儿膳食结构状况的调查显示,1—3岁幼儿蔬菜、水果、奶制品、烹调油的摄入量明显低于推荐摄入量,而动物性食物(鱼虾类、禽畜肉类和蛋类)则高于推荐摄入量;3—6岁幼儿蛋类、蔬菜、奶制品、豆制品的摄入量低于推荐量,而禽畜肉类则高于推荐摄入量[③]。研究显示[④],城市地区儿童经常喝液体奶的比例为79.3％,明显高于农村地区的38.5％;城市地区儿童液体奶的消费量为228 ml/d,高于农村地区儿童的57 ml/d,提示城市地区儿童的摄入量明显高于农村地区儿童的摄入量。此外,微量元素缺乏是我国儿童在健康方面普遍存在的问题。在我国多个地区的抽样调查结果显示,维生素D缺乏的情况普遍存在[⑤][⑥][⑦]。

 案例实践

谁的饮食才科学

轩轩的爷爷坚持每天早晨空腹喝一杯温开水,早餐主要有粥、酱菜、油条。奶奶觉得,可以让轩轩采用爷爷的早餐食谱,还可以把自己最爱的营养鸡汤分享给轩轩。可是,不到4岁的轩轩却坚持早晨先喝一杯牛奶,然后还要吃包子、水果等。姥姥看到轩轩如此坚持,也就不再勉强他了。

① 中华人民共和国卫生部.中国0—6岁儿童营养发展报告(节录)[J].营养学报,2013,35(01):1—4.
② 联合国儿童基金会.中国儿童发展指标图集2018[EB/OL].(2019-3-12)[2021-2-15].https://www.unicef.cn/atlas-2018-cn.
③ 徐幽琼,叶友斌,曹祥玉,等.福州市0—6岁婴幼儿膳食结构状况调查研究[J].现代预防医学,2020,47(23):4272—4276,4294.
④ 尤莉莉,杨媞媞,李子一,等.中国9地区学龄前儿童液体乳制品及软饮料消费现况分析[J].中国公共卫生,2016,32(04):420—424.
⑤ 吴光驰.维生素D缺乏离我们有多远[J].中国妇幼卫生杂志,2014,5(03):72—75.
⑥ 邵磊,徐东燕.千岛湖区8619例各年龄阶段儿童维生素D缺乏现状分析[J].全科医学临床与教育,2020,18(09):814—816.
⑦ 贺逸夫,蔡明,黄昕.长沙市岳麓区3—5岁学龄前超重及肥胖儿童维生素D不足和缺乏的现状[J].中南大学学报(医学版),2017,42(05):565—569.

　　分析：幼儿与老人对营养的需求、食物的选择等明显是不同的。幼儿的能量消耗量较大，同时还有快速生长的营养需要，因此应当为他们提供容易消化、营养素含量高的食物。如果早餐只让幼儿吃粥、酱菜、油条，其中所含蛋白质甚少，维生素、矿物质等严重不足，显然不利于幼儿的健康成长。因此，幼儿坚持早餐喝牛奶，吃包子、水果，合情合理；倒是爷爷奶奶的早餐，从老年人健康及营养需求的角度来看，应该要作出很大调整。

（四）喂养状况不尽合理

1. 母乳喂养率有待提高

　　母乳喂养对儿童的生存、健康、营养和发育有着深远的影响。母乳提供了婴儿 0—6 个月成长所需的所有营养素、维生素和矿物质，有助于降低儿童感染性疾病的发病率和死亡率，并提高儿童的智力。很多人由于缺乏母乳喂养的正确知识和指导、缺少有力的社会支持，以及母乳代用品促销干扰等，没有进行纯母乳喂养。2013 年，中国 6 个月内婴儿的纯母乳喂养率仅为20.8%[1]，远远低于全球中等收入和低收入国家的平均水平（37%）[2]。可见，要实现《国民营养计划（2017—2030 年）》中提出的 6 个月内婴儿纯母乳喂养率达到 50% 以上，还任重道远。

2. 辅食添加的时间和质量需重视

　　辅食添加是婴幼儿科学喂养的重要组成部分。研究表明，食物的可及性、家庭收入和母亲的受教育程度等因素与辅食喂养行为相关[3]。2013 年中国居民营养与健康状况监测的数据显示，中国 6—23 月龄婴幼儿达到最低膳食多样性、最低进食频次以及最低可接受膳食标准的比重分别为 52.5%、69.8% 和 27.4%[4]，并表现出明显的城乡差异。目前，我国婴幼儿辅食添加方面主要问题是：城市地区添加辅食过早；农村地区添加辅食过迟，膳食多样性不足，辅食质量有待提高。

第二节　婴幼儿营养与膳食管理的内容及意义

　　婴幼儿时期的营养直接关系到婴幼儿的生长发育，更会对其一生的健康产生影响。

① 国家卫生计生委疾病预防控制局. 中国居民营养与慢性病状况报告（2015 年）[M]. 北京：人民卫生出版社，2015：1.
② Victora C G, Bahl R, Barros A, et al. Breastfeeding in the 21st century: epidemiology, mechanisms, and lifelong effect [J]. *Lancet*, 2016, 387(1001): 475—490.
③ Duan Y F, Yang Z Y, Lai J Q, et al. Exclusive breastfeeding rate and complementary feeding indicators in China: a National representative survey in 2013 [J]. *Nutrients*, 2018, 10: 249.
④ 马冠生. 中国儿童肥胖报告[R]. 北京：北京大学公共卫生学院，2019：1.

因此,必须对婴幼儿的营养与膳食进行科学、有计划的管理,而家庭和学校都起着关键的作用。

一、家庭营养与膳食管理的具体内容

家庭营养与膳食管理,是指家长对幼儿的饮食进行科学的安排,并付诸行动,以便幼儿从不同的食物中获取全面、充足的营养,增强体魄,促进健康成长。合理的幼儿营养与膳食管理,可为幼儿身心健康发展奠定坚实基础。家庭营养与膳食管理主要涉及以下几个方面。

(一)制定膳食计划

要想幼儿饮食健康、食量适量又质量高,就必然需要在膳食管理方面多费心思。

1. 严格把控食物采购

家长应根据幼儿的营养需求及本地市场的供应情况,不从珍、奇、贵的角度考虑,而着眼于季节、地域、幼儿自身体质等因素,选择物美价廉、营养丰富的食物,尽可能选购当季的新鲜蔬菜、水果。

2. 注重膳食搭配

家长在安排膳食时要合理搭配,如粗细粮、主副食、荤素、软硬等搭配,充分发挥食物中营养元素的互补作用,提高膳食的营养价值。搭配的食物种类越多越好,同时,还应注意将幼儿不喜欢的食物间断加入其喜爱的食物当中,避免因挑食、偏食造成营养不全,影响幼儿的健康。

3. 提高膳食多样性

所谓多样性,不局限于品种多样,还可从颜色、形态、口感以及烹饪方式等角度来考虑。家长在选择食物时,可采用"同类互换"的原则。例如,用肉类换肉类,如猪肉换成牛肉,猪肉换鱼肉等;以谷换谷,如米饭换面食、大米换杂粮等;各种蔬菜瓜果交替轮换。如此,可从一定程度上避免因经常摄入某几种食物而出现偏食、挑食等问题。

表 1-2　幼儿家庭膳食周计划举例

项目	早餐	早点	午餐	午点	晚餐
周一	小米粥、馒头、煮鸡蛋	小饼干	米饭、红烧鱼、炒花菜、鸡汤	西瓜	白粥、清蒸鱼、素炒青菜
周二	面条、煎鸡蛋、烫青菜	牛奶	米饭、肉末茄子、海带排骨汤、上汤芥蓝	圣女果	玉米粥、空心菜、葱花豆腐

项目	早餐	早点	午餐	午点	晚餐
周三	牛奶、小笼包、凉拌土豆丝	小零食	米饭、番茄炒鸡蛋、醋熘白菜、香菇滑鸡	酸奶、猕猴桃	水饺、菠菜
周四	豆浆、豆沙包、鹌鹑蛋	苹果	玉米饭、肉丝莴笋、炒胡萝卜、山药排骨汤	牛奶、小蛋糕	豆芽拌面、番茄蛋汤
周五	馒头、鸡蛋羹、牛奶	小蛋糕	米饭、白灼虾、黄瓜炒鸡蛋	水果沙拉	蔬菜粥、肉末烧鸡
周六	蔬菜肉末粥、花卷、咸菜	牛奶	豆角猪肉焖饭、蔬菜、西红柿鸡蛋汤	小糕点	面条、青菜、肉末蛋羹
周日	馄饨、荷包蛋、豆腐干	橙子	米饭、糖醋排骨、芹菜木耳	银耳莲子羹	白粥、炒豆角、山药炒肉

（二）保证饮食卫生

虽然家庭所需食物量与集体相比较小，且采购之物多新鲜，清洗、制作也较为方便，但在食物加工过程中，也须做好相应的卫生防范工作，避免可能危及人体健康的病菌污染食物或者餐具。

厨房里准备两套刀和砧板，生、熟食分开处理；准备食物的过程中需经常洗手，在处理生的肉食后、准备熟食前、饭前及便后都应该认真洗手；幼儿的餐具最好用蒸煮的方法进行消毒后再使用；最好不要让幼儿食用隔夜饭菜，若要食用，需要加热透彻。

（三）烹调食物需用心

食物原材料是膳食安排的关键一环，而家长的精心烹调也是必不可少的。

1. "因人"烹调

在膳食的制作过程中，家长应考虑幼儿当前阶段的生长发育特点，尽可能做到软硬适中、清淡适宜、温度恰当，以便幼儿食用以及消化吸收。

2. 烹饪方式多样化

在保证食物品种多样化的基础上，对于一些频繁采用的食材，家长还可变换制作方式，交替运用炒、煮、蒸、炖等不同的烹饪方式，以满足幼儿对膳食色、香、味、形兼备的需求。例如，鸡蛋不仅可以蒸着吃，也可以做成蛋花汤，还可以做成蛋包饭甚至米饭上的装饰。又如，同样是大白菜，就有上汤、醋熘等不同做法。再或者，这次午餐将牛肉制成牛肉粒，下次则制成牛肉丸等。这样，不仅大大增加了幼儿对菜肴的新鲜感，而且增加了幼儿对食物的兴趣。

3. 营养元素不可偏废

家长在追求烹饪方式多样性时，不能只注重菜肴的色、香、味，而忽略食物加工、烹调过程中营养元素的流失。在食物的加工清洗、烹调等过程中,还要注意最大程度地保留食物中的营养元素,切不可本末倒置。

(四) 营造良好的就餐环境

要让幼儿好好吃饭,一个良好的就餐环境是十分重要的。良好的就餐环境和气氛会激发孩子的食欲。要想营造促进幼儿进餐的环境氛围,家人需要同幼儿共同努力。

1. 整洁、安静的就餐环境

干净整洁、舒适安静的就餐环境,能让幼儿的注意力更多地集中到进餐上,甚至会促进其消化液的分泌;而喧闹嘈杂、混乱不堪的环境,则会影响其情绪和食欲,对其健康产生不良影响。另外,在就餐过程中,家长还可以像学校的教师一样播放轻音乐,但不可让幼儿边吃饭边看电视或者边看书边进餐。

2. 让幼儿参与进餐前的准备工作

让幼儿参与进餐前的准备工作,如分发筷子、拿勺子、端饭等,使其体会到准备膳食的成就感和乐趣,进而产生浓厚的进食兴趣。再如,较为简单的淘米、洗菜,饭后帮忙收拾碗筷等,都能激发幼儿的成就感,进而激发其食欲。

3. 保持进餐时的愉悦氛围

古人曰:"人之当食,须去烦恼。"提示人们在吃饭的时候应该保持心情平静、愉悦,这样有利于脾胃的消化和吸收。家长切不可在进餐时斥责、打骂幼儿,更不可强迫其进食某一种不喜欢食物,要尽可能让幼儿愉悦地享受进餐的过程,避免造成幼儿对进餐的抵触甚至恐惧心理。

(五) 培养良好的进餐习惯

幼儿进餐习惯的好坏,在很大程度上与其家庭教育是密不可分的。家长单纯指望学校培养幼儿良好的进餐习惯,让其成为"小绅士""小淑女",而自身却没有相关意识,无疑是不现实的。家长可以有意识地从以下三个方面培养婴幼儿良好的进餐习惯。

1. 独立进餐

对于1岁左右的婴幼儿,家长应尽可能满足其自主进食的愿望,鼓励其手拿食物或使用勺子挖取食物。对于2岁以上的幼儿,家长应注意引导并鼓励其使用勺子、筷子等自主进餐,或用手抓食。虽然在此过程中,可能会造成脏乱的场景,但家长仍需鼓励,而不是嫌麻烦。

2. 定时、定量进餐

每餐都应有大致固定的时间点以及时间限制,一般每餐的进食时间应控制在30分钟之内。在进餐过程中,家长既要提醒婴幼儿细嚼慢咽,又不要让婴幼儿过于拖沓。每次进餐的量也要适宜,饥一顿饱一顿既不科学,也不利于婴幼儿的生长发育和健康。除了三餐外,家长还要注意控制婴幼儿零食的摄入,不能用零食代替正餐,也不可随意改变婴幼儿的进餐时间和食量。

3. 专心进餐

长期的不专心进餐、边吃边玩等进餐习惯容易导致婴幼儿微量元素的缺乏,如维生素 D、B 族维生素等的缺乏,易发生缺铁性贫血。婴幼儿在进餐时,应尽可能做到全身心投入,不可边吃边玩,也不可边吃边看电视,更不可嬉笑打闹。

(六) 监测幼儿体重

幼儿体重是考核膳食质量的一项重要指标。一般来说,0—3 岁的婴幼儿身高(长)、体重增长较快,3—6 岁的幼儿体重每年增长 2 kg 左右为宜。在排除疾病因素的前提下,体重增长过快,容易因营养过剩而导致肥胖或超重;增长过慢,可能会因营养不足而导致营养不良。这两种情况都是营养不均衡的表现。

二、学校营养与膳食管理的具体内容

对幼儿园、托儿所来说,学校营养与膳食管理包含对园所的膳食工作进行的计划、供应、评价等环节,是进行组织、管理、检查的过程,对于促进幼儿健康成长有着积极的推动作用。科学的、合理的膳食既能使幼儿身体健康,帮助幼儿预防疾病,又能为其今后的健康发展夯实基础。因此,学校营养与膳食管理在园所整体工作中有着举足轻重的地位,是园所管理工作中的一项重要任务。

(一) 制定科学、均衡的带量食谱

带量食谱是在食谱的基础上,把膳食计划中各类食物的每周用量全部反映在食谱中,制定每餐或每日每人的各种食物原料的用量[1]。

1—3 岁幼儿的乳牙逐渐萌出,咀嚼功能逐步完善,饮食应逐渐从以奶制品为主过渡到以更多食物为主。食物的种类应多样化,包括谷物、蔬菜、水果、蛋类、奶制品等,质地应软烂,烹调方式以蒸、煮、炖为主,避免油炸食物,以便幼儿消化和吸收。每天可安排 400—500 ml 奶制品,1 个鸡蛋,50 g 鱼或畜禽肉,100 g 蔬菜、水果等[2]。

3—6 岁的幼儿则应参照每日各种食物的进食量制定带量食谱,做到种类多、品种全,合理地搭配各种食物。谷类、肉类、蛋类、蔬菜、豆制品等,应出现在每日的膳食中,且占一定的配比,这样才能为幼儿提供丰富的营养。例如,幼儿每日应摄取谷类食物 150—250 g,鱼类或畜禽肉类 100—125 g(主要以瘦肉为主或 1—2 次牛肉、羊肉,猪肝、鱼等),蛋类 50 g,蔬菜 150—250 g,水果 90 g;牛奶每周 4 次,每次 220 ml;豆制品每周 2—3 次,每次 20—50 g。对于

① 班荣梅.幼儿带量食谱营养平衡的制定分析[J].内蒙古中医药,2013,32(13):118—119.
② 中国营养学会妇幼营养分会.中国妇幼人群膳食指南(2016)[M].北京:人民卫生出版社,2021:1.

每日各餐的主副食品,在更换食物品种时,可用肉类换肉类(如牛肉换猪肉)、谷类换谷类(如米饭换面食)。这样轮换供给,不但膳食结构全面,能满足幼儿的健康需要,而且能够使食物中的营养更好地被吸收、利用。

(二) 计算采购量及食堂分发量

带量食谱制定完成后,为方便采购,避免不必要的浪费,学校可根据带量食谱以及不同年龄段的分发量表,计算出采购量和每个班级的分发量。

(三) 采购、验收各种原料

每学期开学前,要求供货商提供工商经营许可证、卫生许可证、工作人员健康证、食品检验合格报告等材料,由学校存档。在采购时必须坚持质优价廉的原则,不采购腐烂变质的食品。肉类、蛋类等定点购买,并请工商、防疫等职能部门监督,确保安全、卫生、质优。调味品以及罐装、袋装食品必须从正规厂家进货,要求卫生许可证、出厂日期标识等必须齐全,严禁使用"三无"产品或过期产品。原料进食堂需由专人负责验收,并填写相关表格。

(四) 制作食品

验收后的原料才可进入制作过程。膳食的准备,不仅要考虑营养是否全面,还要考虑幼儿的心理、生理特点。幼儿的胃容量小,消化液量也较少,经常进食某几种食物容易导致其厌食和偏食。因此,膳食准备要在制作上下功夫。在注意食物的色、香、味、形的同时,还应根据当地的饮食习惯,经常调换花色品种,以激发幼儿的食欲。例如,在制作面食时,把单调的馒头制作成形象逼真的小猪包、刺猬馒头。在制作时要求包子、馒头等的体积尽可能小巧,这样不仅能引起幼儿的食欲,也可避免一些胃口小的幼儿面对食物感到有压力。在食物的制作上,应以清淡为主,少油、少盐、少糖,多选用蒸、煮、烧等烹制方法,以保证原料烹制后仍然具有软、烂、酥的特点。

(五) 按量发放,满足需要

食堂工作人员应严格按照分发量表、各班当日出勤人数、各班幼儿不同的食量,按量配餐,准备好每个班级的食物。在配餐时要把握适度原则,使餐食满足幼儿对各种营养素的需求,吃饱又不浪费,保证幼儿身体的正常发育。

(六) 班级进餐

餐点送到班级以后,教师极具吸引力的餐点介绍会极大地激起幼儿的食欲。教师可利用集体氛围和情绪感染幼儿,为孩子们树立榜样。餐前可进行有关饮食的游戏或者念相关儿歌,营造轻松愉快的就餐氛围。教师也可采用情景带入等生动的形式介绍菜名,再形象地说说这些菜对人体的益处,激发幼儿对食物的兴趣。在教师指导幼儿进餐的同时,食堂工作人员可以进班巡视,实地了解餐点是否能满足班级需要、班级餐点分发得是否科学等,并做详细记录,作为制定食谱、改进工作的依据。餐后,教师可根据餐点的具体情况填写反馈表,从色、香、味、营养搭配等多个方面进行简单的"打星"评价,同时选出本周最受幼儿喜爱的餐点,以此作为评价食堂工作、制定食谱的参考之一。

(七) 餐食费核算

在制定食谱时,要掌握当季供应新鲜蔬果的情况和各种食品的价格情况,选购物美价廉、营养价值高的食物。统计膳食结算表以后,要由分管园长主持并邀请食堂管理员、教师代表、保育员代表、会计、家长代表来参加每月一次的总结会,总结上月的膳食情况、餐食费收支情况等,并征求家长方的意见与建议等。

案例实践

今天午饭吃什么

又到了周一早晨入园的时间。小嘟嘟刚迈入幼儿园大门,就蹦蹦跳跳地拉着奶奶往公告牌那里走去:"奶奶,快看看今天午饭有什么好吃的?""午餐是番茄炒蛋,紫菜虾米汤……""哇!有我喜欢吃的番茄!"每天入园时看食谱已成为小嘟嘟必做的事,奶奶也可以根据每天幼儿园公布的食谱计划晚餐。

分析: 管理学家戴明提出,管理过程包括计划、实施、检查和总结四个环节。托育机构的膳食管理也不外乎如此,根据膳食管理具体过程的特点,可以划分为制定计划、组织实施、检查调整、总结评价四个具体的工作环节。托育机构膳食管理的四个环节是互相联系、环环相扣的,形成了一个管理循环,同时成为下一个管理循环的基础。这样由四个环节组成的螺旋上升的链条就充分保证了托育机构膳食工作的顺利开展,有利于促进托育机构膳食质量的提高。

三、婴幼儿营养与膳食管理的意义

科学规范的婴幼儿营养与膳食管理,是保证婴幼儿正常生长发育、促进婴幼儿健康成长的基础。教育家陈鹤琴先生认为健全的身体是一个人做人、做事、做学问的基础,"要知道强国,必先强种,强种先强身,要强身先要注意幼年的儿童"。合理调配婴幼儿的营养膳食对婴幼儿的身体健康起着至关重要的作用。

(一) 为婴幼儿提供充足的营养,促进其身体生长发育

婴幼儿的生长发育速度较快,基础代谢率高,活动量大,对能量和各种营养元素的需求量较高。如果营养供给不足或比例失调,就会影响婴幼儿的生长发育,严重的营养缺乏还会导致一些营养性疾病,如缺铁性贫血、佝偻病等。合理的营养与膳食则能为婴幼儿提供种类

齐全、比例得当的营养元素,促进其身体健康成长。

(二) 促进婴幼儿大脑及其功能的发育,为婴幼儿的学习和发展提供基础与保障

婴幼儿的大脑发育迅速,脑重量迅速增加,6 岁时基本达到成人水平。随着大脑的发育,脑功能也逐渐完善。大脑的发育需要充足的营养,与蛋白质、脂肪、矿物质、维生素等的摄入量密切相关,合理的营养与膳食能为婴幼儿的大脑发育提供丰富的营养,进而有助于其注意力、记忆力及智力发育,可为其学习和发展打下坚实的基础。

(三) 有助于减少慢性疾病的发生,保障婴幼儿的身心健康

儿童慢性疾病包括儿童肥胖、高血压、2 型糖尿病等。近年来,儿童的超重率和肥胖率猛然上升,根据 2018 年的统计数据,全球 5 岁以下儿童的超重人数大约有 4 000 万人,超重或肥胖会导致 2 型糖尿病、高血压、哮喘等疾病,或睡眠障碍和肝病等严重疾病[1]。造成儿童慢性病的主要原因是儿童摄入过多的高脂肪食物、高胆固醇食品和含糖饮料[2][3]。儿童肥胖除了影响身体健康外,还会导致缺乏自信和精神压抑等心理问题。合理的营养与膳食能够减少儿童肥胖和慢性疾病发生的概率,保障婴幼儿的身心健康。

(四) 有利于婴幼儿养成良好的饮食习惯,使其受益终身

随着婴幼儿的成长,其摄入的食物种类和整体的膳食结构开始趋向成人。合理的健康饮食习惯可使其身体健康地生长发育,不良的饮食习惯则会影响人体正常的生理功能,引发疾病。合理的营养与膳食能使婴幼儿接受多样化的食物,养成不挑食、不偏食的好习惯,还可影响其成年后的膳食模式,使其受益终身。

本章小结

营养充足是婴幼儿健康的重要保障之一。此外,健康的生活方式是婴幼儿生长发育的重要前提,而健康的生活方式需要具备四个要素:适当的运动、充足的休息、乐观的心态、均衡的营养。婴幼儿的喂养是一门学问,需从繁到简,深入浅出。随着经济与社会的不断发展,对于营养素的认识不断深入,因营养素问题所致慢性疾病而造成死亡率高的情况也得到不断认识。本章的重点是掌握营养相关概念、膳食管理相关概念,以及将两者贯通。通过本章的学习,学习者可以了解中国传统营养学对婴幼儿营养与膳食管理的贡献和重视,以及目前我国婴幼儿的营养现状,并且能够学以致用,以便今后更好地开展相关工作。

---

[1] 联合国儿童基金会. 不良膳食正在危害全球儿童的健康[EB/OL]. (2019 - 10 - 15)[2021 - 2 - 15]. https://www. unicef. cn/press-releases/poor-diets-damaging-childrens-health-worldwide-warns-unicef.

[2] 李冬华,赵丽云,于冬梅. 添加糖摄入状况及与健康关系的研究进展[J]. 卫生研究,2014,43(02):328—331.

[3] 刘婷婷,刘伟,冯蕊. 学龄期儿童慢性病患病情况及相关行为特点[J]. 中国卫生工程学,2020,19(02):212—214.

思考与练习

· ·

1. 家庭营养与膳食管理的具体内容有哪些？

2. 学校营养与膳食管理的工作流程是什么？

3. 合理的营养与膳食管理对于婴幼儿有什么意义？

4. 作为教育人员，你会如何协调家庭、学校营养与膳食管理之间的平衡？

第二章
婴幼儿的营养需求

本章导语

营养对儿童的生长发育非常重要,婴幼儿生长发育所必需的主要有七大营养素。一方面,婴幼儿时期生长发育迅速,代谢旺盛,需要得到足量优质的营养素供给,以满足正常生理功能需要;另一方面,婴幼儿的消化吸收功能尚不完善,对营养素的吸收和利用受到一定限制。本章将详述营养素的分类,介绍婴儿、幼儿、学龄前儿童这三个年龄段群体的营养需求特点。

学习目标

1. 了解七大营养素及其特点,描述其在儿童生长发育中的重要作用。
2. 了解不同年龄段婴幼儿所需营养的特点,掌握相应的膳食原则。

本章导览

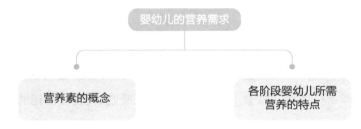

案例导入

童童是个 3 岁的小男孩,就读于幼儿园小班,体重才 12 公斤,在班级 20 多位小朋友中是最瘦小的。在幼儿园里,其他小朋友在吃东西时,他经常只看不吃。爸爸妈妈很发愁,认为童童"营养不良",于是带着童童就医,想问问医生该怎么办? 那么,你知道什么是营养吗? 从这个案例中,你发现童童身上存在什么问题? 你知道 3 岁幼儿的营养需求及其特点吗?

第一节　营养素的概念

营养素是指人类在生命活动过程中需要不断地从外界摄取食物,并从中获取维持生命活动所需的营养物质,这些营养物质在营养学上被称为营养素。膳食营养素参考摄入量包括四项内容:平均需要量;推荐摄入量;适宜摄入量;可耐受最高摄入量。

平均需要量是某一特定性别、年龄及生理状况的群体对某种营养素需要量的平均值,摄入量达到平均需要量水平时,可以满足群体中50%个体对该营养素的需要。对个体来说,有50%的可能性可以满足自身的需要,缺乏的可能性也是50%。推荐摄入量可以满足某一特定性别、年龄及生理状况的群体中绝大多数(97%—98%)个体的需要。适宜摄入量是通过观察或实验获得的健康人群某种营养素的摄入量;可耐受最高摄入量是平均每日可以摄入某种营养素的最高量。

人类所需的营养素分为蛋白质、脂类、碳水化合物、微量元素、维生素、膳食纤维、水这七类。其中,蛋白质、脂类、碳水化合物在体内代谢可以产生能量,称为产能营养素;微量元素、维生素、膳食纤维、水称为非产能营养素。

人体能量代谢的最佳状态是达到能量消耗与能量摄入的平衡,能量缺乏或过剩对身体健康都是不利的。儿童总能量消耗量包括基础代谢率、食物的热力作用、生长、活动和排泄5个方面。

基础代谢率,是指人在清醒安静的状态下,不受活动、环境、温度和精神紧张等因素的影响时的能量代谢率,由于睡眠时的能量代谢率更低,因此基础代谢率并不是机体最低水平的代谢率。小儿基础代谢的能量需要较成人更高,但随着年龄的增长而逐渐减少。如婴儿的基础代谢率约为55 kcal,即230.12 kJ/(kg·d);7岁时为44 kcal,即184.10 kJ/(kg·d);12岁时约为30 kcal,即125.52 kJ/(kg·d);到了成人期,基础代谢率为25 kcal至30 kcal,即104.6 kJ/(kg·d)至125.52 kJ/(kg·d)[①]。食物的热力作用是指机体由于摄取食物而引起体内能量消耗增加的现象,即指在摄食过程中,对食物进行消化、吸收、代谢时消耗的能量。

一、产能营养素

(一) 蛋白质

蛋白质是生命的物质基础,是有机大分子,是构成细胞的基本有机物,是生命活动的主要承担者,没有蛋白质就没有生命。氨基酸是蛋白质的基本组成单位。它是与生命及各种形式的生命活动紧密联系在一起的物质。机体中每一个细胞和所有重要组成部分都有蛋白

---

① 营养学中常以千卡(kcal)作为能量单位,1 kcal＝4.184 kJ,蛋白质、脂类、碳水化合物的能量系数分别是4 kcal/g,9 kcal/g,4 kcal/g。

质的参与。蛋白质在胃液消化酶的作用下,初步水解,并在小肠中完成整个消化吸收过程。

食物中蛋白质的质和量、各种氨基酸的比例,与人体中蛋白质合成的量密切相关,尤其是青少年的生长发育、孕产妇的优生优育、老年人的健康长寿,都与膳食中蛋白质的量有着密切的关系。蛋白质又分为完全蛋白质和不完全蛋白质。富含必需氨基酸、品质优良的蛋白质被称为完全蛋白质,如奶制品、蛋类、鱼类、肉类等就属于完全蛋白质,植物中的大豆亦含有完全蛋白质。缺乏必需氨基酸或者含量很少的蛋白质被称为不完全蛋白质,如谷类食物中所含的蛋白质和动物皮骨中的明胶等。

表 2-1　各年龄段人群蛋白质相关量说明

年龄	平均需要量 EAR[g/(kg·d)]	推荐摄入量 RDA[g/(kg·d)]	每日摄入量[g/d]
7—12 个月	1.0	1.2	11
1—3 岁	0.87	1.05	13
4—8 岁	0.76	0.95	19
9—13 岁	0.76	0.95	34
14—18 岁(男)	0.73	0.85	52
14—18 岁(女)	0.71	0.85	46

食物中的蛋白质必须经过肠胃道消化,分解成氨基酸后,才能被人体吸收利用,人体对蛋白质的需要实际上就是对氨基酸的需要。吸收后的氨基酸只有在数量和种类上都满足人体需要,人体才能利用它们合成自身的蛋白质。营养学上将氨基酸分为必需氨基酸和非必需氨基酸两类。必需氨基酸指的是人体自身不能合成或合成速度不能满足人体需要,必须从食物中摄取的氨基酸。对成人来说,这类氨基酸有8种,包括赖氨酸、蛋氨酸、亮氨酸、异亮氨酸、苏氨酸、缬氨酸、色氨酸、苯丙氨酸。对婴儿来说,有9种,比成人多了组氨酸。非必需氨基酸中的"非必需",并不是说人体不需要这些氨基酸,而是可以由人体自己合成或由其他氨基酸转化而得到,不一定要从食物中直接摄取。这类氨基酸包括甘氨酸、丙氨酸、丝氨酸、天冬氨酸、谷氨酸(及其胺)、脯氨酸等。

(二) 脂类

脂类是油、脂肪、类脂的总称。食物中的油性物质主要是油和脂肪,一般把常温下是液体的称作油,而把常温下是固体的称作脂肪。脂肪由 C、H、O 三种元素组成,是由甘油和脂肪酸组成的甘油三酯,其中甘油的分子比较简单,而脂肪酸的种类和长短却不相同。脂肪酸分三大类:饱和脂肪酸、单不饱和脂肪酸、多不饱和脂肪酸。脂肪可溶于多数有机溶剂,但不溶于水。同时,与氨基酸类似,脂肪酸也分为必需脂肪酸和非必需脂肪酸。其中,人体不能合成,但又不能缺少,必须通过食物供给的就是必需脂肪酸,包括亚油酸及亚麻酸。

1. 脂肪的供给量

脂肪无供给量标准。由于经济发展水平和饮食习惯的差异,来自不同地区人群的脂肪实际摄入量有很大差异。我国营养学会建议膳食中的脂肪供给量不宜超过总能量的 30%,其中饱和、单不饱和、多不饱和脂肪酸的比例应为 1∶1∶1。亚油酸提供的能量达到总能量的 1%—2%时,即可满足人体对必需脂肪酸的需要。

脂肪是重要的能量来源,2—3 岁儿童的总脂肪摄入量应占能量摄入量的 30%—35%;4—18 岁儿童的总脂肪摄入量应占能量摄入量的 25%—35%。必需脂肪酸的摄入量应为每日总能量摄入量的 3%。

2. 脂肪的来源

脂肪的来源可分下述两种。

动物性来源:动物体内贮存的脂肪,如猪油、牛油、羊油、鱼油、骨髓、肥肉、鱼肝油等;动物乳中的脂肪,如奶油等。

植物性来源:植物性脂肪主要是从植物中的果实内提取的,如芝麻、葵花子、花生、核桃、松子、黄豆等。

脂肪的主要来源是烹调用油脂和食物中本身所含的油脂。果仁中的脂肪含量最高,各种肉类居中,米、面、蔬菜、水果中的含量很少。

3. 食物来源

除食用油脂含约 100%的脂肪外,动物性食物和坚果类食物均为脂肪含量丰富的食物。动物性食物以畜肉类脂肪含量最为丰富,且多为饱和脂肪酸。禽肉类一般脂肪含量较低,多数在10%以下。鱼类脂肪含量基本在 10%以下,多数在 5%左右,且其脂肪含不饱和脂肪酸较多。蛋类以蛋黄脂肪含量最高,为 30%左右,但全蛋仅为 10%左右,其组成以单不饱和脂肪酸为多。

除动物性食物外,植物性食物中以坚果类食物脂肪含量最高,最高可达 50%以上,不过其脂肪组成多以亚油酸为主,所以是多不饱和脂肪酸的重要来源。

> **·拓展阅读·**
>
> #### 各类食物的脂肪含量
>
> 1. 脂肪含量较高的食物
>
> (1) 油炸食品
>
> 此类食品热量高,含有较多的油脂和氧化物质,经常进食易导致肥胖,是最易导致高脂血症和冠心病的食物。在油炸过程中,往往会产生大量的致癌物质。已经有研究表明,常吃油炸食物的人,其部分癌症的发病率远远高于不吃或极少进食油炸食物的人。

(2) 罐头食品

不论是水果类罐头,还是肉类罐头,在制成罐头的过程中营养素都大量遭到破坏,特别是各类维生素几乎被破坏殆尽。另外,罐头制品中的蛋白质常常出现变性,使其消化吸收率大为降低,营养价值大幅"缩水"。还有,很多水果类罐头含有较高的糖分,并以液体为载体被摄入人体,使糖分的吸收率大大增高,可在进食后短时间内导致血糖大幅攀升,胰腺负荷加重。同时,由于能量较高,易导致肥胖。

(3) 腌制食品

在腌制过程中,需要大量放盐,导致此类食物钠含量超标,使肾脏的负担加重,发生高血压的风险增加。食品在腌制过程中还会产生大量的致癌物质(亚硝胺),导致鼻咽癌等恶性肿瘤的发病风险增高。此外,由于高浓度的盐分会严重损害胃肠道黏膜,常进食腌制食品者,胃肠炎症和溃疡的发病率较高。

(4) 加工的肉类食品(火腿肠等)

这类食物中含有一定量的亚硝酸盐,故可能有导致癌症的潜在风险。此外,由于添加防腐剂、增色剂和保色剂等,可造成人体肝脏负担加重。同时,此类食品大多为高钠食品,大量进食可导致盐分摄入过多,造成血压波动及肾功能损害。

(5) 肥肉和动物内脏类食物

虽然含有一定量的优质蛋白、维生素和矿物质,但肥肉和动物内脏类食物所含有的大量饱和脂肪与胆固醇,已经被确定为导致心脏病最重要的两类膳食因素。现已明确,长期大量进食动物内脏类食物可大幅度地增加心血管疾病和恶性肿瘤(如结肠癌、乳腺癌)的发生风险。

(6) 奶油制品

常吃奶油制品可导致体重增加,甚至出现血糖和血脂升高。饭前食用奶油蛋糕等,还会降低食欲。高脂肪和高糖分常常影响胃肠排空,甚至导致胃食管反流。很多人在空腹进食奶油制品后会出现反酸、烧心等症状。

(7) 方便面

方便面属于高盐、高脂、低维生素、低矿物质的食物。一方面,因盐分含量高增加了肾负荷,会使血压升高;另一方面,含有一定的人造脂肪(反式脂肪酸),对心血管有相当大的负面影响。加之含有防腐剂和香精,可能对肝脏等有潜在的不利影响。

(8) 烧烤类食品

烧烤类食品中含有一定的强致癌物质苯并芘。

(9) 冷冻甜点,包括冰激凌、雪糕等

这类食品有三大问题:因含有较多的奶油,易导致肥胖;因高糖,可降低食欲;还可能因为温度低而刺激胃肠道。

（10）果脯、话梅和蜜饯类食品

此类食品含有亚硝酸盐，在人体内可结合胺形成潜在的致癌物质亚硝胺；含有香精等添加剂可能损害肝脏等脏器；含有较高盐分可能导致血压升高，并加重肾脏负担。

2. 脂肪含量较低的食物

低脂肪的食物有水果类（苹果、柠檬等），蔬菜类（冬瓜、黄瓜、丝瓜、白萝卜、苦瓜、韭菜、绿豆芽、辣椒等），鸡肉、鱼肉、紫菜、木耳、荷叶茶、醋等。

（三）碳水化合物

它们的化学式大多是 $C_m(H_2O)_n$。其中 C 就是碳，H_2O 是水的化学式，这也是其被称为碳水化合物的原因。

碳水化合物亦可被称为糖类，可以分为三大类：单糖（葡萄糖等），寡糖（蔗糖、乳糖、麦芽糖等），多糖（淀粉、纤维素等）。碳水化合物是重要的能量来源，可支持维生素、矿物质和微量元素的运输。

充足的碳水化合物摄入有助于膳食纤维、铁、硫胺素、烟酸、核黄素和叶酸的摄入。碳水化合物应占总能量摄入的 45%—65%。

二、非产能营养素

（一）微量元素

微量元素指的是在人体中含量低于人体质量 0.01% 的元素，包括铁、碘、锌、硒、氟、铜、钴、镉、汞、铅、铝、钨、钡、钛、铌、锆、铷、锗和稀土元素等。

微量元素在人体内的含量虽然极微小，但具有强大的生物学作用，它们参与酶、激素、维生素和核酸的代谢过程，其生理功能主要表现为：

① 协助输送宏量元素；

② 作为酶的组成成分或激活剂，在激素和维生素的代谢中起独特作用，从而影响核酸代谢等。

1. 铁

铁是人体中的必需微量元素，人体内铁的总量约 4—5 克，是血红蛋白的重要部分，人的全身都需要它。铁可以存在于向肌肉供给氧气的红细胞中，同时还是许多酶和免疫系统化合物的组成成分。人体从食物中摄取所需的大部分铁。

铁的饮食形式主要有两种。血红素铁存在于肉类、鱼类中，通常占组织铁总量的 40%。

它的吸收良好,并且不受潜在铁状态的影响。另外,非血红素铁存在于蔬菜、水果以及铁强化食品中。随着铁状态的下降,非血红素铁的吸收量增加。

2. 锌

锌是人体必需的微量元素,与人体许多生理功能相关,比如参与体内多种酶的合成,影响其活性的发挥;促进性器官的发育;维持正常的味觉和食欲;促进细胞的正常分化和发育;影响维生素 A 的代谢及视觉;参与免疫功能等。缺锌可能会导致厌食症、口腔溃疡、夜盲症、原发性男性不育症等。

3. 碘

碘是人类发现的第二个必需微量元素,是甲状腺素的主要组成成分,具有重要的生理功能。缺乏碘可引起地方性甲状腺肿、克汀病等。

(二) 膳食纤维

膳食纤维既不能被胃肠道消化吸收,也不能产生能量。因此,它曾一度被认为是一种"无营养物质",长期得不到足够的重视。

然而,随着营养学和相关学科的深入发展,人们逐渐发现了膳食纤维具有相当重要的生理作用。在膳食构成越来越精细的今天,膳食纤维更是成为学术界和普通百姓都关注的重要物质,并被营养学界补充认定为第七类营养素。

根据是否溶解于水,可将膳食纤维分为可溶性膳食纤维与不可溶性膳食纤维两大类。

1. 可溶性膳食纤维

它来源于果胶、藻胶、魔芋等。魔芋盛产于我国四川等地,主要成分为葡甘聚糖,是一种可溶性膳食纤维,能量很低,吸水性强。很多研究表明,魔芋有降血脂和降血糖的作用及良好的通便作用;可溶性膳食纤维在胃肠道内和淀粉等碳水化合物交织在一起,可延缓后者的吸收,进而起到降低餐后血糖的作用。

2. 不可溶性膳食纤维

它的最佳来源是全谷类粮食,其中包括麦麸、麦片、全麦粉,及糙米、燕麦等,也可来源于蔬菜和水果等。不可溶性膳食纤维对人体的作用首先在于促进胃肠道蠕动,加快食物通过胃肠道,减少吸收;另外,不可溶性膳食纤维可在大肠中吸收水分软化大便,起到防治便秘的作用。

在膳食纤维中,有一种被称为益生元,是一种不可消化的食物添加剂,能够选择性地促进肠道内有益细菌的生长或者增加其活性。这些有益的细菌多为双歧杆菌和乳酸杆菌。益生元基本上是由 10 个以下的蔗糖分子构成的,目前广泛应用的是低聚果糖、菊粉和低聚半乳糖。

（三）维生素

维生素是人和动物为维持正常的生理功能而必须从食物中获得的一类微量有机物质，在人体生长、代谢、发育过程中发挥着重要的作用。维生素在体内既不参与构成人体细胞，也不为人体提供能量。除了维生素 D 外，其他维生素都不能在人体合成。虽然维生素含量甚微，但是对人体却非常重要。维生素大致可分为脂溶性和水溶性两大类。与儿童有关的维生素主要有 12 种，分别为 4 种脂溶性维生素和 8 种水溶性维生素。

脂溶性维生素主要有维生素 A、维生素 D、维生素 E、维生素 K。

水溶性维生素主要有维生素 B_1、维生素 B_2、维生素 B_3、维生素 B_5、维生素 B_6、维生素 B_9、维生素 B_{12}、维生素 C。在资源丰富的国家，除偶尔患有基础疾病或饮食严格限制的患者外，几乎已经完全消除了许多维生素缺乏症疾病，例如坏血病（维生素 C），脚气病（维生素 B_1）和糙皮病（维生素 B_3）。

1. 维生素 A（视黄醇）

脂溶性，有促进生长、繁殖，维持骨骼、上皮组织、视力和黏膜上皮正常分泌等多种生理功能，缺乏时表现为生长迟缓，暗适应能力减退而形成夜盲症。多存于禽、畜的肝脏中，以及蛋黄、奶粉、胡萝卜、南瓜等食物中。

2. 维生素 D（钙化醇）

脂溶性，亦称为抗佝偻病维生素。主要有：维生素 D_2，即麦角钙化醇；维生素 D_3，即胆钙化醇。这是唯一一种人体可以少量合成的维生素。多存在于鱼肝油、蛋黄、乳制品、酵母中。

3. 维生素 E（生育酚）

脂溶性，主要有 α、β、γ、δ 四种不同的化学结构。多存在于鸡蛋、肝脏、鱼类、植物油中。

4. 维生素 K（凝血维生素）

脂溶性，是一系列萘醌类的衍生物的统称，主要有天然的来自植物的维生素 K_1、来自动物的维生素 K_2 以及人工合成的维生素 K_3 和维生素 K_4。多存在于菠菜、苜蓿、白菜、肝脏中。

5. 维生素 B_1（硫胺素）

水溶性，主要存在于诸如酵母、豆类、猪肉、糙米和全谷类食物中。但是，在白色谷物（如"抛光"大米）或碾磨的白色谷物（包括小麦粉）中，含量非常低，因为加工过程中会去除维生素 B_1。维生素 B_1 分子在高 pH 值和高温下变性。因此，某些食物的烹饪、烘烤和罐装以及巴氏灭菌会破坏维生素 B_1。维生素 B_1 缺乏症最常见的是由饮食造成的，即过多食用精米或碾磨的白色谷物。

6. 维生素 B_2（核黄素）

水溶性，是天然化合物黄素的一种，维生素 B_2 在许多食物中都有提供，包括牛奶、鸡蛋、肉类、鱼类、绿色蔬菜、酵母等。缺乏维生素 B_2 的临床表现包括喉咙痛、咽黏膜充血、黏膜水肿、唇炎、口腔炎、舌炎、脂溢性皮炎。

7. 维生素 B_3（烟酸）

水溶性，是参与碳水化合物、脂肪酸和蛋白质的合成及代谢的必需营养素。维生素 B_3 缺乏主要表现为皮肤粗糙，脱皮，口腔、嘴唇呈现炎症，有口臭现象等。维生素 B_3 广泛分布于动植物食品中，其来源包括酵母、肉类（尤其是肝脏）、谷类、豆类、用碱处理过的玉米等。

8. 维生素 B_5（泛酸）

水溶性，亦称为遍多酸。多存在于酵母、谷类、肝脏、蔬菜中。

9. 维生素 B_6（吡哆素）

水溶性，包括吡哆醇、吡哆醛、吡哆胺。多存在于酵母、谷类、肝脏、蛋类、乳制品中。

10. 维生素 B_9（叶酸）

水溶性，是对含有蝶酰谷氨酸结构的一类化合物的统称。多存在于蔬菜、肝脏中。

11. 维生素 B_{12}（钴胺素）

水溶性，多存在于肝脏、鱼肉、肉类、蛋类中。

12. 维生素 C（抗坏血酸）

水溶性，多存在于新鲜蔬菜、水果中。

（四）水

水为人体不可缺少的物质，其重要性仅次于空气。儿童体内水分比成人更多，发挥着重要作用：

① 构成人体组织细胞的重要成分。

② 参与体温调节。

③ 参与人体新陈代谢化学反应。

④ 承担各种营养素的吸收、运输、利用和排泄。

⑤ 协助维持和参与体内一切体液的渗透压。

⑥ 发挥良好的润滑作用。

表 2-2　脱水的表现及分度

	轻度	中度	重度
失水量(占体重)	<50 ml/kg(<5%)	50—100 ml/kg(5%—10%)	100—120 ml/kg(>10%)
神志精神	精神稍差 略烦躁	萎靡 烦躁	极萎靡 淡漠、昏睡昏迷
皮肤	皮肤略干 弹性稍差	皮肤干燥苍白 弹性较差	皮肤发灰、发花 干燥、弹性极差
黏膜	唇黏膜略干	唇干燥	唇极干
前囟眼窝	稍凹	明显凹陷	深度凹陷
眼泪	有泪	泪少	无泪
尿量	稍少	明显减少	极少或无
末梢循环	正常	四肢稍凉	四肢厥冷、脉弱、休克

婴幼儿每天摄入水量低于 60 ml,就会有脱水症状。如果摄食水超过正常需水量,尿量就会增多。如有肾功能不全或内分泌障碍,容易出现水肿,甚至水中毒、惊厥或循环衰竭。

第二节　各阶段婴幼儿所需营养的特点

儿童的能量需要与其生长速度、能量分布特点、活动量有关。

一、婴儿(0—1 岁)所需营养的特点

·拓展阅读·

母乳是最适合人类婴儿的食物

婴儿是指出生至 1 周岁的儿童,包括新生儿(0—4 周龄)和新生儿期后的婴儿(4 周龄—12 月龄)。婴儿期是儿童出生后生长发育最快的时期。出生后婴儿各系统器官的生长发育持续进行,但仍不成熟,如消化系统难以消化过多食物,容易出现胃肠功能紊乱和营养不足。

母乳是最适合人类婴儿的食物。健康的乳汁可以满足健康足月儿出生后最初 6 个月正常生长所需要的全部营养需求,提供大量免疫活性物质,促进婴儿生理、免疫和神经心理的发育及成熟。除了少数具有添加母乳代用品医学指征的婴儿外,纯母乳喂养是绝大多数婴儿出生后最佳的喂养方式。对于配方奶,出生后前 3 个月的婴儿一般每天需摄入 140—200 ml/kg,每天可以为婴儿提供 90—135 kcal/kg 能量,使婴儿每天体重增长 25—30 g;3—6 个月的婴儿,体重每天增加 15—20 g,较之前有所减少;6—12 月的婴儿,体重每天增加 10—15 g。如果摄入足够的母乳或配方奶,健康婴儿不需要额外补充水。

（一）0—6月龄婴儿的喂养

母乳是6个月以内婴儿最理想的食物。应按需喂奶，每天喂奶6—8次以上。可在医生的指导下，使用少量营养补充品，如维生素D。

对于肠内喂养的早产儿，住院期间的目标是每天摄入120 kcal/kg的能量，相当于每天摄入150—160 ml/kg的早产儿奶粉（80 kcal/100 ml或24 kcal/oz）或强化的母乳。在婴儿足月大约8周内，其目标生长速率约为15—18 g/(kg·d)。健康婴儿的平均能量需要在1个月时约为110 kcal/(kg·d)，在3个月时为95 kcal/(kg·d)，在6—12个月时为80 kcal/(kg·d)。

1. 纯母乳喂养

母乳所含的营养物质齐全，各种营养素的比例合理，含有多种免疫活性物质，非常适合身体快速生长发育、生理功能尚未完全成熟的婴儿。母乳喂养也有利于增进母子感情，使母亲能细心护理婴儿，并可促进母体的复原。同时，母乳喂养经济、安全又方便，不易发生过敏反应。因此，应首选用母乳喂养婴儿。纯母乳喂养能满足6个月龄以内婴儿所需要的全部液体、能量和营养素需求。

应该按需喂奶，每天可以喂奶6—8次以上。至少坚持完全纯母乳喂养6个月，在6个月开始添加辅食的同时，应继续给予母乳喂养，世界卫生组织建议可持续喂至2岁或2岁以上。在4—6个月以前，如果婴儿体重不能达到标准体重时，则需要增加母乳喂养次数。

2. 产后尽早开奶，初乳营养最好

在分娩后的7天内，乳母分泌的乳汁呈淡黄色，质地黏稠，被称为初乳。之后第8—14天的乳汁被称为过渡乳，4周后被称为成熟乳。初乳十分珍贵，其特点是蛋白质含量高，含有丰富的免疫活性物质，对防御感染及婴儿初级免疫系统的建立十分重要。初乳中微量元素、长链多不饱和脂肪酸等营养素的含量比成熟乳要高得多。初乳还有通便的作用，可以清理初生儿的肠道和胎便。因此，应尽早开奶，产后30分钟即可开奶。尽早开奶可减轻婴儿生理性黄疸、生理性体重下降和低血糖的发生。

3. 尽早抱婴儿到户外活动或适当补充维生素D

母乳中的维生素D含量较低，家长应尽早抱婴儿到户外活动，适宜的阳光会促进维生素D的合成；也可适当补充富含维生素D的制剂，尤其是在寒冷的北方冬春季和南方梅雨季，这种补充对预防维生素D缺乏尤为重要。

对于早产儿、双胞胎、冬季或梅雨季出生以及人工喂养的婴儿，应在专业人员的指导下及时补充维生素D。正常母乳喂养的婴儿可于出生后1—2周开始，每日口服维生素D 400—800 IU（南方400—600 IU，北方600—800 IU），早产儿也要加至每日600—800 IU。对于人工喂养的婴儿，应首选使用适合0—6月龄婴儿的婴儿配方奶粉，我国的婴幼儿奶粉标准

规定这种奶粉中每百克应添加 200—400 IU 的维生素 D。

4. 给新生儿和 1—6 月龄的婴儿及时补充适量维生素 K

由于母乳中维生素 K 的含量低,为了预防新生儿和 1—6 月龄的婴儿因缺乏维生素 K 而导致的相关出血性疾病,应在医生的指导下注意及时给新生儿和 1—6 月龄的婴儿补充维生素 K。

对于母乳喂养的婴儿,从出生到 3 月龄,可每日口服维生素 K_1 25 μg;也可采用出生后口服维生素 K_1 2 mg,然后到 1 周和 1 月时再分别口服 5 mg,共 3 次。对于混合喂养和人工喂养的婴儿,我国规定 0—12 月龄的婴儿配方奶粉中应每百克中添加维生素 $K_1 \geqslant 22 \mu g$。还可在专业人员指导下给新生儿每日肌肉注射维生素 K_1 1—5 mg,连续 3 天,有效预防新生儿出血症的发生。

5. 不能用纯母乳喂养时, 宜首选婴儿配方奶粉喂养

由于种种原因,如乳母患有传染性疾病、神经障碍,或乳汁分泌不足、无乳汁分泌等,不能用纯母乳喂养婴儿时,建议首选适合 0—6 月龄婴儿的配方奶粉喂养,不宜直接用普通液态奶、成人奶粉、蛋白粉等喂养婴儿。婴儿配方奶粉是随食品工业和营养学的发展而产生的,除了母乳外,适合 0—6 月龄婴儿生长发育需要的食品。研究者通过不断对母乳成分、结构及功能等方面进行研究,调整了其营养成分的构成和含量,添加了多种微量营养素,使其产品的性能成分及含量基本接近母乳。

在部分母乳喂养时,要尽量保持母乳的分泌,定时喂奶;母亲要注意充足的休息和合理营养、保持良好的心态。当母亲需要外出超过 6 个小时,至少要挤一次奶,将挤出的母乳装在消毒好的瓶子里密封,放入冰箱保存,并于当天食用。母乳不足部分,可添加适量 0—6 月龄的婴儿配方奶粉。

·拓展阅读·

人工喂养的注意事项

人工喂养时,要为婴儿选择合适的奶瓶(含奶嘴)。奶瓶及奶嘴的清洗、消毒一定要彻底,并使用清洁饮用水调制婴儿配方奶,否则极易引起婴儿腹泻。由于婴儿的肠胃发育尚未完善,无论是用哪一种代乳品,都应该严格按相应的冲调原则操作,否则很容易引起腹泻或其他健康问题。选用配方奶粉喂养时,一定要认真阅读奶粉冲调说明,严格按照说明书上注明的水与奶粉的比例、冲调程序等进行冲调。

奶的温度要适宜,不易过热或过冷,可将调好的奶液滴几滴在自己手腕内侧或手背上,以不很热(不烫手)为合适。

每次喂养时间为 15—20 分钟,不宜超过 30 分钟。喂奶时应把奶瓶垂直于嘴,若奶嘴有两个孔时,两孔对着两侧嘴角,使奶嘴处充满奶液,以免婴儿因吸入过多空气而引起腹胀、溢奶。

每次喂奶结束时,奶瓶中应有剩余奶,以便母亲观察食入奶量并确认婴儿是否喝足。婴儿喝完奶后,需要轻拍婴儿背部排气。

两次喂养之间一般间隔 3—4 小时,每次喂奶不必强求婴儿把奶瓶内的奶喝完。剩余的奶液应立即处理掉,并及时清洗奶瓶,避免细菌生长。

若发现婴儿对配方奶粉有过敏反应,如出现呕吐、腹痛、湿疹、荨麻疹等,应立即停止使用,在医生指导下改用其他代乳品。

6. 定期监测生长发育状况

身长和体重等生长发育指标反映了婴儿的营养状况,父母可以在家里对婴儿进行定期测量,这种方法简单易行,不仅可以帮助父母更好地了解婴儿的生长发育速度是否正常,也可以及时提醒父母注意喂养婴儿的方法是否正确。特别需要提醒父母注意的是,孩子的生长有其个体特点,生长速度有快有慢,只要孩子的生长发育在正常范围内就不必过于担心。婴儿的月龄越小,测量的间隔时间应越短,出生后前 6 个月可每半月测量一次,如在病后恢复期可增加测量次数。

·拓展阅读·

牛奶蛋白过敏

有的婴儿因为过度哭闹及有呕吐、便血等症状,影响睡眠及进食。"过度哭闹"即为突然开始或难以安抚的哭闹,每周发作 3 天以上,持续 1 周以上。婴儿过度哭闹可能是自限性生理现象,也可因肠套叠、感染性疾病、胃食管反流、牛奶蛋白过敏等病理情况引起,需要临床医生正确识别、及时诊治。

2020 年的一项研究显示,在过度哭闹的婴儿中,约 30% 经牛奶蛋白激发试验被确诊为非 IgE 介导的牛奶蛋白过敏(cow's milk protein allergy,简称 CMPA)。牛奶蛋白过敏在婴儿过度哭闹原因中所占比例尚待进一步确认,但它无疑是重要原因。家族史及本人过敏史,皮肤、消化道、呼吸道相关过敏症状等能为诊断牛奶蛋白过敏提供线索。

疑似牛奶蛋白过敏的高危信号有以下几种。

全身症状:出生 3 个月后哭闹增加,或出现于添加配方奶粉后;

消化道症状:频繁溢奶、呕吐、吐血、便血或大便潜血试验强阳性;

皮肤症状：尿布疹、全身皮疹、口唇或眼睑肿胀；

呼吸系统症状：阵发性咳嗽；

生长发育情况：生长发育不良（身长、体重增长不良）。

在儿科临床工作中,过度哭闹婴儿多为母乳喂养,面对母乳喂养期间因牛奶蛋白过敏而过度哭闹的婴儿,需要规范管理。

首先,应坚持母乳喂养。部分婴儿可自行缓解,但小月龄(2—6周龄)婴儿哭闹症状往往会加重。有研究显示,母亲采用牛奶蛋白回避饮食,有53%的可能性能有效改善婴儿的哭闹症状。

其次,若因客观原因无法继续母乳喂养时,可考虑转配方奶粉。此时如果转为普通配方奶粉,会加重婴儿哭闹。应改用特定配方奶粉;同时乳母通过吸奶器保持充足奶量,为后期恢复母乳喂养做准备。

牛奶蛋白中的某些成分,如β-乳球蛋白有很强的致敏性,会导致宝宝发生过敏反应。因此一些奶粉通过水解蛋白将这些大分子的乳蛋白变小,从而消除牛奶蛋白的过敏成分,使改良后的牛奶蛋白致敏性降低,由此经过水解得到的蛋白就是水解蛋白。

根据水解程度的不同,可以将水解蛋白配方分为适度水解配方奶粉(pHF)、深度水解配方奶粉(eHF)和氨基酸配方奶粉(AAF)。对于有牛奶蛋白过敏体质的婴儿,可选择部分水解蛋白奶粉,与普通的配方奶粉相比,不容易导致过敏。部分水解蛋白配方对牛奶过敏具有预防作用。对于胃肠道过敏、严重腹泻的婴儿,建议选择深度或完全水解蛋白奶粉(氨基酸配方奶粉),通过部分水解蛋白或完全水解蛋白的奶粉来预防过敏。

（二）6—12月龄婴儿的喂养

6个月后婴儿的营养需求继续增加,母乳提供的能量和营养素与婴儿需求量之间出现差距,故需要通过母乳之外的食物补充营养,这些食物被称为辅食。辅食作为母乳喂养的补充,能满足母乳与婴儿能量和营养素需求之间的差距,所以被称为辅助食物。继续母乳喂养并合理添加辅食的婴儿,在1岁时母乳依旧能够提供一半左右的能量。

添加辅食应当在婴儿约6个月龄时进行,前提是婴儿生长发育达到适宜的程度（例如手眼协调、大脑控制已发育到一定程度）以及为满足婴儿生长的营养需求。6月龄后,在添加辅食的同时,应继续母乳喂养或用含强化铁的配方奶粉喂养到1岁,不建议使用任何形式的普通牛奶喂养,以免出现因摄入不足而导致的营养素缺乏,如锌、必需脂肪酸,以及其他重要的长链、多不饱和脂肪酸缺乏。

1. 继续母乳喂养，满6月龄起添加辅食

6月龄以内应坚持纯母乳喂养。6月龄后,母乳仍可为婴幼儿提供部分能量,以及优质

蛋白质、钙等重要营养素,促进婴幼儿发育。当不能母乳喂养或母乳不足时,应选择配方奶粉作为母乳的补充。

婴儿满 6 月龄时,胃肠道已相对发育完善,在继续母乳喂养的同时,应及时添加辅食。此时添加辅食,不仅能满足婴儿的营养需求,也能满足其心理需要,促进其感知觉、心理、认知和行为能力的发展。有特殊需要时必须在医生指导下调整辅食添加时间。《中国居民膳食指南(2022)》中对辅食的定义:除母乳或配方奶粉以外的其他各种形状的食物,包括各种天然的固体/液体食物,以及商品化食物。

2. 从富含铁的泥糊状食物开始,逐步添加达到食物多样化

7—12 月龄婴儿所需能量约 1/3—1/2 来自辅食,13—24 月龄幼儿约 1/2—2/3 的能量来自辅食。而母乳喂养的婴儿所需铁元素来自辅食的更高达 99%。因此,婴儿最先添加的辅食应该是富含铁的高能量食物,如强化铁米粉、肉泥等。在添加富铁食物的基础上,再逐渐引入其他辅食,达到食物多样化。

> **·拓展阅读·**
>
> #### 添加辅食
>
> 来自肉类、鱼类、动物内脏中的铁为血红素铁,相比植物来源的非血红素铁,吸收率更高。由此可见,肉食的及时添加对婴儿非常重要。世界卫生组织推荐 7—24 个月的婴幼儿每日动物性食物量为:500 ml 奶,1 个鸡蛋,15—75 g 肉类或鱼类。
>
> 对于容易引起过敏的食物,包括牛奶、鸡蛋、花生、鱼类、贝壳类等,从 6 月龄起可以开始引入。每引入一种新的食物应观察 2—3 天,密切观察婴儿是否出现呕吐、腹泻、皮疹等不良反应。如果出现需暂停添加该食物,同时可咨询专业医生进一步处理。
>
> 需要注意的是,母乳喂养是目前确认的唯一可预防和缓解过敏的措施。目前没有研究显示,限制婴幼儿饮食能有效预防过敏,但过早、过晚引入辅食都可能增加食物过敏的风险。

3. 提倡顺应喂养,鼓励但不强迫进食

随着婴儿的生长发育,父母应根据孩子的需要进行喂养,鼓励并协助其自己进食,培养进餐兴趣。

父母有责任为婴儿提供多样化且与其发育水平相适应的食物,创造愉快的进餐环境,在喂养过程中及时感知婴儿发出的饥饿或饱足的信号,并作出恰当回应。尊重婴儿对食物的选择,不强迫进食。

进餐时不看电视、玩玩具,每次进餐时间不超过 20 分钟。进餐时,父母与婴儿应有充分

的交流,不以食物作为奖励或惩罚。父母自身也应保持良好的进食习惯,成为婴儿进食的榜样。

4. 辅食不加调味品,尽量减少糖和盐的摄入

1岁以内,制作辅食时应不加盐、糖以及刺激性调味品。淡口味食物有利于提高婴幼儿对不同天然食物口味的接受度,减少挑食偏食的发生,同时可以降低儿童期以及成年后肥胖、糖尿病、高血压等慢性代谢性疾病的患病风险。

油脂对婴儿来说,是必不可少的营养素,7—24月龄婴幼儿能量的30%—45%来自脂肪,因此辅食虽不加调味品,但是需要添加额外的植物油。

5. 注重饮食卫生和进食安全

婴幼儿辅食应单独制作,选择新鲜、优质、无污染的食物及清洁水制作辅食。制作辅食前须洗手。

制作辅食的餐具、场所应保持清洁,辅食应煮熟、煮透。制作的辅食应及时食用或妥善保存。

婴儿进餐前要洗手,进餐时一定要有成人看护,以防发生意外。整粒花生、坚果、果冻等食物不适合婴儿食用。

6. 定期监测体格指标,保证健康生长

适度、平稳是最佳的生长模式。定期在专业医疗机构监测并评估婴幼儿的体重、身长、头围等体格指标很重要。医生会根据孩子的生长指标判断孩子的营养状况,并提出喂养指导。

对营养状况的一般评估始于获取、绘制和解释性别及年龄对应的生长曲线上的体重、身长、头围数据。对于不超过24个月的足月婴儿,应使用世界卫生组织制定的生长图,生长图上的标准来自纯母乳喂养的健康婴儿。

二、幼儿(1—3岁)所需营养的特点

幼儿期发育较婴儿期有所减慢,但仍处于快速生长发育阶段,而且活动量较婴儿期增多,故仍需保证充足的能量和优质蛋白质的摄入。此时幼儿的消化功能仍不完善,营养需求仍然较高,继续向成人食物转换,2岁左右的幼儿已经逐渐适应家常食物,母乳喂养提供的营养比例较小,但仍然是营养和某些免疫因子的重要来源。2岁左右,幼儿的乳牙完全萌出,以家常食物为主要的食物和营养来源,辅食成为主食,从纯母乳喂养到进食固体食物的过渡期结束。与成人不同,幼儿的进食量小,但营养需求大,因此良好的主食应该营养素密度高,生物吸收率高。12—24个月之间,幼儿的能量需要为80—84 kcal/(kg·d)。

1. 继续给予母乳喂养或其他乳制品，逐步过渡到多样食物

可继续给予母乳喂养直至到 2 岁（24 月龄），或每日给予不少于相当于 350 ml 的幼儿配方奶，但是不宜直接用成人奶粉或大豆蛋白粉等。建议首选适当的幼儿配方奶粉，或富含强化铁、维生素 A 等多种微量营养素的食品。如果不能摄入适量的奶制品时，需要通过其他途径补充优质蛋白质和钙。可用 100 g 左右的鸡蛋（约 2 个）经适当加工来代替，如蒸蛋羹等。当幼儿满 2 岁时，可逐渐停止母乳喂养，但是每天应继续提供幼儿配方奶粉或其他的乳制品。同时，应根据幼儿牙齿的发育情况，适时增加细、软、烂的膳食，种类不断丰富，数量不断增加，逐渐向多样食物过渡。

2. 选择营养丰富、易消化的食物

幼儿食物的选择应根据营养全面丰富、易于消化的原则，充分考虑满足能量需要，增加优质蛋白质的摄入，以保证幼儿生长发育的需要；增加铁元素的供应，以避免铁缺乏和缺铁性贫血的发生。鱼类中的脂肪有利于幼儿神经系统的发育，可适当选用鱼虾类食物，尤其是海鱼类。对于 1—3 岁幼儿，应每月选用猪肝 75 g（一两半），或鸡肝 50 g（一两），或羊肝 25 g（半两），做成肝泥，分次食用，以增加维生素 A 的摄入量。不宜直接给幼儿食用坚硬的食物、易误吸入气管的硬壳果类食物（如花生）、腌制食品和油炸类食品。

3. 采用适宜的烹调方式，单独加工制作膳食

幼儿膳食应专门单独加工、烹制，并选用合适的烹调方式和加工方式。应将食物切碎煮烂，易于幼儿咀嚼、吞咽和消化，特别注意要完全剔除皮、骨、刺、核等；大豆、花生等硬果类食物，应先磨碎，制成泥糊浆的状态再进食；在烹调方式上，应采用蒸、煮、炖、煨等方式，不宜采用油炸、烤、烙等方式。口味以清淡为宜，不应过咸，更不宜食用辛辣刺激性食物，尽可能少用或不用含味精（鸡精）、色素、糖精的调味品。要注意食物品种的交替更换，以利于幼儿保持进食的兴趣。

4. 在良好环境下规律进餐，重视良好饮食习惯的培养

幼儿一日需 5—6 餐，即一天进主餐 3 次，上下午两主餐之间各安排以奶制品、水果和其他细软面食为内容的加餐，晚饭后也可酌情加餐，但睡前应忌食甜食，以预防龋齿。

要重视幼儿饮食习惯的培养，饮食安排上要逐渐做到定时、适量、有规律地进餐，不随意改变幼儿的进餐时间和进餐量；鼓励和安排较大幼儿与家人一同进餐，以利于幼儿日后能更好地接受家庭膳食；培养孩子集中精力进食的习惯；家长应以身作则，用良好的饮食习惯影响幼儿，避免幼儿出现偏食、挑食的不良习惯。

要创造良好的进餐环境，进餐场所要安静愉悦，餐桌椅、餐具可适当儿童化，鼓励、引导和教育儿童使用勺子、筷子等自主进餐。

5. 鼓励幼儿多进行户外游戏与活动

由于奶制品和普通食物中维生素 D 的含量十分有限，幼儿单纯依靠普通膳食，难以满足对维生素 D 的需求量。适宜的日光照射可促进儿童皮肤中维生素 D 的合成，对钙的吸收和骨骼发育具有重要意义。每日应安排 1—2 小时的户外游戏与活动，既可接受日光照射，促进皮肤中维生素 D 的合成和钙的吸收，又可以通过体育活动实现对幼儿体能、智能的锻炼和培养，并维持能量平衡。

6. 合理安排零食，避免过瘦与肥胖

应正确选择零食品种，合理安排零食时机。这样既可增加幼儿对饮食的兴趣，并有利于能量补充，又可避免影响主餐食欲和进食量。应以水果、乳制品等营养丰富的食物为主，给予零食的数量和时机以不影响幼儿主餐食欲为原则。应控制纯能量类零食的食用量，如糖、甜饮料等含糖高的食物。鼓励幼儿参加适度的活动和游戏，以维持能量平衡，使幼儿保持合理的体重增长速度，避免其瘦弱、超重和肥胖。

7. 每天足量饮水，少喝含糖高的饮料

水是人体必需的营养素，是维持人体结构、代谢和功能的必要条件。小儿新陈代谢率相对高于成人，对能量和各种营养素的需求量相对更多，对水的需求量也更多。1—3 岁幼儿每日每千克体重约需水 125 ml，全日总需水量约为 1 250—2 000 ml。幼儿需要的水除了来自营养素在体内代谢生成的水和膳食食物中所含的水分（特别是奶制品、汤汁类食物含水较多）外，大约有一半的水需要通过直接饮水来满足，约 600—1 000 ml。幼儿最好饮用白开水。目前市场上许多含糖饮料中都含有葡萄糖、碳酸、磷酸等物质，过多地饮用这些饮料，不仅会影响孩子的食欲，使其容易发生龋齿，而且还会造成过多能量摄入，从而导致肥胖等问题，不利于幼儿的生长发育，故应该严格控制摄入。

8. 定期监测生长发育状况

身长和体重等生长发育指标反应了幼儿的营养状况，父母可以在家里对幼儿进行定期的测量，1—3 岁幼儿应每 2—3 个月测量 1 次。

9. 确保饮食卫生，严格餐具消毒

应选择清洁不变质的食物原料，不食隔夜饭菜和不洁变质的食物，在选用半成品或者熟食时，应彻底加热后方可食用。幼儿餐具应彻底清洗和加热消毒。培养幼儿养成饭前便后洗手等良好的卫生习惯，以减少感染肠道细菌、病毒以及寄生虫的机会。

因为幼儿胃肠道抵抗感染的能力极为薄弱，故需要格外注意幼儿膳食的饮食卫生，减少致病概率。家人切忌用口给幼儿喂食食物。

对婴幼儿的餐具，不主张使用药物消毒，建议采用热力消毒：将餐具浸入水中煮沸 10 分

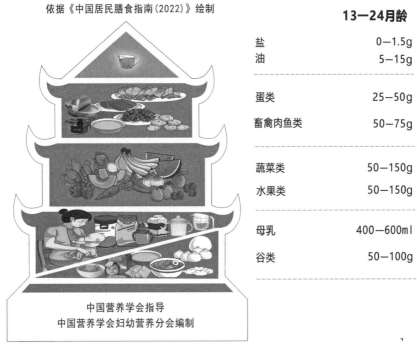

依据《中国居民膳食指南(2022)》绘制

13—24月龄

盐	0—1.5g
油	5—15g
蛋类	25—50g
畜禽肉鱼类	50—75g
蔬菜类	50—150g
水果类	50—150g
母乳	400—600ml
谷类	50—100g

中国营养学会指导
中国营养学会妇幼营养分会编制

图2-1 1—2岁婴幼儿平衡膳食宝塔

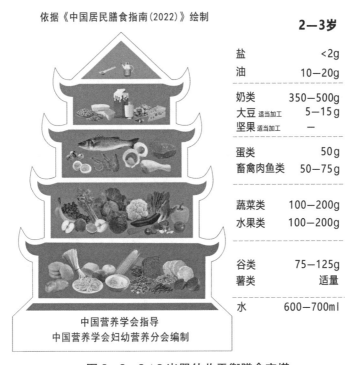

依据《中国居民膳食指南(2022)》绘制

2—3岁

盐	<2g
油	10—20g
奶类	350—500g
大豆 适当加工	5—15g
坚果 适当加工	—
蛋类	50g
畜禽肉鱼类	50—75g
蔬菜类	100—200g
水果类	100—200g
谷类	75—125g
薯类	适量
水	600—700ml

中国营养学会指导
中国营养学会妇幼营养分会编制

图2-2 2—3岁婴幼儿平衡膳食宝塔

钟,或者把餐具放到蒸具里,将水烧开,离水蒸10分钟,即可达到消毒目的。餐具要选用耐热材料制成的,以便热力消毒。

三、学龄前儿童(3—5 岁)所需营养的特点

 案例实践

幼儿园的一日午餐

午饭时间,幼儿园小(1)班的小朋友们都在吃午餐。午餐有蔬菜、肉类、鸡蛋,小朋友们吃得可开心了。小明不仅胃口很好,喜欢吃肉,还爱思考。他指着餐盘说:"为什么餐盘里有这些呢?"大家七嘴八舌地议论起来。

分析: 回答这一问题,要从小明自身的营养需求谈起。3—5 岁是学龄前期,此时儿童体格生长发育处于稳步增长的状态,心理发展迅速,与同龄儿童和社会事物有了广泛的接触,求知欲增强,知识面扩大,生活自理和社交能力得到锻炼。在制定食谱时,应以幼儿对能量的需要以幼儿的能量消耗为依据。在实际计算时,除考虑幼儿的能量消耗外,还需加上那些虽被幼儿摄食但未被消化、吸收和利用的少部分食物所产生的能量。在正常情况下,这部分能量约占摄入食物的 10%,其能量大致相当于基础代谢率所消耗能量的 10%。因此,在制定和计算个体幼儿与集体幼儿对能量和食物的需要时,应该在满足机体正常生理需要的基础上高 3%—4%。

国外有医学专家制定了一些以食物为基础的儿童膳食指南,特别出名的是德国人设计的称为理想混合膳食(OptimiX),这样的指南即使在不同的饮食习惯、进餐安排和基础食品的情况下也很容易实施。在考虑幼儿对热量和其他营养素的需求、饮食偏好以及健康等方面的基础上,以食物为基础的膳食指南提供食物选择、膳食搭配和进餐模式的建议(包括各种食谱)。主要食物组成是营养密度高的食物,包括:谷类和其他淀粉类食物(面包、面条、土豆等);蔬菜、豆类和水果;奶和奶制品;肉类、蛋类和鱼类(富含脂肪);脂肪和植物油。

表 2-3 理想混合膳食

年龄(岁)	1	2—3	4—6	7—9	10—12
总能量(kcal/d)	850	950	1250	1600	1900
推荐食物(≥90%的热量摄入)					
大分量					
液体食物(ml/d)	600	700	800	900	1000
蔬菜(g/d)	120	150	200	220	250
水果(g/d)	120	150	200	220	250
土豆、面条、面包、谷物类(g/d)	100	120	150	180	220

（续表）

年龄（岁）	1	2—3	4—6	7—9	10—12
中分量					
奶和奶制品（ml 或 g/d）	300	330	350	400	420
肉类（g/d）	30	35	40	50	60
蛋类（个/周）	1—2	1—2	2	2	2—3
鱼（g/周）	25	35	50	75	90
小分量					
植物油（g/d）	15	20	25	30	35
可耐受食物（≤10%的热量摄入）					
蛋糕、甜食、果酱、糖等的最大量（kcal/d）	85	95	125	160	190

经过之前膳食模式的过渡和转变，学龄前儿童摄入的食物种类和膳食结构已开始接近成人，是饮食行为和生活方式形成的关键时期。基于学龄前儿童的生理和营养特点，其膳食指南应在一般人群膳食指南的基础上增加以下五条关键推荐。

（一）规律就餐，自主进食，不挑食，培养良好的饮食习惯

学龄前儿童的合理营养应由多种食物构成的平衡膳食来提供，规律就餐是其获得全面、足量的食物摄入和良好消化吸收的保障。此时期，儿童神经心理发展迅速，自我意识和模仿力、好奇心增强，易出现进食不够专注的现象。要注意引导儿童自主、有规律地进餐，保证每天不少于三次正餐和两次加餐，不随意改变进餐时间、环境和进食量，培养儿童摄入多样化食物的良好饮食习惯，纠正挑食、偏食等不良饮食行为。

1. 合理安排学龄前儿童膳食

学龄前儿童每天应安排早、中、晚三次正餐，在此基础上还至少有两次加餐。一般分别安排在上、下午各一次，晚餐时间比较早时，可在睡前 2 小时安排一次加餐。加餐以奶制品、水果为主，配以少量松软面点。晚间加餐不宜安排甜食，以预防龋齿。

2. 引导儿童规律就餐、专注进食

学龄前儿童注意力不易集中，易受环境影响，如进食时玩玩具、看电视、做游戏等都会降低其对食物的关注度，影响进食和营养摄入，因此要做到：

① 尽可能给儿童提供固定的就餐座位，定时定量进餐；

② 避免追着喂、边吃边玩、边吃边看电视等行为；

③ 吃饭细嚼慢咽但不拖延，最好在 30 分钟内吃完；

④ 让孩子自己使用勺子、筷子进食，养成自主进餐的习惯，这样既可增加儿童的进食兴趣，又可培养其自信心和独立能力。

3. 避免儿童挑食、偏食

家长良好的饮食行为对儿童具有重要影响,建议家长应以身作则、言传身教,并与儿童一起进食,起到良好的榜样作用,帮助孩子从小养成不挑食不偏食的良好习惯。应鼓励儿童选择多种食物,引导其多选择健康食物。对于儿童不喜欢吃的食物,可变换烹调方法或盛放容器(如将蔬菜切碎,将瘦肉剁碎,将多种食物制作成包子或饺子等),也可采用重复少量供应,鼓励尝试并及时给予表扬加以改善,不可强迫喂食。同时,通过增加儿童的身体活动,尤其是选择儿童喜欢的运动或游戏项目,使其肌肉得到充分锻炼,增加能量消耗,增进食欲,提高进食能力。此外,家长还应避免将食物作为奖励或惩罚的措施。

(二) 每天饮奶,足量饮水,正确选择零食

建议每天饮奶 300—400 ml。儿童新陈代谢旺盛,活动量大,水分需求量相对较多,每天总水量为 1 300—1 600 ml,除奶制品和其他食物中摄入的水外,建议学龄前儿童每天饮水600—800 ml,以白开水为主,少量多次饮用。

零食对学龄前儿童是必要的,对补充所需营养有帮助。零食应尽可能与加餐相结合,以不影响正餐为前提,多选用营养密度高的食物,如奶制品、水果、蛋类及坚果类等,不宜选用能量密度高的食品,如油炸食品、膨化食品。

1. 培养和巩固儿童的饮奶习惯

奶制品中钙含量丰富且吸收率高,是儿童钙的最佳来源。每天饮用 300—400 ml 奶,可保证学龄前儿童钙摄入量达到适宜水平。家长应以身作则,常饮奶,鼓励和督促孩子每天饮奶,选择和提供儿童喜爱与适宜的奶制品,逐步养成每天饮奶的习惯。如果儿童饮奶后出现胃肠不适(如腹胀、腹泻、腹痛),可能与乳糖不耐受有关,可采取以下方法加以解决:

① 少量多次饮奶;

② 饮奶前进食一定量的主食,避免空腹饮奶;

③ 改饮无乳糖奶或饮奶时加用乳糖酶。

2. 培养儿童喝白开水的习惯

建议学龄前儿童每天饮水 600—800 ml,应以白开水为主,避免含糖饮料。儿童胃容量小,每天应少量多次饮水(上、下午各 2—3 次),晚饭后根据情况而定。不宜在进餐前大量饮水,以免充盈胃容量,冲淡胃酸,影响食欲和消化。

3. 正确选择零食

选择零食应注意以下几方面:

① 宜选择新鲜、天然、易消化的食物,如奶制品、水果、蔬菜等食物;

② 少选择油炸食品和膨化食品;

③ 零食最好安排在两次正餐之间,量不宜多,睡觉前 30 分钟不要吃零食。

此外,还需注意吃零食前要洗手,吃完漱口;注意零食的食用安全,避免整粒的豆类、坚果类食物呛入气管发生意外,建议坚果和豆类食物磨成粉或打成糊食用。对年龄较大的儿童,可引导孩子认识食品标签,学会辨识食品的生产日期和保质期。

(三) 食物应合理烹调,易于消化,少调料、少油炸

从小培养儿童清淡的口味,有助于其形成健康饮食习惯。在烹调方式上,宜采用蒸、煮、炖、煨等烹调方式。

特别注意要完全剔除皮、骨、刺、核等;大豆、花生等坚果类食物,应先磨碎,制成泥糊状态进食。口味以清淡为好,不应过咸、油腻和辛辣,尽可能少用或不用味精(鸡精)、色素、糖精等调味品。

为儿童烹调食物时,应控制食盐用量,还应少选含盐高的腌制食品或调味品。可选天然、新鲜香料(如葱、蒜、洋葱、柠檬、醋、香草等)和新鲜蔬果汁(如番茄汁、南瓜汁、菠菜汁等)进行调味。

(四) 让儿童参与食物选择与制作,增进对食物的认知与喜爱

鼓励儿童体验和认识各种食物的天然味道与质地,了解食物的特性,增进其对食物的喜爱。同时应鼓励儿童参与家庭食物的选择和制作过程,激发儿童对各种食物的兴趣,使其享受烹饪食物过程中的乐趣和成就。

家长或幼儿园教师可带儿童去市场选购食物,辨识应季蔬果,尝试自主选购蔬菜。在节假日,带儿童去农田认识农作物,实践简单的农业生产过程,参与植物的种植,观察植物的生长过程,了解蔬菜的生长方式、营养成分及对身体的好处,并动手采摘蔬菜,激发对食物的兴趣,享受劳动成果。

让儿童参观家庭膳食的制备过程,参与一些力所能及的加工活动,如择菜,体会参与的乐趣。

(五) 经常开展户外活动,保障健康生长

鼓励儿童经常参加户外游戏与活动,实现对其体能、智能的锻炼培养,维持能量平衡,促进皮肤中维生素 D 的合成和钙的吸收利用。

学龄前儿童每天应进行至少 60 分钟的体育活动,最好是户外游戏或运动,除睡觉外尽量避免让儿童有连续超过 1 小时的静止状态,每天看电视、玩平板电脑的累计时间不超过 2 小时。

建议每天结合日常生活多做体育锻炼(公园玩耍、散步、爬楼梯、收拾玩具等)。适量做较高强度的运动和户外活动,包括有氧运动(骑自行车、快跑等)、伸展运动、肌肉强化运动(攀架子、玩健身球等)、团体活动(跳舞、小型球类游戏等)。减少静态活动(看电视、玩手机、玩电脑或电子游戏)的时间。

本章小结

　　随着社会经济、科学技术的不断进步,人们对于营养素逐步有了更加深刻的认识。但是很多家长,甚至机构从业人员在幼儿喂养过程中易忽视此部分内容,导致幼儿喂养问题层出不穷。作为婴幼儿托育行业相关从业者,应了解营养素的概念,同时必须掌握七大营养素的名称和特点,掌握各个阶段儿童的营养需求和特点。

思考与练习

　　1. 饮食中的七大营养素具体有哪些?

　　2. 婴儿添加辅食需要注意哪些问题?

　　3. 如何培养学龄前儿童良好的进餐习惯?

第三章
婴幼儿的喂养与进食习惯

本章导语

　　婴儿期是小儿生长发育最快的时期,此时需要摄入较多且丰富的营养物质,才能保证婴儿正常生长发育的需要,同时还可预防营养不良、贫血、佝偻病等疾病的发生。但此时婴儿消化与吸收的功能发育尚不完善,胃肠道对其所摄入的营养物质易发生不耐受,进而产生腹胀、腹泻等消化系统疾病,并导致小儿生长发育障碍。这一时期提供母乳喂养与及时合理添加辅食极为重要,可为孩子从婴幼儿饮食转化到幼儿、儿童饮食打下了良好的基础;同时也为培养婴幼儿良好的饮食习惯奠定了基础。

　　同时,婴幼儿时期是孩子大脑发育最快、对外来的新事物最感兴趣、适应能力最强的时期,此时辅食品种的选择、时机的把握尤为重要,可帮助婴幼儿养成良好的饮食习惯。

学习目标

1. 了解婴幼儿主要消化系统的特点。
2. 掌握婴幼儿期的喂养方法、营养搭配。
3. 知晓如何培养婴幼儿良好的进食习惯。
4. 明确婴幼儿在幼儿园、家庭中,以及外出进餐时的注意点。

本章导览

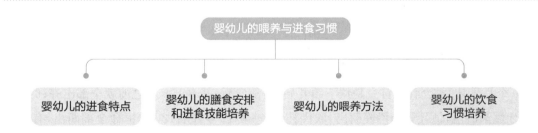

| 案例导入 |

点点(化名),男孩,2 岁,体重只有 8 千克(2 岁男孩的平均体重为 12—12.5 千克),与同龄孩子相比,显得要瘦小一些。点点妈妈平时全身心照顾点点,生怕孩子"受委屈",带孩子非常仔细。在家时每隔 2 小时就给宝宝做一样东西吃,比如这次吃虾,下次就吃鱼,还喂给孩子吃。因此点点到了正餐时间,自主吃饭的欲望和兴趣大大降低;平时,点点还不喜欢吃带果肉的水果,如苹果、橘子、葡萄等,妈妈用料理机全部打成汁给点点喝,长此以往,点点养成了不喜欢喝水的习惯,而是喜欢饮料或者果汁等,因此到了幼儿园,点点几乎一整天都不喝水。

从上面的案例中大家发现了什么问题吗?我们了解孩子吗?该如何喂养孩子呢?喂养过程中要注意些什么?

第一节　婴幼儿的进食特点

儿童不是成人的缩影,他们与成人的差异不仅表现在体格上,更显著的差异是其具有成长性[1]。因此,他们对各种营养物质的需求量是高于成人的,只有营养丰富且平衡的膳食才能促进儿童的生长发育。

一、幼儿的部分消化系统——口腔、牙齿和胃的生理特点

1. 口腔

婴儿口腔中的血管比较丰富,黏膜细嫩,容易受到损伤,但是两侧颊部的肌肉和脂肪垫比较发达,因此出生时已具有吮吸能力。同时,出生时,婴儿的唾液腺发育不完善,淀粉酶分泌少,到 3—4 个月时唾液腺逐步完善,唾液分泌增加,此时婴幼儿容易发生生理性流涎,不宜喂淀粉类的食物。

2. 牙齿

牙齿的主要作用是切断、咀嚼食物,从而帮助胃进一步消化食物。牙齿是人体器官中最坚硬、力量最大的,人一生中有乳牙(共 20 颗)和恒牙(共 28—32 颗)两副牙齿,一般出生后 4—10 个月乳牙开始萌出,首先是从下颌开始,由前向后,基本上 3 岁之前就全部出齐;6 岁左右乳牙逐渐脱落,恒牙开始慢慢萌出,取代乳牙;一般 12 岁左右,28 颗恒牙全部萌出,有的人 32 颗恒牙会全部萌出。

---

① 王卫平,孙锟,常立文. 儿科学(第 9 版)[M].北京:人民卫生出版社,2018.

3. 胃

婴儿的胃略呈水平位,当开始行走时变为垂直。在婴幼儿期,孩子的胃分泌的盐酸和各种酶较成人少,酶的活性低,所以消化功能比较差。胃通过蠕动的方式把所有的食物磨碎后推入下一个消化器官——十二指肠。食物由胃排入十二指肠的过程称为胃排空,胃排空食物的时间因食物种类的不同而异;水的排空时间为 1.5—2 小时,母乳 2—3 小时,牛乳 3—4 小时[①]。胃排空的时间就是我们消化食物所需要的时间,平均为 4 个小时左右,1—3 岁幼儿的胃容量约为 250—300 ml。

二、幼儿的进食特点

儿童的饮食行为问题通常表现为:进食少,进食慢,对单一食物不感兴趣,拒绝进食某些食物,强烈偏爱某些质地、味道或类型的食物等。出现上述问题主要有以下几点原因。

1. 生理所限

刚开始学习吃饭时,幼儿喜欢自己用手抓着食物直接吃,因为不熟练,吃饭比较慢、吃饭时间长。这是由孩子的年龄、生理特点所致,我们要给予他们尝试自主进食的机会,使其有锻炼的机会。尤其对于营养价值高但孩子又不爱吃的食物,如猪肝等,要鼓励他们抓取进食,鼓励他们多尝试。

2. 容易受环境影响

幼儿善于模仿,容易受周围人对食物态度的影响。成人若表现出对某种食物的厌恶,孩子也可能模仿。因此,成人要表现出积极的进餐态度。成人可以和孩子一起进餐,如成人和孩子各盛一碗饭,各准备一把勺子,以游戏的方式,与孩子互动,"你一口、我一口",让孩子模仿成人,快乐进餐。

3. 好奇心强

幼儿好奇心较强,喜欢味道鲜美、花样多变、色彩鲜艳的食物。孩子容易对未见过的、新奇的事物感兴趣,所以在给孩子准备的食物需要丰富、多样,让孩子有欲望尝试。

 案例实践

美味的午餐

今天乐乐妈妈准备了丰盛多彩的午餐,有红的、黄的、绿的等各种颜色的食物。瞧,还有

① 王卫平,孙锟,常立文. 儿科学(第 9 版)[M]. 北京:人民卫生出版社,2018.

可爱的"小动物"造型的食物。乐乐迫不及待地坐在了餐桌前,比平时吃饭都要听话和乖巧,眼神充满期盼,早已垂涎三尺了。

　　分析: 婴幼儿对各种色彩、形状的食物比较感兴趣,在给孩子制作食物时,在保证营养充足的前提下,可以尽量根据孩子的喜好,满足他们的需求,使其勇于尝试新的食物。

第二节　婴幼儿的膳食安排和进食技能培养

　　2022 年,中国营养学会妇女营养分会制定并发布了《中国孕妇、乳母膳食指南》,推出"中国 0—6 月龄婴儿母乳喂养关键推荐""中国 7—24 月龄婴幼儿平衡膳食宝塔""中国学龄前儿童平衡膳食宝塔"。

一、婴幼儿膳食的合理安排

(一) 0—6 月龄婴幼儿以母乳喂养为主

① 0—6 个月婴幼儿以纯母乳为主;

② 产后尽早开奶,初乳营养最好;

③ 回应式喂养,建立良好的生活规律。

④ 适当补充维生素 D;

⑤ 不能纯母乳喂养的最好选择配方奶粉;

⑥ 定期监测婴幼儿体格指标;

⑦ 6 个月后应补充足够的高质量蛋白质,如为婴幼儿提供动物性食物或豆制品,食物应多样化,品种丰富,易消化,比例适宜。

(二) 中国 7—24 月龄婴幼儿平衡膳食宝塔

　　7—24 月龄婴幼儿平衡膳食宝塔共分四层,宝塔各层位置和面积不同,这在一定程度上反映出各类食物在婴幼儿各生长阶段合理膳食中的地位和应占的比重。婴幼儿平衡膳食宝塔没有建议婴幼儿糖的摄入量,故不宜多吃含糖食品。

　　膳食宝塔建议的各类食物组成,是根据全国营养调查中居民膳食的实际情况计算的,所以每一类食物的重量不是指某一种具体食物的重量。

1. 母乳及谷类

　　此阶段应继续母乳喂养,同时满 6 月龄起添加辅食,逐步过渡到以谷类为主食。谷类是面粉、大米、小麦、玉米粉等的总称,可多种谷类食物交替食用。谷类食物中含有丰富的碳水化合物,是提供人体所需能量的最经济、最重要的食物来源,也是提供 B 族维生素、矿物质、膳食纤维和蛋白质的重要食物来源,在保障儿童青少年生长发育、维持人体健康方面发挥着重要作用。

2. 蔬菜和水果

蔬菜和水果有许多共同的特点,又有各自不同的优点,不能完全相互代替,所以婴幼儿不能只吃水果,不吃蔬菜。一般来说,深色水果含的营养素比较丰富。每天应摄入新鲜蔬菜和水果。

3. 蛋类和畜禽肉鱼类

畜禽肉鱼类均属于动物性食物,富含优质蛋白质、脂肪、脂溶性维生素和矿物质等,是平衡膳食的重要组成部分。这类食物的蛋白质含量普遍较高,其氨基酸组成更适合人体需要,利用率高,但脂肪含量较多,能量高,有些含有较多的饱和脂肪酸和胆固醇,摄入过多可增加肥胖和心血管疾病等的发病风险,故应当适量摄入。同时,7—12 月龄每天应食用 15—50 g 蛋类,13—24 月龄每天应食用 25—50 g 蛋类。

4. 盐和油

婴幼儿的辅食应单独制作。制作时,保持食物原味,尽量少放糖、盐及各种调味品,但应含有适量油脂。1 岁以后逐渐尝试淡口味的家庭膳食。

·拓展阅读·

缺铁性贫血

一、什么是缺铁性贫血

缺铁性贫血是体内铁缺乏导致血红蛋白合成减少,医学上以小细胞低色素性贫血、血清铁蛋白减少和铁剂治疗有效为特点的贫血症。以婴幼儿发病率最高,严重者危害儿童健康,是我国重点防治的儿童常见病之一。

二、发病原因

1. 先天储铁不足

胎儿从母体获得的铁以妊娠最后 3 个月最多,故早产、双胎或多胎、孕母严重缺铁等均可使胎儿储铁减少。

2. 摄入量不足

这是缺铁性贫血的主要原因,母乳、牛奶、谷类中的含铁量均较低,如不及时添加含铁较多的辅食,容易发生缺铁性贫血。

3. 生长发育因素

婴幼儿生长发育较快,3—4 个月时和 1 岁时的体重分别为出生时的 2 倍和 3 倍;随着体重的增加,血容量也增加较快,1岁时血液循环中的血红蛋白增加2倍;未成熟儿的体重及血红蛋白增加倍数更高。因此,如不及时添加含铁丰富的食物,则易致缺铁。

4. 铁的吸收障碍

食物搭配不合理可影响铁的吸收,如慢性腹泻不仅会导致铁的吸收不良,而且会导致铁的排泄增加。

5. 铁的损失过多

正常婴儿每天排泄铁量比成人多,每1ml血中含铁0.5mg。另外,长期慢性失血可致缺铁,如用不经加热处理的鲜牛奶喂养的婴儿可因对牛奶蛋白过敏而致肠出血,进而损失铁。

三、临床表现

任何年龄均可发病,以6个月至2岁最多见,发病缓慢,其临床表现随病情轻重而有所不同。

1. 一般表现

皮肤黏膜逐渐苍白,以唇、口腔黏膜及甲床表现较明显,易疲乏,不爱活动,年长儿可诉头晕、眼前发黑、耳鸣等。

2. 髓外造血表现

由于髓外造血,肝脾可轻度肿大;年龄越小,病程越久,贫血越重,肝脾大越明显。

3. 非造血系统症状

消化系统症状表现为:食欲减退,少数有异食癖(如嗜食泥土、墙皮、煤渣等);可有呕吐、腹泻;可出现口腔炎、舌炎或舌乳头萎缩;重者可出现萎缩性胃炎或吸收不良综合征。

神经系统症状表现为:烦躁不安或萎靡不振、精神不集中、记忆力减退,智力多数低于同龄婴幼儿。

心血管系统症状表现为:明显贫血时心率加快,严重者心脏扩大,甚至发生心力衰竭。

其他表现为:因细胞免疫功能降低,常合并感染。

二、婴幼儿进食技能的培养

婴幼儿的主要营养来源仍然是母乳。但6个月后,母乳已经不能完全满足婴幼儿正常生长发育的需求,继续纯母乳喂养可能会导致生长发育缓慢或其他疾病,故必须增加辅食,引入其他营养丰富的食物。

① 注重营养配餐和味觉训练,做一些婴儿容易用手抓取的食物,成人拿着食物逗引婴幼儿,培养和训练婴幼儿用手或勺子、筷子,鼓励其独立进食。

② 让婴幼儿有饥饿感,主动寻找食物。根据婴幼儿每次进餐的食量、种类及年龄,合理安排进餐的食物和加餐间隔的时间,比如在两餐之间添加一些水果等,但不要吃一些饱腹感强的食物,避免影响下一餐。

③ 成人应允许婴幼儿广泛性地选择食物,避免自己不喜欢的食物也不给孩子吃。比如一些家长自己有挑食的习惯,就会在给孩子做饭时挑三拣四,使孩子也养成挑食的习惯。

④ 经常变换食物,增加味觉刺激,可使幼儿熟悉、接受、习惯某些特殊的食物味道,减少儿童对某些熟悉的食物的偏爱,正面鼓励婴儿接受食物。

⑤ 进食也是一种社会性活动。社会和家庭的习惯可影响儿童对食物的喜恶,进餐时儿童与成人在一起,家庭成员进食的行为和对食物的反应可作为儿童的榜样。让婴幼儿与成人共同进餐,使婴幼儿有较多机会模仿成人的进食动作,从开始手抓食物到慢慢学会使用勺子、筷子进食等。

第三节　婴幼儿的喂养方法

2002 年,世界卫生组织和联合国儿童基金会提出了全球公共卫生建议:保护、促进和支持母乳喂养。我国将每年 5 月 20 日定为"母乳喂养宣传日",鼓励母乳喂养。

一、母乳喂养

母乳喂养是指用母亲的乳汁喂养婴儿,其作用包括增强婴儿免疫力、减少婴儿患疾病的风险等。

(一) 母乳特点及乳量

乳汁的产生是通过泌乳反射来完成的。在脑底部的脑下垂体前叶分泌着一种泌乳素,可使乳房的腺体细胞分泌乳汁。婴幼儿吮吸后可刺激乳头神经末梢,神经信号传到脑下垂体的前叶,产生泌乳素,再经过血液循环输送到乳房,使乳腺细胞分泌乳汁。吮吸的次数越多,乳房排空越好,分泌的乳汁就越多;相反地,当吮吸次数减少,乳房就会减少分泌乳汁,甚至停止分泌乳汁。一般来说,母乳量在婴儿出生后逐渐增加,成熟乳量可达 700—1 000 ml,一般产后 3—6 个月逐渐达到稳定。缺少母乳喂养,尤其在生命的最初半年缺少纯母乳喂养,是婴儿发病和死亡的重要危险因素,不适宜的辅食添加更加大了这种危险。[①]

---

① 戴耀华. 婴幼儿喂养全球策略[J]. 中国儿童保健杂志,2007,15(06):567—568.

表 3-1　母乳与牛奶所含宏量营养素及能量的比较(100 ml)

	母乳	牛乳	理性标准
碳水化合物	41%(6.9 g)	29%(5.0 g)	40%—50%
脂肪	50%(3.7 g)	52%(4.0 g)	50%
蛋白质	9%(1.5 g)	19%(3.3 g)	11%
能量	67 kcal	69 kcal	

(二) 母乳喂养的好处

1. 营养又健康

母乳是喂养婴儿最好的天然食物,母乳中含有的蛋白质、脂肪、乳糖等,营养合理,易于消化吸收。0—6 个月婴儿的主要膳食来源就是母乳,母乳中含有充足的能量及各类营养物质,可保证 6 月龄内婴儿正常的生长发育[1]。

2. 提高人体免疫力

母乳中含有抗体、生长因子、乳铁蛋白等多种物质,能保护婴儿的健康,增强抵抗力,降低婴儿患消化道和呼吸道疾病的风险,为婴儿健康保驾护航。

3. 增进母子感情

婴儿出生后第一次吮吸的时间对成功建立母乳喂养十分关键,应尽早开始第一次吮吸(一般为产后 30 分钟左右)。同时,不断吮吸可刺激婴儿肠蠕动,增加排便,减少胆红素的肝肠循环,还可减少低血糖的发生。母乳喂养使得婴儿和母亲之间更加亲密,吮吸、拥抱、抚触等传递着彼此之间的感情,让婴儿舒适、愉悦、有安全感。

4. 促进产后母体恢复

婴儿吮吸会刺激母亲的乳头神经末梢,反射性地引起神经垂体分泌催产素,促进子宫平滑肌收缩,进而排出恶露,帮助子宫恢复。

5. 经济方便

不受时间和空间限制,可以随时喂养;温度适宜,是人体的正常温度,不用加热;经济方便,不用花更多费用。

(三) 母乳喂养的方法及次数

1. 摇篮式

婴儿头部枕着母亲的手臂,腹部向内,母亲的手应托着婴儿的臀部,方便身体接触。在

---

[1] 中华预防医学会儿童保健分会. 婴幼儿喂养与饮食指南[J]. 中国妇幼健康研究,2019,30(04):392—417.

宝宝身下垫一个垫子,哺乳起来会更轻松。

2. 足球式

把婴儿轻轻夹在腋下,头放在膝盖和枕头上,让婴儿和母亲的乳房一样高,用膝盖和枕头支撑婴儿的重量。要点是婴儿处于靠近母亲乳房的位置,使其整个身体靠着母亲。

3. 侧躺式

母亲侧卧着,让婴儿面对母亲乳房侧卧,母亲将一只手放在婴儿身上,另一只手自然放置。

4. 哺乳次数

1—2个月的新生宝宝可以每日多次,按需哺乳,不受喂奶时间和次数的限制,随饿随吃;3—5个月的宝宝按时哺乳,2—3小时喂奶一次,每日约5—6次;5—6个月宝宝可减少夜间哺乳次数,帮助婴儿养成规律进食和夜间良好的睡眠习惯;6个月后的宝宝,随着辅食及每次奶量的增加,哺乳次数逐渐减少至每日4次,每日喂奶时间不宜过长,一般在15—20分钟左右,可使宝宝的胃肠道有规律地运动。

(四) 哺乳前的准备

1. 提前做好乳房保健

每位孕妈妈在妊娠期间应做好乳房的保护、保健,学习乳房保养的知识。如出现扁平乳头和乳头内陷,会使哺乳困难,应提前做一些促进乳头恢复的保养措施,为以后能正常喂养宝宝做好准备。

2. 保证乳汁分泌

每次哺乳前母亲用清洁的毛巾湿热敷乳房,促进乳房的血液循环,然后从乳房外侧轻轻均匀按摩,促进乳房感觉神经的传导和泌乳,两侧乳房要交替哺乳。

3. 喂哺技巧

哺乳前母亲应清洗双手及清洁乳头,不管使用哪种方法都应让婴儿的身体紧贴母亲,使婴儿的头颈得到支撑,嘴贴近乳房,下颌紧贴乳房,嘴巴张开、张大,把乳头全部含住。正确吮吸时,能听见婴儿吮吸、吞咽的声音。

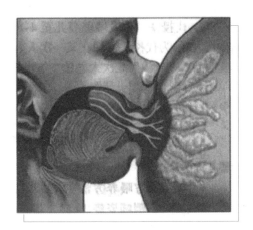

图 3-1　正确的婴儿吮吸方法

·拓展阅读·

影响母乳分泌的主要负面因素

1. 营养不均衡

母亲如果一直处于营养不均衡的状态,乳汁分泌就会受到影响。比如有的产妇为了瘦身不吃主食或者只吃一些蔬菜和水果,没有补充和食用足够的蛋白质,就会使乳汁分泌不足,其营养成分也随之降低。

2. 心情和睡眠

泌乳受情绪影响很大,哺乳期母亲的心情直接决定泌乳量的多少,心情压抑可以刺激肾上腺素分泌,使乳腺血流量减少,阻碍营养物质和有关激素进入乳房,从而使乳汁分泌减少。因此,保证母亲的身心愉快和充足睡眠,避免精神紧张,可促进泌乳。

3. 对母乳认知不足

有些产妇对母乳的认知不足,认为产后 3 天才开始分泌乳汁,故前 3 天不会主动给婴儿哺乳,加上产后疲劳或者疼痛不适,有可能不会让婴儿吮吸。要尽早开奶,避免乳汁分泌减少。

4. 喂养姿势或方法不正确

因喂养方式不当引起乳腺异常,如乳汁淤积、乳管阻塞等,在一般情况下,应让婴儿吮吸一侧乳房后再吮吸另一侧乳房,也就是一侧乳房吸空后再吸另一侧,减少乳汁淤积。

二、部分母乳喂养

母乳与婴儿配方奶粉及其他食物同时喂养婴儿即为部分母乳喂养。部分母乳喂养有以下两种形式。

1. 补充母乳法

4—6 月内的婴儿,当采用母乳喂养但体重增长不满意时,经常提示为母乳喂养不足,此时应用其他代乳品或配方奶粉补充母乳喂养的不足。补喂时,母乳喂养次数不变,每次先哺喂母乳,让婴儿将两侧乳房乳汁交替吸空后,再给予配方奶粉或其他乳制品补充,这样也有利于刺激母乳的分泌。补充的奶量由婴儿食欲及母乳量的多少而定,原则是“缺多少补多少”。

2. 代授部分母乳

6 个月以上的婴儿,若因母乳不足、母亲工作或为断离母乳要逐渐引入配方奶粉或其他乳制品替代母乳,可在某一次母乳哺喂时,有意适当减少母乳量,增加配方奶粉或其他乳制品,逐渐过渡至完全替代母乳。

三、人工喂养

人工喂养是当母亲因各种原因不能进行母乳喂养时,可选用牛奶、羊奶等或其他乳制品喂哺婴儿。人工喂养方式主要有牛奶喂养、羊奶喂养、配方奶粉喂养等。

(一) 人工喂养的种类

1. 牛奶喂养

牛奶含有比母乳高 3 倍的蛋白质和钙,虽然营养丰富,但是不适合 1 岁以内宝宝的消化能力。另外,牛奶中所含的脂肪以饱和脂肪酸为主,脂肪球大,消化吸收困难,所以牛奶需要经过稀释、煮沸后才能食用。

2. 羊奶喂养

羊奶成分与牛奶相仿,蛋白质与脂肪稍多,尤以白蛋白为主,故凝块细,脂肪球小,易消化。由于维生素 B_9 含量低,维生素 B_{12} 含量也少,所以羊奶喂养的宝宝应添加维生素 B_9 和维生素 B_{12},防止贫血的发生。

> **·拓展阅读·**
>
> 为什么不宜给婴儿喂哺新鲜牛奶或羊奶
>
> 新鲜牛奶和羊奶的营养虽然很丰富和全面,但牛奶中缺乏亚油酸,其含量比母乳少 50 倍,牛奶里面所含钙的成分也很高,对半岁以下的婴幼儿不利,容易造成肾功能衰竭;除此之外,牛奶中所含钠离子和氯离子高于母乳 2—3 倍,长期喝相当于给婴幼儿喂盐水;羊奶的脂肪含量比牛奶还要高,虽然羊奶易于消化,但常给婴幼儿喝羊奶会使其缺乏维生素 B_9,容易贫血。

3. 配方奶粉喂养

(1) 配方奶粉是缺乏母乳时的最好选择

喂养方法要正确,一般婴幼儿要清醒,体位舒适,抱起,头稍高,母亲竖起奶瓶,奶嘴向下,奶液充满奶嘴,奶嘴大小、奶液温度适宜,不可过凉或烫,奶瓶要清洁,使用完及时清洁干净存放。

(2) 配方奶粉中添加了钙、铁、维生素 D 等

配方奶粉更加接近母乳,有助于婴幼儿的消化和吸收,在冲调时要仔细阅读说明,使用专用的小勺调配。

(3) 根据多方面因素预估奶量

可根据婴幼儿体重、营养状况、膳食营养素推荐摄入量等预估奶量。一般市售婴儿配方

奶粉 100 g 供能约 500 kcal，婴儿能量需要量为 90 kcal/(kg·d)，故需婴儿配方奶粉约 18 g/(kg·d)或 140 ml/(kg·d)。[1]

4. 代乳品

大豆类代乳品的营养价值较谷类代乳品更好，但这类乳品脂肪和碳水化合物含量较低，供能较少，钙含量也少，在喂养时应注意添加不足的营养成分。

（二）人工喂养的优点

1. 增加其他家庭成员和宝宝的亲密接触

母乳只能由母亲来喂养，而人工喂养可以让父亲或其他长辈来帮助，增进家庭成员和婴儿之间的亲密感，有助于培养感情，同时父亲也可对照顾婴儿的不容易感同身受，体谅母亲的辛苦，减轻母亲的劳累程度。

2. 可以清楚地掌握宝宝的奶量

人工喂养使用的喂养工具都带有刻度，可以根据婴幼儿胃容量的大小、胃排空的时间给予喂养，便于清楚地掌握婴幼儿的食量情况，随时进行增减。

3. 配方奶粉冲配比较方便

家庭成员都可以掌握方法，携带方便。受影响因素较少，根据配方奶粉说明书，其他家庭成员可以轻松进行喂养。

4. 让母亲有更多的时间参与工作或社会活动

母亲可不用担心哺乳问题，从而参加工作或其他社会活动。

第四节　婴幼儿的饮食习惯培养

幼儿饮食习惯的好坏，直接影响着幼儿的营养状况和以后的健康。从小培养孩子良好的饮食习惯，对孩子以后是非常有益的。其实在饮食习惯的培养中，家长起着重要的示范、引导、榜样作用。

一、自主进食和进餐礼仪

自主进食要求幼儿的手、眼、嘴的高度协调和上半身的配合，这是一个循序渐进的过程。一般来说，1 岁以后的幼儿基本上具备了使用手和勺子进行自主进食的能力。

---

① 毛萌，李廷玉. 儿童保健学(第 3 版)[M]. 北京：人民卫生出版社，2014.

（一）各年龄阶段婴幼儿的进食特点

① 6个月左右，手和眼的协调能力发展非常迅速，婴儿看见别人吃饭时就会想尝试，有吃饭的意识。

② 8个月左右，进入开始有自主进食意识的敏感期，会伸手去抓成人手里的勺子和食物。可以自己吃手指食物，如手指饼干、小馒头等。

③ 9—10个月开始使用勺子玩，然后逐步过渡到用勺子吃饭。

④ 1岁左右就可以鼓励幼儿自己用勺子吃饭了。

（二）鼓励幼儿自己动手吃饭

① 孩子的食物应该切碎一些、小一些，从而易于放进嘴里、易于咀嚼。

② 鼓励孩子自己吃饭，给勺子、碗等满足其进食欲望，喝水也一样，尽量让孩子自己拿杯子。若孩子自己拿着勺子，把饭吃完，会有成就感，增加吃饭的兴趣。

③ 自主进食应注意搭配食物，满足色香味等感官需要，可以把食物拼成一些好看的图案，增强孩子食欲。

④ 要有一个愉快、安静的进食环境，使孩子的注意力集中，还可以播放一些优美悦耳的音乐等；吃饭的时间、餐具和场所应固定，最好有适合孩子的餐桌和椅子，让孩子有兴趣，主动、自愿、快乐进食。

案例实践

宝宝学吃饭

到了吃午饭的时间了，宝宝要自己吃饭，可是妈妈不肯，说："你吃完饭就像打完仗的战场一样，太脏太乱了，还是大人喂省事。"

分析：在面对宝宝学吃饭这件事上，成人表现得特别矛盾，想让孩子尽快学会自主进食，但孩子想学时，成人却总是不愿意，为了方便、干净、省事，剥夺了孩子学习和探索的机会。

二、幼儿园进餐

为了使婴幼儿得到充分、均衡、全面、合理的营养，除了烹饪技术及营养搭配外，进餐指导非常重要，幼儿园是让孩子培养良好进餐习惯的重要场所。

（一）食物的准备要求

1. 营养平衡

结合孩子的营养需求，制定科学合理的食谱，保证营养素均衡，七大营养素要以充足的数量、均衡的比例,分别含于一日食谱中。

2. 搭配合理

需要保证食物的均衡,如谷类、肉类、蛋类、乳制品、蔬菜、水果、海产品、豆制品等种类齐全,均匀地分布在每日食谱中,并做到粗细搭配、荤素搭配、干稀搭配、甜咸搭配。

3. 科学合理烹调

在保证营养充足的前提下加工食品,不断提高烹调水平,同时需要注意儿童的口味及制作方式,做到色、香、味、形俱全,以提高儿童的食欲及消化功能。

(二)良好的就餐环境选择

就餐环境要轻松、舒适,每天于固定时间进餐,进餐前不要做剧烈运动,进餐时不要讲话,避免发生呛咳等。

(三)教师在教学活动中引导幼儿养成进餐习惯

教师可根据不同年龄幼儿的兴趣开展形式多样的活动,让幼儿参与其中,真实地感受到进餐的乐趣。如可以引导小班的幼儿自主进食,不要挑食;引导中班的幼儿认识各类食物及其作用;引导大班的幼儿到户外观察蔬菜瓜果的种植过程,或者协助教师给其他幼儿端饭等,让幼儿感受劳动带来的乐趣,从而更愿意开心进餐。

 案例实践

元元的故事

　　元元是大班的一位小朋友,他平时在班里比较活跃,爱讲话、愿意帮助老师做一些事情。这天中午,快到开饭时间了,李老师让小朋友们洗好手,在自己的座位上等着老师给小朋友们盛饭。这时,元元举手告诉李老师说:"李老师,我来帮你盛饭!"李老师冲他点点头,表示同意,元元高兴、认真地给每一位小朋友盛饭、端饭。李老师还发现今天元元吃饭最快、心情最好。

　　分析: 小朋友非常喜欢帮助成人做一些力所能及的事情,特别是在学校,他们愿意表现自己,让教师觉得自己也是可以的,获得愉悦感和成就感;另外,小朋友也愿意给其他同伴作表率。在元元的故事中,元元自己不仅有所收获,其他小朋友也看到了劳动的快乐,懂得感谢他人的付出。

案例实践

我要争当第一名

　　每次佳佳用餐后,饭桌和地上都洒满饭粒,等佳佳收拾干净后就该午休了。她看见其他小朋友吃完饭还可以玩那么久,情绪非常低落。细心的王老师发现后,就和小朋友们一起讨论掉饭的原因:吃饭爱讲话、边说边吃、边吃边玩、勺子没有拿稳,每次舀满满一勺送到嘴边时却少掉了一半。

　　这时王老师问:"小朋友们在家里吃饭,爸爸妈妈允许吃饭讲话吗?"孩子们齐声回答:"不允许!"

　　"为什么不准呢?"王老师又问。

　　"吃饭讲话没有礼貌。"小明说。

　　"吃饭讲话要卡住,要噎住。"玲玲表达得很直白。

　　"对啊,在家里吃饭不讲话,在幼儿园也是一样喔,大家互相看看,看看谁做得到。"

　　"我不讲话,也要争当第一名。"佳佳说。大家向佳佳投去了鼓励的目光。

　　王老师给佳佳伸出了大拇指,表扬她很勇敢,同时鼓励她,相信佳佳一定能做到。

　　分析:王老师的做法非常好,当我们发现孩子的问题时,首先要和孩子一起探讨,一步一步地找出问题的原因,鼓励孩子认识到存在的问题;然后一起来找寻解决方法,让孩子快乐、高兴地接受并改正。

三、家庭进餐指导

1. 家长应以身作则,给孩子树立良好的榜样

　　对于食物,家长首先不应表现出挑食和厌食,否则孩子很容易受到负面影响。家长在进餐时应表现出对食物的喜爱,让孩子也能受到感染。

2. 给孩子丰富多样的食物

　　应学会吃口感较硬的菜、口感较软的菜、各种主食、各种烹饪方法制作的饭菜,让孩子体验各种味道和口感的食物,不挑食。

3. 进餐时间及两餐间隔时间要控制好

　　上午和下午的加餐最好以水果或酸奶为主,下午的加餐可以适当增加一两块点心,给点心时不宜给得太多,以不影响晚餐为宜。对孩子的吃饭时间可以适当有要求,让孩子自己有时间观念。

4. 吃饭时间要固定

在家的吃饭时间与幼儿园应基本一致，形成规律，不宜随意性太大。这样孩子到点就会感到饥饿，便于养成良好的进餐习惯。在孩子进餐表现好时，一定要给予肯定和鼓励，让孩子感受到尊重和认可。

四、外出进餐指导

（一）外出进餐环境的选择

① 带小朋友出去就餐，最好选择环境好、干净卫生的餐厅。

② 可以选择去户外野餐，环境要安全、安静、宽敞，给孩子创造亲密接触大自然的机会；同时还可以教育孩子要爱护和保护大自然，垃圾随手带走，不乱扔。

（二）外出的准备

① 婴幼儿进食时应有成人看护，以防发生进食意外，坚果、果冻等不宜给婴幼儿食用。可以邀请其他家庭一起参加，孩子们在一起可以相互学习良好的习惯，一起愉快进食。

② 尽可能使用餐厅的儿童座椅，儿童座椅让孩子更清楚地看到餐桌上发生了什么，并有一些自己的空间，这样孩子愿意待在桌边。

③ 给宝宝备好自己的餐具、手纸或湿巾、温水、水杯和备用衣物等。

④ 将易碎的盘子、热茶杯和筷子放在孩子够不到的地方。

⑤ 孩子的食物尽量选择清淡、健康营养、容易吞咽的。辛辣刺激的不要选择。带孩子外出就餐，可以让孩子多跟不同的人打交道，特别是对大一些的孩子，还可以让他们懂得文明礼貌，比如找服务员帮忙说谢谢、就餐结束跟大家说再见等。

五、婴幼儿食育活动

食育，包括有关食物知识的认知教育，良好饮食习惯的培养，人与自然、人与环境和谐的教育。

通过视觉、听觉、嗅觉、味觉和触觉五大感官，让孩子全面认识食物。告诉孩子每种食物中所含的营养成分，增强其分辨与选择健康食物的能力。让孩子亲身体验、参与食物的生产环节，体验劳动的快乐，在家里或幼儿园让孩子参与做饭的过程，做一些力所能及的事情，如洗菜、帮忙摆碗筷等，享受劳动带来的喜悦。就餐结束可以带着孩子到户外散步、做一些舒缓的活动，适当的运动会促进孩子体内的新陈代谢，帮助消化，有益健康。运动休息后、进餐前不要给孩子吃含糖量高的饮料和食品，这样孩子才能够快乐进餐。

本章小结

　　良好的营养、科学的喂养、习惯的养成对孩子以后的发展是非常重要的。成长过程是循序渐进的,需要大量各种营养素来满足婴幼儿生长的需要,从天然的母乳喂养到 6 个月后开始的辅食添加,遵循着由少到多、由简单到复杂、由一种到多种的原则。同时,婴幼儿的生活技能及其他各项技能也从中不断得到发展,包括进餐技能、语言交流等,家长应于喂养过程中促进、关注孩子的健康成长。

思考与练习

　　1. 婴幼儿饮食的特点有哪些?

　　2. 母乳的营养价值有哪些? 母乳喂养有哪些优点?

　　3. 婴幼儿添加辅食的时机是什么时候? 食物的选择有哪些注意事项?

　　4. 在婴幼儿饮食习惯培养的过程中,家长扮演了什么角色?

第四章
婴幼儿膳食的搭配制作

本章导语

合理的婴幼儿膳食是指遵循相关膳食指南,将合适的食材进行合理的搭配与制作,为孩子提供足够能量和均衡营养,以满足其生长发育需要的膳食。

婴幼儿期是人体生长发育的重要时期,该时期的营养摄入是否全面,膳食搭配是否合理,不仅影响着这一时期的体格生长、智力发育,与成年后各种疾病的发生也息息相关。可以说,婴幼儿期的营养膳食将影响人一生的身心健康发展。婴幼儿期也是饮食习惯培养的关键时期,该时期的饮食习惯将会影响人一生的饮食偏好,不健康的饮食习惯将会给孩子带来近期和远期的影响,比如肥胖、贫血、生长发育迟缓、各种慢性疾病等。

幼儿的膳食搭配和营养均衡是在幼儿园管理工作中需要特别加以重视的,幼儿园应配备专门的营养师、卫生保健人员,通过研究、协调、配合,从婴幼儿的生长需求和心理特点出发,对膳食进行合理的搭配,保证营养的均衡,为幼儿的身心健康发展提供最佳的保障。本章将从婴幼儿营养膳食的搭配技巧、婴幼儿营养膳食的烹饪技巧以及调味品的合理使用三个方面进行阐述。

学习目标

1. 了解婴幼儿营养膳食的搭配技巧。
2. 了解婴幼儿营养膳食的烹饪技巧。
3. 了解调味品的合理使用原则。
4. 学会判断婴幼儿的膳食搭配是否合理,烹饪是否得当。

本章导览

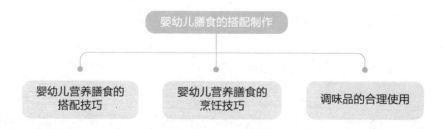

案例导入

有的幼儿园没有专业的营养师和保健医,或者营养师和保健医只会简单拼凑菜谱,没有营养膳食搭配的理念,更没有按照儿童的特点和需求制定的菜谱,这样显然是不合格的。

例如,某幼儿园的一周食谱如下:

表4-1　某幼儿园一周食谱

	星期一	星期二	星期三	星期四	星期五
早餐	白粥,鸡蛋	豆浆,油条	蔬菜粥,豆沙包	小米粥,蒸饺	牛奶,胡萝卜饼
点心	酸奶,小饼干	橙汁,小蛋糕	牛奶,面包	豆奶,花卷	酸奶,蒸紫薯
午餐	蛋炒饭,冬瓜排骨汤	米饭,卤鸡腿,炒青菜,丸子汤	三鲜馄饨,鸡蛋饼	米饭,肉末炒豆腐,土豆排骨,花菜丸子汤	米饭,红烧带鱼,番茄炒蛋,海带棒骨汤
午点	香蕉	哈密瓜	梨	苹果	水果拼盘
建议晚餐	韭菜鸡蛋水饺,排骨汤	炒面,白菜肉丝汤	米饭,番茄鱼片,菠菜豆腐汤	扬州炒饭,蔬菜汤	白菜肉丝包,小米红枣粥

从这一食谱中,你发现了哪些问题呢? 你认为食谱的营养搭配存在问题吗? 该园一周食谱的膳食结构是否合理,营养是否均衡?

第一节　婴幼儿营养膳食的搭配技巧

一、营养膳食搭配的基本原则

婴幼儿营养是指小儿从体外摄取食物,供给机体能量和营养素以维持生命,进行正常的生理代谢活动,增生新组织,修补旧组织,进行生长发育所需的营养。婴幼儿的身体机能处于重要的生长发育阶段,足够的能量和均衡的营养摄入是保障生长发育的基础与关键。

人体一切生命活动都需要消耗能量,幼儿所需能量来自饮食中摄取的产能营养素,即蛋白质、碳水化合物和脂肪。产能营养素在人体细胞线粒体内经生物氧化,由化学能转化为能量供人体所需。除食物在消化过程中的损失外,每克蛋白质供能 4 kcal(16.7 kJ);每克脂肪供能 9 kcal(37.7 kJ),每克碳水化合物供能 4 kcal(16.7 kJ)[①]。

婴幼儿出生后,其生长发育情况一直处在不断变化中,每个阶段生理和心理的发育情况

---

① 江载芳,申昆玲,沈颖. 褚福棠实用儿科学(第 8 版)[M].北京:人民卫生出版社,2015:87—141,547—601.

各不相同,每个时期对食物的消化吸收能力、对能量和营养素的需求也各不相同。对于0—6岁的婴幼儿来说,他们生长发育迅速、代谢旺盛,学习能力强、模仿能力强,需要足够的能量和营养保证,需要丰富的膳食材料和方便的进食方式,且其消化系统发育不够完善,如喂养不当,容易引起消化系统紊乱或者营养不良等。

在安排婴幼儿营养膳食时,应遵循种类全面、品种丰富的原则,科学合理地搭配各种食物。如谷类、肉类、蛋类、蔬菜、豆制品等,不仅每天都应食用,且各种食物的数量也要遵循一定的比例。根据"幼儿园3—6岁幼儿一日膳食计划要求",在制定幼儿食谱时,必须保证幼儿每日食用谷类100—125 g,肉类60—70 g,蛋类30—60 g,蔬菜100—125 g,水果每天1次,牛奶每天125 ml,豆制品每周2—3次、每次20—30 g,每周还可为幼儿安排一些粗粮制品,如:芝麻、玉米、燕麦、小米、紫薯、芋头等。另外,幼儿园必须按量配餐,按量制作,幼儿按量进餐,但要把握"适度"原则,使"量"能满足幼儿对各种营养素的需求,能吃饱,不浪费。

婴幼儿营养的均衡与否,与合理喂养密不可分。婴幼儿的一切生活都离不开抚育者的安排,饮食供应的实施也依赖抚育者。抚育者只有掌握必需的营养知识和相关的喂食技术,才能通过合理喂养让婴幼儿得到所需的能量和营养,促进生长发育,保持健康水平,保证体智潜能得到充分发展。

(一) 婴幼儿辅食添加的原则

辅食是母乳喂养期间给予的除母乳之外的其他食物,目的是补充母乳营养的不足。辅食必须是富含营养的,而且数量充足,以保障和促进婴幼儿的健康与生长发育。不同婴幼儿的生长发育及对添加食物的适应性存在一定的个体差异,添加辅食的时间、种类、数量以及快慢等应根据婴幼儿的具体情况灵活掌握,循序渐进。一般而言,应遵循以下原则。

1. 辅食添加的适宜年龄

对于大多数婴儿来说,满6个月是开始添加辅食的适宜年龄。

当婴儿出现以下3种情况时,可以提前添加辅食,但不能早于4个月:①母乳已经不能满足婴儿的需求,婴儿体重增加不理想;②婴儿有进食欲望,看见食物会张嘴期待;③婴儿口咽已经具备安全地接受、吞咽辅食的能力。

2. 继续母乳喂养

在添加辅食期间,母乳或配方奶粉仍然是营养素和机体某些保护因子的重要来源,不能完全断掉。辅食添加前期,一般不应影响奶量的摄入;随辅食数量、质量的增加,辅食添加中后期相应减少母乳或配方奶粉的摄入。

3. 由一种到多种

开始添加辅食时,要一种一种地逐一添加,当婴儿适应了一种食物后再添加另一种新的食物。这样有助于观察婴儿对新食物的接受程度及其反应,特别是能观察到其对食物的消化情况和过敏反应。一种食物一般要适应 5—7 天后再考虑添加另一种新的食物。

4. 由少量到多量

开始添加的食物可先从每天 1 次开始,之后逐渐增加到 2—3 次。每餐食物的数量也由少到多,逐步增加,例如刚开始添加 1/2 勺米粉和菜泥,渐渐增加到 2—3 勺。

5. 由细到粗

与婴幼儿咀嚼、吞咽能力的发展相适应,早期阶段添加的辅食应是细软的泥糊状食物,逐步过渡为粗颗粒的半固体食物。当幼儿多数牙齿,特别是乳磨牙长出后,可给予较大的团块状固体食物。

6. 单独制作

婴儿辅食宜单独制作,不加盐、糖和其他调味品。除了家庭不方便制作的含铁米粉、含铁营养包外,婴儿辅食可挑选优质食材在家庭中单独烹制。在制作过程中应注意卫生情况,现做现吃,不喂存留的食物。

7. 按需喂养

每个婴幼儿的饭量、进食节奏均存在个体差异。一些婴幼儿很容易接受新食物,而另一些婴幼儿则需要较长时间,甚至要尝试 10 多次才能接受。家长要善于观察了解婴幼儿的膳食需求和进食状态,适时调整喂养节奏,个性化地满足婴幼儿的膳食需求。定期监测其身长、体重等体格指标,以判断婴幼儿是否摄入充足的膳食营养。

8. 积极喂养

父母以积极、主动的态度及时回应婴幼儿的进食提示和信号,以微笑、眼神交流和鼓励的话语积极回应婴幼儿的进食表现;注意尝试不同的食物组合、口味和质地,要缓慢和耐心地喂养;如果婴幼儿停止进食时应先等待,然后再次尝试喂食;根据婴幼儿的发展水平,适时帮助婴幼儿自主进食,练习手抓,或用勺子进食,以增加婴幼儿的进食兴趣;积极鼓励婴幼儿的进食行为,但不强迫进食,避免用食物作为安慰和行为奖励。

(二) 针对幼儿的生理特点,一天三餐两点

1. 幼儿一日膳食安排

当辅食慢慢转变为主食后,幼儿需要三餐两点。应注意一天的热量摄入,注意每顿的营养搭配,力求做到精心设计,合理搭配,粗细结合,荤素搭配,干稀都有,甜咸适宜,主副食并重且花样不重复。

幼儿上午的活动量相对较大,体能消耗较多,早餐和午餐之间需要增加点心时间。早餐的热量应占全天总热量的 35% 左右,安排一些热量较低、蛋白质含量丰富的食品。早餐要有牛奶与谷物,营养素互补,有利于吸收利用。

　　幼儿中午的食欲通常不错,午餐热量应占全天总热量的40%左右,午餐以数量要足,质量要高,吃饱、吃好为原则。一般应安排两菜一汤,除了要有谷类食物之外,应荤素搭配,干稀都有,主副食并重,根据季节安排新鲜的蔬果、谷物和动物性食物。

　　下午的活动量相对较大,幼儿的体能消耗较多,午餐和晚餐之间需要再次安排点心。点心遵循精心制作、粗细搭配、符合本地饮食习惯的原则,主要安排水果和谷物,每周安排1—2次稀点心,起到对热量和营养的补充。

2. 幼儿的进餐方式: 开始提倡定时、定点、定量

（1）定时

　　定时就是吃饭要有固定的时间,两餐之间要有一定的间隔。如果两餐之间的间隔时间过长,胃肠中的食物早已完全排空,易造成严重饥饿,进而消耗组织中的营养;如果两餐间隔时间过短,胃肠中的食物还未消化吸收,幼儿根本没有食欲。所以,两餐之间的间隔时长,取决于食物在胃中的停留时间,一般来说,混合性的食物在胃中的停留时间为3—4小时左右。因此,两餐间隔大约3—4小时为宜。

（2）定点

　　定点就是吃饭要有固定的地点,就餐要有固定的位置。吃饭没有定点,容易边吃边玩,甚至需要成人追着喂,这样饮食和生活很难形成规律,会影响食欲,进而影响热量和营养的摄入,对幼儿的发育极为不利。

（3）定量

　　就是根据已经制定的膳食计划以及合理的食量去实施。在制定一周带量食谱时,按照幼儿每日食谱的定量和市场、季节供给的情况,以及上周营养分析的结论和菜肴的烹饪情况,仔细分析,及时调整幼儿下周的食谱,使幼儿的营养摄入更加合理完善。

（三）根据季节的变化特点,选择相应的食材

　　四季的变化使当季上市的食物品种不同,在制定食谱时要充分考虑季节因素,合理搭配食物品种,满足幼儿的营养所需。

1. 春季天气回暖, 万物生长迅速

　　此时幼儿的生长、发育也进入了一个活跃期,身体所需的钙比较多,需要安排钙含量丰富的食物,如奶制品、海产品等。同时,春季也是传染病的高发期,要让幼儿多进食蔬菜和水果,尤其是菠菜、油菜、山药等,满足生长发育的需求。另外,需要注意的是春季容易过敏,需要格外注意过敏体质幼儿的饮食。

2. 夏季天气炎热, 新陈代谢活跃

　　幼儿活动量加大,能量相对消耗也多,需要及时补充各种营养素,但由于天气热,幼儿又易出现食欲不佳的状况。因此,就要注重菜肴的颜色、外形、味道,增强幼儿的食欲,以清淡

为主,少油腻,多摄入消暑的食物,如时令蔬菜、鱼类,鸭肉、猪瘦肉,红豆、绿豆、鲜果汁、绿豆汤等,让幼儿健康地度过盛夏。

3. 秋季天气干燥,早晚温差较大

幼儿易出现口腔、鼻腔、皮肤干燥和大便秘结等现象。因此,应让幼儿进食有营养且性味平和的食物,如荸荠、梨、芋头、毛豆、山药、银耳、芝麻、莲藕、绿叶菜等,做好秋季保健。

4. 冬季天气寒冷,储存热量营养

幼儿的身体一方面需要储存热量抵抗寒冷,另一方面还需要营养素用以生长。因此,这个季节应选择能增强机体抵抗力及热量高的食物,如羊肉、牛肉、红薯、红枣、豆类、核桃、萝卜等,提供具有抗寒效果的营养汤水,保证幼儿平稳地度过冬季。

另外,冬天气温低,幼儿户外活动减少,接受太阳照射的时间也随之减少,容易出现维生素 D 缺乏,因此可以在幼儿的膳食中增加一些富含维生素 D 的食物,如动物肝脏等。最后,冬季进补是古人的说法,如今食物充足,我们只需日常保证均衡饮食即可,切勿随意给幼儿进补,尤其不要盲目尝试药材等,以免造成不必要的意外。

掌握以上原则,就能为幼儿提供合适的四季营养食谱,充分利用应季食物,使幼儿食用最新鲜的食物,吸收更多的维生素、矿物质,维持身体健康,使大脑及机体器官组织充分发育。

(四)确保幼儿的生长发育,注重食物搭配

幼儿正处于生长发育的关键阶段,营养状况将直接影响其成长。加强幼儿膳食管理,保证幼儿获得生长发育和活动所必需的营养,是幼儿园管理工作中的一项重要内容。幼儿园食谱的最大特点是营养均衡、膳食合理搭配,即营养配餐。营养配餐是按幼儿身体的需要,根据食物中各种营养的含量,设计一天、一周的食谱,使人体摄入的营养素种类齐全、数量充足、比例合适,达到平衡膳食。营养配餐是实现平衡膳食的一种措施,平衡膳食的原则是通过食谱表达出来的。

同时,不能为了简单地达到营养要求而不遵循食物搭配的原则,食物要多样化,做到荤素搭配、粗细搭配。在食谱的制定过程中,要邀请相关的食堂工作人员和幼教人员一同参与,共同研究食谱中食物的烹饪方法,在保证食物营养于烹饪过程中尽量不流失的同时,将食物的烹饪手段做到更简便和完美,并对此过程进行观察和跟踪,以科学测定的方式对食谱不断进行调整。

(五)适应幼儿的心理特点,关注色彩造型

在制作时,应按照食谱精心制作,在颜色和造型上下功夫,形象诱人、色泽搭配鲜明的食物能够激发幼儿的好奇心和进食欲望。

研究发现,色彩鲜艳的食物更容易引起食欲。一般来说,食物可以分成 5 大色系:红色、橙色、绿色、黑色、白色。颜色的显现与所含的营养元素有一定相关性,不同颜色的食物倾向

有不同的营养功效。食材颜色越多,营养也越均衡,建议每天至少摄入 5 种以上不同颜色的蔬果。

同样,可爱造型的食物也更容易引起食欲。用模具将食物压出漂亮的造型,或将食物捏成幼儿喜欢的造型,既能成功吸引幼儿的眼球,又方便幼儿自己拿着吃。比如,刺猬包、小猪包、蝴蝶卷等各种创意面点,就是能吸引幼儿的食物。

另外,还可以通过天然植物的颜色来调整食物原本的颜色,比如,榨取如南瓜汁、菠菜汁、胡萝卜汁调和面粉,使之呈现彩色。

二、营养膳食搭配的具体技巧

幼儿的营养膳食搭配主要有主副食搭配、粗细粮搭配、荤素搭配和干稀搭配,在一日三餐的花色搭配中还要注重米面搭配、色彩搭配、形状搭配、蔬菜和水果搭配等。

(一) 主副食搭配

提供幼儿一日生长和各种活动热量来源有:碳水化合物、蛋白质、脂肪。其中,主食提供主要的碳水化合物(占 50%—60%),副食提供主要的蛋白质和脂肪。根据这个原则,每餐都需要进行主副食的有机搭配,一般早餐应以主食为主,优质蛋白质为辅。午、晚两餐都要有主食、荤菜、素菜和汤。

1. 早餐

早餐要以主食为主,副食为辅,要有干有稀;主、副食要多含碳水化合物(糖类)和蛋白质。因为幼儿上午的活动时间较长,消耗的热能比重大,早餐供给的热量应占一日总热量的35%左右,以保证幼儿上午所需要的热能,所以早餐应以饱腹、可口为主。要注意早餐的色、香、味、形及品种多样化,主食不能单调,要做到花样经常翻新,多提供一些能引起幼儿食欲的食物,比如肉包、菜包、奶馒头等,也可自制蛋糕等面点。在副食方面应选择高热量、高蛋白、高脂肪的食品,配制如鸡蛋、牛奶或豆浆、肉松、牛肉等餐点。

如果早餐中有粥,不建议是白粥,可以加入一些菜、肉、杂粮一起熬粥,保证幼儿的营养需求得到满足。

2. 早点

早上的点心可以适当给幼儿增加一些热量输入。此时可以是一些简单的水果、酸奶加上小饼干。

3. 午餐

幼儿午餐应主、副食的质量并重,汤、菜的数量和质量并重。午餐主食的进食量,是一天中进食量最多的一次。主食品种应交替提供,花样可以经常翻新,如米饭或面食(包子、饺子、面条等)交替。副食要有汤、有菜,有荤、有素,最好是两菜一汤,荤素搭配。例如,一道蒸鱼可以和一道青菜搭配,同时汤类不可缺少。

4. 午点

下午幼儿午休起床之后,可以搭配一些水果加上清淡的小点心,提高幼儿的精神,为幼儿下午的活动提供能量。

5. 晚餐

晚餐要以主食为重,干稀搭配,副食为辅,以保证营养。烹调菜肴以容易消化为原则,配制炒菜以可口为原则。幼儿晚餐要避免单纯供给甜食。晚餐不宜吃得过饱、过量,否则易造成胃负担过重、消化功能受损,引起消化不良。所以,晚餐热量应占一日总热量的 25%—30%。晚餐在以主食为主的同时,其副食应确保适当的营养素供给量,配制时要注意动植物蛋白质的搭配,尤其是豆制品,作为优质蛋白质,应与动物性食品同时食用,起到两种蛋白质互补的作用。菜肴在烹调时要以容易消化为原则,蔬菜要鲜美可口。避免油炸食品,因晚餐后活动时间较短,容易引发消化不良。如蛋包饭配一个莲藕牛肉汤,或者番茄三文鱼意面配上奶香豌豆汤等。

(二) 粗细粮搭配

1. 主食的粗细搭配

粗细搭配的主食含有丰富的碳水化合物,是提供人体所需能量的最经济和最重要的食物来源,也是提供 B 族维生素、矿物质、膳食纤维和蛋白质的重要食物来源,在保障幼儿生长发育、维持人体健康方面发挥着重要作用。

细粮口感好,容易消化,但加工环节复杂,会损失很多人体所需的营养成分,比如 B 族维生素、矿物质、膳食纤维等。而粗粮刚好可以弥补细粮的这些不足。但是很多人认为粗粮这么好,那主食全部用粗粮岂不更好? 事实并不如此。粗粮不利于消化和营养吸收,吃太多会造成胃部不适,因此要适量摄入,作为细粮的补充最为适宜,也就是细中有粗。另外,烹调方法主要以蒸、煮、焖为主。

粗粮的口感较差,幼儿一般不太喜欢,所以一定要按照比例进行搭配和细作。如可以将玉米面和面粉按照一定的比例,使用烫面法,再加上一些红枣等点缀,制作成香甜松软的窝窝头。还可以根据幼儿的喜好随意添加辅料,搭配出不同的口味。粗粮的制作需要尽量在质地、色彩、造型上引起幼儿的兴趣和食欲。

主食的粗细搭配可以有: 紫米饭、二米饭、葡萄干米饭等。多样化的主食,会激发幼儿的进餐欲望。

2. 粥的粗细搭配

粥也是食用粗粮的重要途径之一。一直以来,人们都认为粥有很好的养生作用,粗细粮搭配煮粥更适合幼儿食用,如八宝粥、小米粥、燕麦粥等,都是用粗细粮搭配出可口的粥,不但营养全面,而且容易被幼儿消化吸收。

常吃粗粮对幼儿有诸多的好处,如提供足够的 B 族维生素、通便、控制体重、有益皮肤及牙齿的健康等,但粗粮所含粗纤维较多,不宜被幼儿消化吸收。因此,幼儿摄入粗粮要有度,不是越多越好,制作的关键是使用发面、粗粮细作、粗细搭配等方法,每周 3—4 次,每天平均不超过 15 克即可。

3 岁之前,幼儿的吞咽功能还不够健全,所以不能在粥中加入花生一类容易呛入气管的食材。同时还要注意,给幼儿喝的粥要煮软一点,可以在煮粥时少加一点红枣、葡萄干、桂圆肉、莲子等,增加香甜的气息。

但是,在杂粮粥里不要加糖或蜂蜜,而要让幼儿适应天然食物中淡淡的香甜味道。

(三) 荤素搭配

在荤素搭配中,"荤"是指动物性食物,如肉类、海产品、蛋类、奶制品;"素"是指植物性食物,如蔬菜、菌藻类、豆制品。每一餐荤素搭配着吃,既营养又美味,要做到也非常容易。荤素搭配是一个简单又能达到营养均衡的方法。另外,荤素搭配可指一种菜肴的荤素搭配,也可指一餐或一日三餐的荤素搭配。从营养的角度来看,荤菜中不仅含有丰富的脂肪、无机盐、维生素及氨基酸等,内含的蛋白质也属于优质蛋白质,是维持人体健康不可缺少的物质。素食中含有较多的膳食纤维,虽不是营养物质,却是人体健康所必需的。因为膳食纤维能促进胃肠蠕动,增强消化和排泄功能,帮助身体快速排泄,代谢废物,减少人体对有毒物质的吸收,降低某些疾病的发病率。而且一些膳食纤维还能在肠道细菌的分解下合成 B 族维生素,如肌醇、泛酸等,易被人体吸收利用。荤素比例一般约为 1∶3,只有多吃蔬菜,主食食材多样化,才能保证身体吸收充足的优质蛋白质、必需氨基酸、维生素、矿物质及膳食纤维。

1. 一菜的荤素搭配

即一道菜中包含荤菜和素菜,以达到营养互补的作用,比如鱼香肉丝,原料包括了胡萝卜、猪肉、木耳等,做到了动物性食物、植物性食物相互搭配,以提供全面的营养。

2. 一餐的荤素搭配

主菜如果为排骨、鱼、鸡等纯荤类的食物,最好可以配以纯素食物,例如油焖小白菜、凉拌菠菜等。如果主菜是荤素搭配的热量较高的食物,例如莴笋炒肉片,那么根据热量的需求,可以搭配纯素菜、豆制品、炒鸡蛋等食物。如果主菜为海产品类的食物,热量较低,则可以搭配半荤半素的菜,如肉末豆腐羹、花菜牛肉汤等。

3. 三餐的荤素搭配

一日三餐的膳食,既要做好主副食的搭配,又要注意荤素搭配。正确的荤素搭配,可以使荤素之间的营养成分相得益彰,互相取长补短。肉类、鸡蛋、豆腐、奶制品是优质蛋白质的主要来源;蔬菜可弥补肉类水溶性维生素和膳食纤维的不足;可充分利用豆制品减少肉类产品的摄入,从而减少动物性脂肪的摄入。

(四) 干稀搭配

幼儿每餐最好有粥或汤才有利于胃肠的消化和营养的吸收。早餐一般选用粥、馄饨、面片汤、豆浆、奶制品作为稀的成分和主副食进行搭配;午餐和晚餐稀的成分则非汤莫属,同时汤也是午餐和晚餐热量的补充剂与调节剂。所以,在为幼儿制作汤时,要根据主副食的热量来提供或稀或浓的汤品,如果本餐的主副食已经很丰盛,热量已足够,可以配一些纯蔬菜、热量低的清汤,如青菜汤;反之,可配一些热量高的汤,如冬瓜丸子汤、土豆浓汤、白菜肉丝汤等进行补充。

(五) 其他相关搭配

1. 米面搭配

米面是我们生活中最主要的主食。在我国,南北方的习惯不同,北方人更喜欢吃面,而南方人更喜欢吃米。其实,如果能把这两种主食合理地搭配起来,那么摄取的营养会更全面。一日三餐的主食最好不要重复,可米面交替或者搭配食用。如早餐的粥和面食是米面搭配,午餐主食如选米饭,晚餐则可以选面食,米面搭配可以起到营养素互补的作用。

2. 色彩搭配

食物的色彩不同,其营养成分的侧重点不同。食物的色彩搭配是一门艺术,最好是搭配出色彩协调、有冲击感的效果,这样也代表了每餐营养素的供给全面和合理。另外,幼儿往往对食物的形状和颜色充满了浓厚的兴趣,因此可以利用番茄、红薯、紫薯、南瓜、胡萝卜、白萝卜、油菜、小白菜、蘑菇等蔬菜的自然色彩制作不同的餐点,如黄瓜鸡蛋条(利用黄瓜的绿色和鸡蛋的黄色进行搭配)、土豆虾球(利用土豆的黄色和虾尾的红色搭配)。当然,也可以考虑一餐的色彩搭配,例如午餐的主食和汤,用南瓜米糕和彩蔬虾仁羹,里面有黄、红、绿等颜色,既丰富了色彩,又做到了营养全面。

3. 形状搭配

幼儿良好的食欲跟食物的色、香、味、形有着千丝万缕的联系。同样是包着肉馅的面点,一个是普通的圆形包,而另一个则是小刺猬形状的小包子;那么,毋庸置疑,幼儿一定会对憨态可掬的小刺猬爱不释手。同样是一碗米粥,如果上面摆弄个可爱的卡通造型,幼儿也会格外感兴趣。可见,食物的色与形对幼儿进食的欲望起着举足轻重的作用。

如果早餐选择包子、馒头等主食,午餐可以选择米饭,晚餐则可以选择蝴蝶面片这样有着可爱图形的主食。另外,即使都是米饭,也可以做出各种花样,如炒饭、蛋包饭、五彩焖饭等。

4. 蔬菜和水果搭配

蔬菜和水果都含有丰富的维生素与膳食纤维,蔬菜每日的进食量和主食量相同或略多,水果由于含糖分和果胶较多,幼儿不宜多食,也绝对不能以水果来代替蔬菜。虽然水果和蔬菜在营养成分和健康效果上确实有许多相似之处,即可提供身体所需要的维生素以及各种膳食纤维、矿物质,但它们不可以相互代替。蔬菜,特别是深色蔬菜比水果含有更多的维生素、矿物质、膳食纤维和植物化学物质。而水果中又含有许多碳水化合物。同时,水果很容易食用,不需要煮熟和加热。因此,蔬菜亦不能代替水果。

两者的合理搭配不仅能使摄入的营养更丰富,还可使食物的色彩、味道更诱人,如蔬果色拉(黄甜椒、红番茄、黄瓜、西兰花、胡萝卜、梨子)、红枣莲子羹等。

 案例实践

小红变瘦了

小红进入幼儿园 3 个月就变瘦了。老师反映,小红在幼儿园里吃得挺好,也没生病,幼儿园的食谱,也都搭配得很好。但是为什么体重反而减轻呢?

分析: 有可能是因为进入幼儿园以后,幼儿的活动量增大,耗能增加。原来的饭量已经不能满足幼儿的成长需要。也有可能是因为幼儿原来的饮食规律与幼儿园的有些不同,幼儿园每顿是定时定量,少食多餐,幼儿可能尚未适应。可以考虑适当增加一些食物,例如饭后增加一些牛奶或水果等。需要注意的是,应和家长沟通,让幼儿晚饭后最好逐渐养成不再进食的好习惯。最后还需要考虑是否因分离焦虑导致幼儿在饮食、消化、睡眠等方面的负面影响。

·拓展阅读·

鼓励幼儿进餐的方法

首先,幼儿的吞咽功能还未发育完全,容易发生食物呛咳情况,因此不宜喂食大颗粒的坚果。另外,食物中涉及的食材,如肉类、蔬菜、豆类等,都要根据相应的烹饪方法做到稍软的状态,以免发生呛咳。在以鱼类为原材料制作食物时,应先剔除鱼刺;在制作肉类食物时,有骨头的尽量保留大骨头,小骨头应剔除。

其次,幼儿吃饭时需要有专人看护,其一是为养成专心用餐的习惯,避免边吃边玩、边吃边打闹等情况,这样很容易发生意外。幼儿园内建议分桌进食。

另外,应在日常互动中教会幼儿感受什么是饱腹感。每个幼儿的进食量不一样,每次盛饭不要过多,不要强迫所有幼儿全部都吃完。食量大的幼儿可以额外添加一些牛奶,如果体形偏胖,可以让幼儿在餐前进食一些汤类或者水果蔬菜。同样地,偏瘦、胃口不好的幼儿,可以适当减少一些餐前的水果和汤。

最后,一定要注意不要强迫幼儿进食不爱吃的食物,先要尊重他们的感受,之后再耐心引导其尝试。

第二节　婴幼儿营养膳食的烹饪技巧

幼儿所需能量和各种营养素必须通过每日膳食得到供应与补充。然而,食物一般需要通过烹饪才能食用。在加工和烹调食物时,根据幼儿的年龄和生理特点,首先要注意与其消化机能相适应。在切配食物的环节上把好关,对于 3 岁左右的幼儿,食物应当细、软、碎、烂,以小丝、小丁、小片、无骨、无刺的食品为宜;4—6 岁的幼儿以稍大的块、丁、片为主,逐步过渡到接近成人的膳食,这样才能既有利于各年龄段幼儿咀嚼能力的发展,又可以达到利于消化的目的。

烹调时,应注意减少营养素的损失。根据幼儿园的后勤管理制度,炊事员要严格掌握洗、切、配、烫、烹、调、炒等各道加工工序的正确操作方法,加强基本功的训练,组织炊事员的基本功比赛,减少因为操作不当而造成营养素的流失和破坏。

在制作幼儿膳食时,应采用一些口味清淡的调味方法,要求菜肴清淡、细腻、鲜美。如,番茄鱼片在烹调时用番茄酱调制出红色,制成咸中带甜、甜酸适度的口味,既有丰富的色彩,又是幼儿喜爱的口味。

此外,应增加花色品种,激发幼儿的食欲。色、香、味、形俱佳的食物可以激发幼儿的食欲。在烹调上应该经常变换花色品种,通过伙食翻新,不断改进制作的方法。坚持每月进行伙食翻新,根据季节设定翻新主题和选择应季食材。炊事人员制作完成后,由伙食委员会成员集体进行品尝、评议、打分,然后择优进入到幼儿食谱中,再进班观察幼儿的进餐情况,以不断改进完善,把最优秀的成果纳入食谱库中。

一、营养膳食烹饪的基本原则

(一) 适合幼儿消化吸收

粗粮中含有大量膳食纤维,不易消化吸收,可以煮烂成粥,也可以打磨成粉(以便制作糊);蔬菜的纤维较长,不易消化吸收,可以去皮、切碎、蒸软;肉类的纤维较长,不易消化吸收,可以去皮、切碎、蒸软、煮烂、炖汤,做成肉馅、丸子;面粉可以发酵,让"死面"变成"活面"。

(二) 最大程度保持营养

先洗后切,可以减少水溶性维生素从刀口处的流失;缩短切菜、烹制、食用之间的时间,可以减少营养素的流失;避免长时间的烹制,也可以减少营养素的损失;优先选择蒸,蒸是最健康的烹制方式,水溶性营养素和抗氧化物质损失都最少,其次是煮、涮、汆、炒、熘等;炒菜结束时可以勾芡,炖菜结束时可以收汁,这样能够尽量保留营养;炒菜时使用大火快炒,可以减少一些营养素的损失;一些蔬菜焯水可以去掉部分草酸,要用沸水焯,可以减少维生素 C 的损失;蔬菜做成馅或丸子时不要挤出汁水,这样能够尽量保留营养;不要过早放盐,也能减少营养素的损失。

合适的烹制方法能够保护食物中的营养素,使其尽量不被或者少被破坏;反之,不合适的烹制方法不仅会导致食物中的营养素流失,甚至还会产生一些有害健康的物质,比如,煎、炸、熏、烤等烹制方式可能产生多环芳烃,所以生活中应尽量避免或者减少使用上述烹制方式。健康营养的膳食一定是低油、低盐、低糖、高纤维的。

每种食材的烹饪方法和技巧都有所不同,这与食材的特质也有关,但只要能掌握正确的烹饪方法,做出的菜肴和食物就会更好吃,同时也能最大程度地保留食材的营养价值。

二、主食的烹饪技巧

(一) 米饭

1. 米不要淘太多次

淘米次数 1—2 次,洗去表面的灰尘即可。如果淘米次数太多,还连搓带洗,很容易造成大米中水溶性维生素的流失。

2. 合理的加水量

若煮白米饭,米和水的比例是 1:1.6,一般水高出米 2 厘米比较合适。如果在大米中加入紫米、高粱或者小米等粗粮,则要适当多加水。做炒饭时,蒸的米饭可略微硬些,米和水的比例以 1:1.2 为宜。

(二) 粥类

1. 加水

煮粥时水要一次加足,米和水的比例一般以 1:15 左右为宜,中间不要加入凉水,以免影响粥的香味。

2. 菜粥

煮菜粥时,先把蔬菜或者肉类煸炒至熟,在米煮至快熟时再将蔬菜或肉类放入,这样煮出的粥鲜香,无腥味。

3. 杂粮粥

煮杂粮粥的时候,粮水比是 1:6 或 1:8。一般来说,豆子需要提前泡 8—12 个小时,杂粮只需泡 2—4 个小时。若简单起见,可直接把各种材料放在容器中,加水没过食材,放在冰箱里浸泡一夜。杂粮中的维生素和矿物质含量较高,比喝白粥的营养价值高。但在煮粥时不要放碱,碱会破坏维生素 B_1。

(三) 面食(面条、水饺、包子、馒头、发糕)

1. 面条

水量要足,水烧开后将面条放入,用筷子反复划以防面条黏连,煮面时可以适当加入少量的盐和油,这样面条就不会黏在一起。面条透明即为煮熟。

2. 水饺

肉馅通常选择三肥七瘦或二肥八瘦的猪肉。瘦肉的质地纹路以瘦肉中带一点白色脂肪纹路最为理想,因为这样的肉质地嫩,没有筋,而且比较多汁。很瘦的肉通常脂肪含量低,口感比较柴,韧性比较强,做馅的口感没有那么好。

饺子包完之后要尽快煮熟,这样能保持最佳的香气和鲜味,否则会逐渐变味。煮饺子的过程实际是让淀粉适度糊化,同时使饺子的中心温度达到 72 摄氏度以上,起到杀菌的效果,但又不能让饺子皮中的淀粉过分水合,以防溶出并分散到汤里面去。煮得到位的饺子汤不会很稠,但饺子中的鲜味物质和 B 族维生素、维生素 C 等会少量溶入汤中,使饺子汤也有点香味。

煮的时候放水宜略多一点,没过饺子之后还要有富余,这样饺子不会在锅里互相碰撞。煮一锅之后水分会有散失,可以适量加点水来补充。一定要在水滚沸的时候下入饺子,让入锅时的温度尽可能提升,然后轻轻地用大勺搅一下。不要碰到饺子,要让水形成旋转的涡流,把饺子带起来,让其不沉在锅底,否则容易煮破。当饺子有上浮的趋势时,转为小火,锅盖半开,维持锅中的水微沸的状态即可。通常从饺子下锅开始计算,煮 4—6 分钟,饺子就熟了,然后马上可捞出。

3. 包子、馒头、发糕

可以用全麦粉来蒸包子、馒头或者发糕等发酵类面食。这样就能增加维生素的摄入量,大大增加膳食纤维。全麦口感虽然略硬,但麦香浓郁,越嚼越甜,切片烤制之后尤其美味。另外可以在原料中加入奶粉、豆粉等富含蛋白质的原料。这种做法能提高蛋白质和维生素的含量。

可以用马铃薯粉、紫薯粉、荞麦粉等杂粮薯类的粉来代替部分精制小麦粉。这些粉能提供更多的膳食纤维;有些粉还能提供丰富的多酚类物质,比如紫薯粉。膳食纤维和多酚能降低淀粉酶的活性,减少淀粉的消化。

三、炒菜的烹饪技巧

(一) 蔬菜

炒蔬菜时,早加盐会增加水溶性维生素的损失。因此建议炒素菜时可以在起锅之前放适当的盐即可。煮菜、炒菜、炖菜时,先放盐都是会增加维生素损失的。起锅时再放盐是最理想的。

另外,炒素菜时建议使用油焖的方法,可以加适量的水(可以加点肉汤、肉片、海米、蘑菇等),煮开;然后加1勺油,加200—300 g蔬菜翻匀;盖上盖子焖1—2分钟(如果是西兰花之类的大块食物,要多焖一两分钟),再开盖翻几下,加调味品,就可以盛出来了。

(二) 肉类

先放点水淀粉和生抽冷藏腌制一夜,再进行煎/炒,其质地就不容易老硬。冷藏腌制不仅安全,还有利于肉类保持水分,使口感鲜嫩,也能减少维生素的流失。

烹饪肉类时,应尽量减少使用小苏打,虽然肉类中的血红素铁不会因为加小苏打、用水泡洗而损失,但维生素 B_1 和维生素 B_2,既怕碱,又易溶于水,易流失。

(三) 鱼类

1. 如何挑选

选用肉嫩刺少的鱼,如鳕鱼、三文鱼、带鱼、海鲈鱼、黑鱼等。这些鱼都刺少肉厚,味道鲜美,营养丰富,还含有幼儿生长发育所必需的多种氨基酸。

2. 做之前的准备工作

做鱼前可以先用柠檬汁、酸橘汁、稀释后的香醋或米醋,加上料酒,把鱼片抓一下,放置十几分钟,这样既去腥,又增鲜,肉质不易散。然后控掉多余的醋和料酒,就可以下锅了。

3. 制作的注意事项

新鲜的鱼肉,以清蒸、清炖为上佳。烹调时少放盐,不放味精,尽量清淡,以保留鱼的鲜味。

四、蒸菜的烹饪技巧

蒸是中国最古老的烹调法之一,既方便,又健康。蒸的突出优点是烹调油用量很少,高温可以起到充分杀菌的作用,鲜味物质保留得比较多,操作也简便。

所有蒸制,都是在水开之后放入食物蒸。在食品加工中,加热的原则是迅速提升温度,杀菌灭酶,尽量缩短总的加热时间。否则在低温下放入,逐渐升高温度,时间必然要延长,灭酶效果很差,损失营养非常严重,而且口感也不好。

蒸菜的汁过多会影响成菜效果,因此建议将原料洗净后,将表面的水分沥干。

蒸菜的锅尽量不要太小,否则一些体积比较大的鱼或鸡就很难放下。在蒸的过程中,要保证蒸菜完全处于密闭的空间中,不要有外漏的部分,否则会因为受热不均匀而导致半熟半生的现象。

蒸菜操作简单、省时又美味,摄入的盐也很容易量化;更重要的是,这种加工方法会极大保留食物本身的营养价值。

(一) 蔬菜

一般来说,蒸绿叶蔬菜只要几分钟就可以了。蒸南瓜、土豆、茄子、豆角之类就需十几分钟到二十分钟。菠菜含草酸多,草酸对消化道黏膜表面的蛋白质有一定损害作用,幼儿胃肠娇嫩,而奶和草酸的结合会减少这种损害,但也会降低奶里的钙和蛋白质的吸收利用,所以应将菠菜焯烫一下,使草酸溶解在水中。

(二) 肉类

"腌"几乎是所有肉类制作时最重要的步骤,蒸法当然也不例外。尤其是当肉类被均匀裹上调味腌料,在蒸的时候,酱汁会随着蒸汽一同蒸入肉内,让肉质软嫩且入味。猪肋排、鸡肉、鸭肉等,质地相对来说比较粗糙,不易蒸熟,因此一般选择大火蒸 30 分钟左右,并根据不同的情况来决定具体时间。

(三) 鱼虾蟹贝

鱼虾蟹贝有腥味,很多小朋友不爱吃。腥味物质是挥发性的小分子胺类,为弱碱性。它们与柠檬酸、醋酸可以发生反应,从而去除腥味。另外,鱼虾蟹贝的脂肪含量都较少,可以事先抹适量的食用油再进行蒸制,以增加菜肴入口时的滋润口感,并使其保持完整的形态。由于原料比较嫩,容易蒸熟,一般选择大火蒸 10 分钟左右(根据食材的大小多少而定),可以使食材在被蒸熟的同时不破坏其口感。

(四) 豆制品

豆腐下锅前,可先放在开水里浸润十分钟,这样能除豆腥味。把豆腐切成丁或片,大火蒸 8 分钟左右即可食用。

五、汤类的烹饪技巧

很多人特别迷信乳白色的"奶汤",认为有进补的作用。其实,一些久熬的浓汤之所以呈现乳白色,只是因其脂肪乳化,与营养并无关系。也就是说,脂类物质的微球均匀分散于水中,引起光线散射而变成乳白色,因此汤此时呈现的只是乳化效果带来的光学现象。

总体来说,汤类中的钙含量远少于牛奶中的,因此补钙作用并不大,但其是可溶性蛋白质、小分子含氮物、钾和 B 族维生素的良好来源,而且特别容易被吸收利用。

在烹饪时,水温的变化、水量的多少,对汤的风味有着直接的影响。用水量一般是煨汤的主要食品重量的 3 倍。同时应使食品与冷水共同受热,即不直接用沸水煨汤,也不中途加冷水。

（一）清煮类

可以用虾皮和菌类提升汤的鲜味，同时勾芡可以让汤喝起来更丝滑。勾芡的淀粉可以使用藕粉，藕粉除含淀粉外，还富含铁、钙、磷等多种维生素，易消化吸收。不需要放酱油、味精等调味品，以保证汤的本色。

（二）炖汤类

一般要求水和食材的比例是 3：1。水加得过多，汤的鲜味则达不到。水加得太少，有的食材炖的时间长，容易糊锅。当炖的时候发现水不够，必须要加水时，也尽量加沸水，避免中途加冷水。另外，煲汤时间不宜过长，一般炖肉汤的最佳时间是 0.5 小时到 1 小时左右，炖蹄筋类食材，时间可以稍微延长，但是最好不要超过 2 个小时。若时间过长，食材中的营养也会随之流失，所以炖煮合适的时间，既能保证营养，还能更好地锁住味道。

六、糕点烘焙的烹饪技巧

市面上一些号称高纤维的幼儿饼干，可能为了改善粗糙口感而多加油脂；一些造型可爱的幼儿糕点只是比普通糕点多了炼乳、可可粉及增稠剂。使用这些添加剂、调味品，会使幼儿对过甜口味的依赖增加，同时这类食物韧性小，易消化，但营养差，因此不建议多吃。适合幼儿食用的糕点应当是低脂、低盐、低糖的。制作的要点有：要保证糕点内外熟透；要保证糕点外观颜色造型符合幼儿的喜好；要使制作的糕点符合幼儿的口味要求。

（一）面包类

相比较而言，烘焙中比较难制作的是面包。和日常制作面食所用的白面粉相比，全麦粉具有更好的营养价值。它含有普通精白面粉 3 倍的维生素 B_1，2 倍的维生素 B_2，3 倍的钾，1.5 倍的钙，1.3 倍的铁，2.6 倍的锌，还有 17 倍的膳食纤维。

（二）蛋糕类

为幼儿制作的蛋糕最好不要加泡打粉、色素、香精、甜蜜素。只用新鲜的鸡蛋、面粉、少量糖，就可以制作安全放心、适合幼儿食用的蛋糕。

（三）饼干类

很多市面上售卖的饼干是按成人的消化能力和营养需求制作的，并不适应幼儿的消化系统和营养需求。即便是专门的幼儿饼干，也是糖多油多，对幼儿的健康不利。

七、错误的烹饪方式

烹饪方式对食物中的各类营养素有不同的影响，合理的加工可以增进食欲，帮助一些营养素得到吸收，但烹调过程中食物的营养成分往往都会流失一部分，普通烹调时食材中的蛋白质可以粗略估计为损失 6%、脂肪损失 12%、碳水化合物损失 9%……但大多数营养素推荐量,已经考虑了烹调损耗以及吸收率,因此这些损失并不用在意。

一般不建议幼儿吃油炸食品,油炸食品往往热量很高、高温下可能产生致癌物。含多不饱和脂肪酸较多的植物油在高温油炸时本身产生的过多氧化聚合物也可能对健康不利。

(一) 菜先切后洗

蔬菜中含有大量的维生素以及很多对人体非常有益处的营养物质,其中很多的营养物质是溶于水的。有的人在洗菜的时候考虑到食物卫生,会把菜切好之后再清洗一遍,其实这样做会令食物中的营养随着水分而流失,因为蔬菜切好之后营养大部分都是附着在切口表面的。

(二) 炒菜油温高

大部分烹调油加热到冒烟后,不仅口感变差,还会被分解,其中有益健康的抗氧化剂成分也被破坏,并产生多环芳烃类致癌物。因此,烹饪时建议热锅冷油进行烹饪。

(三) 盐放得太早

若在烹饪食物时盐放得过早,导致菜外渗透压增高,菜内的水分就会很快渗出。这样菜不但熟得慢,而且出汤多,炒出的菜无鲜嫩味。另外,对于幼儿来说,不要刻意使用无碘盐,幼儿的生长发育需要碘,但是盐的总量需要控制。幼儿的肾脏功能没有发育完全,所以需要吃比成人饮食含盐量更低的食物。

 案例实践

幼儿食物中毒

2020 年 6 月,广东省湛江市一幼儿园 32 名幼儿陆续出现呕吐、发烧等现象,甚至有人吐到休克,嘴唇发黑,脸色泛白。年纪最小的幼儿仅 3 岁 7 个月。经排查,幼儿在出现症状前都吃了当地一家糕点店铺出售的点心,怀疑是因为食物不新鲜而导致食物中毒。

分析: 一般来说,建议幼儿园自己制作所有的食物。如果没有条件,就需要找到一家有合格生产资质的商家长期合作,并签订合约;同时需要注意食材的新鲜度。不新鲜的食材在味道上有明显特征,特别是那些含有蛋白质的食物,在变质以后会被分解成游离氨和硫化物,会散发出酸臭味,有时还会有酒味或者恶臭味。另外,变质食材在颜色上也有一定特征,特别是因微生物繁殖引发食物腐败变质,会使食材色泽发生明显改变,多会出现一些黄色、紫色或者褐色的片状斑点,变质严重时,会全部变色。平时如果发现食物表面已经出现了与原有颜色不同的斑点,那么就说明食材已经变质。如果幼儿不慎食用这样的食物,将会造成严重的后果,影响幼儿的生长发育。

·拓展阅读·

如何选择好食材

给幼儿准备食物,要注重食材的安全性。因为幼儿的胃肠道比较娇弱,肝脏代谢解毒功能也比较差,如果他们进食了有害的食材,将会对身体造成非常大的伤害。

首先,尽量选择天然食材。一般来说,正规的农贸市场基本能够保证食材的安全。如果担心存在环境污染或者农用化学药品的问题,可以根据园所实际情况选择绿色无公害的食物。其次,在购买时要注意食材的多样化,蔬菜瓜果可以每天多样化,但是需要注意一些容易引起过敏的食物,如猕猴桃、芒果等要谨慎选择。肉类最好轮换食用,不要每天都是牛肉,也不要每天都是鱼虾。蛋类可以是鸡蛋、鸭蛋、鹌鹑蛋等,不一定都是鸡蛋。还有,关于牛奶和酸奶,1岁以上的幼儿选择普通全脂纯牛奶和酸奶即可。选择牛奶时要看配料表,只有"生牛乳"而没有其他成分的,才是适合给幼儿食用的。选择酸奶时,外包装写着"原味"二字最好,即便这样还是需要检查配料表,确认只有生牛乳和菌种,没有加糖和其他成分。最后,不要购买营养密度低的零食,幼儿成长需要营养支持,薯片、饮料等,因内含大量的糖和盐,都是不适合的。

第三节　调味品的合理使用

调味品是烹调过程中必不可少的。油、盐、酱油、醋、糖等厨房里的各式调味品,是让各种食材顺利转换成色香味俱全的可口美食、满足我们味蕾要求的必备品。

健康的烹调方法应做到味道可口,色香味俱全。少盐、低糖、弱酸、无刺激、少油量的调味方式比较适合幼儿,且不应使用味精、色素、糖精等调味品。

幼儿的菜肴应以清淡富有营养为原则。为了避免让幼儿摄入过多的高盐、高糖、高脂食品,不宜过多使用调味品,应让幼儿真正品尝原汁原味的食物。在幼儿1岁之前,不需要添加任何调味品;在1岁之后,葱、姜、蒜、胡椒粉、柠檬汁等,如果幼儿喜欢(很多幼儿不接受这些味道是极其正常的),可以开始少量尝试,合理使用有助于减少幼儿对盐和糖的依赖。含盐、糖、酒精的调味料,还是需要控制,尽量少放或不放。含(钠)盐的调味料包括:食盐、酱油、味精、鸡精、醋、豉油、蚝油、腐乳等;含糖的调味料包括:白糖、冰糖、红糖、蜂蜜等;含酒精的调味料包括:料酒、米酒、酒酿等。

一、油的使用

婴幼儿和成人可从植物油中获取多元不饱和脂肪酸,但应首先尽量通过天然食物来获取足够的脂肪。烹调婴儿食物时,尽量少放油。烹饪幼儿的饭菜时,可以适量放油但是不要太过油腻,避免油炸食品,尽量避免摄入不利于健康的饱和脂肪酸与反式脂肪酸。虽然摄入脂肪对婴幼儿来说很重要,但并不需要通过过多添加植物油来获得,因为天然食物中的脂肪已足够满足需要。比如,孩子能够从母乳、谷类、蔬菜、坚果等食材中摄取所需要的 omega-6,从富含脂肪的鱼类中摄取所需要的 omega-3,而不是从植物油、核桃油等中获取。有建议称,为幼儿准备食物时,应尽量少用食用油,如果使用,建议选择富含单元或多元不饱和脂肪酸的食用油,比如菜籽油、橄榄油。不必挑选特别昂贵的或宣称专门为婴幼儿设计的油,也不要选择自榨油,因为自榨油有两个明显的劣势:①没有经过精炼,杂质太多,很不稳定,容易变质;②原料不可控,花生、玉米等谷物很容易被黄曲霉素污染,无法被检出,致癌率很强。如果在孩子的生长上有所顾虑,建议在专业营养医生的指导下,排查原因后再合理应对,而不是简单让孩子多吃油脂。

另外,炒菜时,油温不可太高,以八成热油为宜,高温不仅会使脂溶性维生素 A、维生素 E 和胡萝卜素受到破坏,还会产生致癌物。

二、盐的使用

盐是烹调菜肴最基本的原料。而盐的元素其实就是钠。钠摄入过多会导致高血压,进而增加心脏病和中风的风险,膳食中钠的主要来源就是食盐。

0—6 个月的幼儿的钠需求量为 120 mg/d(这个年龄段并无推荐摄入量)。这是按照 6 个月前平均每天的母乳量(780 ml),以及母乳中平均的钠含量计算出来的。加辅食前,幼儿的钠摄入是完全靠母乳或者配方奶粉来提供的。母乳中的钠被认为能够满足幼儿的钠需求,而配方奶粉中的钠含量是参考母乳中的值配比的。

7—12 个月的幼儿的钠足够摄入量是 370 mg/d(无推荐摄入量),这是以 7—12 个月纯母乳喂养幼儿平均从母乳中获得的钠为参考,再按体重和能量需要推算的。7—12 月的幼儿每日通过奶制品获得约 90 mg 钠(以平均每日 600 ml 奶量计算),其余的钠则来源于食物(很多食物中天然含有钠)。

因此,如果是家庭自制辅食就无需加盐。而在给幼儿吃购买的加工食物时,应养成看食品成分表的习惯。有时候一些购买的婴儿食物中含有微量盐,如奶酪的钠含量也不低,如果是偶尔吃,吃的量很少,是可以接受的。因为很多膳食指南中建议的钠摄入值是在不加盐的前提下,根据实际食量和能量需要估算的,并不是精确值。

对于 1 岁后的幼儿,同样也无推荐摄入量,还是应以低盐为主。

三、酱油的使用

酱油是中国传统的调味品,是用大豆、黑豆、小麦、麸皮等,加入水、食盐酿造而成的液体调味品,色泽呈红褐色,有独特酱香,滋味鲜美,有助于促进食欲。酱油的成分比较复杂,除食盐外,还有多种氨基酸、糖类、有机酸、色素及香料等,以咸味为主,亦有鲜味、香味等,它能改善菜肴的味道,还能增添或改变菜肴的色泽。

近些年,"幼儿酱油"是特别热门的酱油"种类"。广告宣传中说,比普通酱油含钠量更低,不含防腐剂,富含蛋白质、多肽、氨基酸等。然而,事实上,绝大多数"幼儿酱油"与普通酱油基本无异。

首先,酱油作为调味剂,日常用量很少,用酱油来补充人体所需营养素并不现实。其次,高钠会有一定的防腐效果,低钠常常意味着可能需要更多防腐剂以提高防腐效果(当然这些防腐剂的少量添加对人体是安全的)。再次,有些"幼儿酱油"钠含量甚至比普通酱油还高。最后,即使"幼儿酱油"钠含量确实比普通酱油低,如果为了追求"风味"而增加"幼儿酱油"的用量,实际上钠的摄入量依然不会有所减少。

在烹调食物时如果使用酱油,要先尝味,再决定盐和酱油的用量。

四、味精或鸡精的使用

味精是高纯度的谷氨酸钠,鸡精是谷氨酸钠加上鲜味核苷酸等成分形成的复合调味料。这些成分之间形成协同效应,所以鸡精产生的鲜味比味精要丰富一些。此外,相同的鲜味程度,鸡精里所需要的谷氨酸钠要少一些。

二者都只是调味料,没有实质上的营养价值。它们的成分都是常见的,比如谷氨酸钠也是酱油、鱼露等发酵产品核心的鲜味来源,蛋白质在体内消化之后,就会释放出谷氨酸盐。二者都不存在安全问题,但都没有营养价值,所以它们本身无所谓谁更健康。尽量不用味精或者鸡精,可以减少钠的摄入。过早加入味精容易失去鲜味,而超过 120 摄氏度高温会使味精产生有毒的焦谷氨酸钠,所以要在起锅时加入味精。

五、醋的使用

醋是一种发酵的酸味液态调味品,多由糯米、高粱、大米、玉米、小麦,以及糖类和酒类发酵制成。醋是主要含乙酸 2%—9% 的水溶液,酿造醋除含乙酸外,还含有多种氨基酸以及其他很多微量物质。

醋富含铁和钙,可去腥,在制作动物内脏、鱼、虾时烹入适量的醋可有效地去腥提鲜,也是糖醋口味不可少的原料。醋还可减少蔬菜中维生素 C 的损失,制作排骨等菜肴时加入醋可促进钙的溶解析出,有利于人体的吸收利用。但醋中同样含有钠,会增加咸味,加醋就要减少盐的使用。

六、糖的使用

人类很早就知道从鲜果、蜂蜜、植物中摄取甜味食物,后发展为由谷物制取糖,继而发展为由甘蔗甜菜制糖等。作为合理搭配饮食的一部分,吃糖如同吃其他东西一样,只要食用适量,是不会有碍健康的。但是幼儿的饭菜中尽量不要加入糖,也不要选择有香精的食材,或者使用无糖的人工甜味剂。在日常饮食中,可以用水果或水果干代替糖提供甜味,让幼儿适应自然的甜味。如果摄入纯糖类食物,要及时让幼儿刷牙以预防龋齿发生。

七、料酒的使用

料酒是对烹饪用酒的称呼,添加黄酒酿制,其酒精浓度低,含量在15%以下,而酯类含量高,富含氨基酸,在烹制菜肴中使用广泛。料酒的作用主要是去除鱼类、肉类的腥膻味,增加菜肴的香气,有利于咸甜各味充分渗入菜肴中。去腥原理之一就是让腥味和酒精一起受热挥发。部分乙醇还与脂肪酸结合成酯,可增加香气。最后剩下的酒精微乎其微。但用电压力锅炖就不适合使用料酒,因为料酒的原理是醇类物质(酒)带着小分子胺类(腥味物质)挥发,从而去腥。但电压力锅盖上之后就不出气,无法挥发。如果用砂锅炖、铁锅炖,而且长时间慢慢炖,则适合放料酒。

需注意,调肉馅时不要加料酒。肉馅一般都是要包在面皮里的,比如做包子、饺子、馅饼、馄饨等,都不能加料酒。料酒添加在肉馅中,又被包进面皮里,在食物加热的过程中,无法得到充分挥发。

八、酱料的使用

如黄豆酱、甜面酱、豆瓣酱等,具有一定的营养价值和特殊风味。但是酱类产品均为高盐、高糖、高油,幼儿的味觉敏感度远远高于成人,调味料不建议过多使用,偶尔改变风味即可,同时要控制使用量,一定不要按照成人的味觉标准来给幼儿烹制食物。

案例实践

重口味的饮食

幼儿园的午餐是小米干饭、木耳黄瓜炒肉丝、肉末豆腐和西红柿鸡蛋汤。幼儿吃得津津有味。这时,萌萌只在饭刚分好时吃了一口饭、一口肉丝,接着就和同桌的小朋友说起了悄悄话,还把自己碗里的菜往旁边小朋友的碗里放。发现老师在注意她,就赶快低下头吃了一口饭,坐着那儿慢吞吞地嚼着,约两分钟后,嘴里还含着那口饭,而菜几乎没动。足足吃了半个多小时才把饭吃完,菜全剩在碗里,理由是菜没有味道。

分析: 随着社会经济的发展、生活条件的改善,家长对幼儿在吃的方面毫不吝啬,有求必应。有些幼儿跟随着成人越吃越咸，口味越来越重。从营养的角度分析，过量的盐摄入，会引起幼儿体内钾和钠的不平衡，从而影响健康。而且如果幼儿从小口味就偏重，还会增加长大后患高血压等慢性病的可能性。因此，教师应与家长多沟通，培养萌萌清淡少盐的饮食习惯。

本章小结

　　婴幼儿时期是人的生长过程中最重要的时期之一，在这个时期应该有良好的营养、科学的喂养、习惯的培养。本章主要介绍了婴幼儿营养膳食的搭配技巧、烹饪技巧，即从婴幼儿满6月龄食用辅食起，应如何为其科学合理地配餐，使其摄入足量营养素，保障其健康成长。此外，特地将调味品的使用单独进行阐述，以为婴幼儿提供更加合理的膳食。

思考与练习

　　1. 婴幼儿营养膳食的搭配技巧有哪些？

　　2. 如何为婴幼儿烹饪营养合理的膳食？

第五章
婴幼儿体格生长发育与营养性疾病

本章导语

儿童生长发育是指小儿从胚胎起到成人期的体格、神经系统的形态与功能的发展过程。通过正确测量,能尽早发现儿童营养的相关问题,从而做到早预防,早干预。营养不良不仅包括蛋白质、脂类、碳水化合物等产能营养素的缺乏,也包括由营养过剩引起的儿童肥胖,并常常合并引起微量元素及维生素的缺乏。

食物不耐受属非免疫介导的食物不良反应,又被称为"非过敏性食物变态反应",常表现为反应迟缓、吸收不良等,在幼儿中呈高发态势。

微量元素过量可造成机体严重损害,但多数可通过日常生活照护加以避免,在幼儿园中要注意有相关症状的儿童。

学习目标

1. 掌握儿童体格生长发育测量的方法,并简要描述其意义。
2. 熟悉产能营养素及非产能营养素缺乏的临床表现和预防重点。
3. 了解食物不耐受、铅和汞中毒的临床表现及预防重点。

本章导览

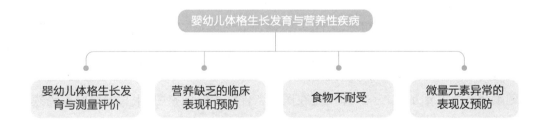

▎案例导入▎

　　小明,男孩,18个月。在托班就读的过程中,老师发现小明最近6个月体重几乎没有增长。原来小明每日饮食以面条为主,偶尔有牛奶,但量少,数月来生长迟缓,体重不增,并且常常感冒咳嗽。虽然小明睡眠还不错,大小便也正常,但老师仍强烈建议家长带小明到医院进行检查。

　　经医生检查后发现,小明呈消瘦样,皮肤黏膜非常松弛,皮下的脂肪薄,头发又稀又少,而且皮肤很干燥,体重位于同性别、同年龄参照人群均值减2—3SD区间内,身高72 cm,头围47 m,前囟门已闭合。查体没有看到明显的外伤痕迹,精神发育测试是正常的。血常规实验室检查显示:白细胞 $5.5×10^9$/L,血红蛋白95 g/L,红细胞平均血红蛋白体积偏低,红细胞平均血红蛋白浓度偏低,白蛋白偏低,血糖正常。

　　医生告诉家长,小明患上了中度营养不良,主要原因是这6个月来营养单一,摄入量少。现在小明皮下脂肪菲薄,体重明显偏低,身高小于同性别、同年龄参照人群均值减3SD,并且伴有小细胞低色素性贫血以及低蛋白血症,这些都符合蛋白质—能量营养不良(中度)的诊断。需要立即给予临床干预治疗。

　　医生建议治疗包括三个阶段:

　　第一阶段主要调整内环境、治疗致命性并发症并去除病因。

　　第二阶段主要纠正微量元素、维生素缺乏,继续补充能量及液体,补充能量100 kcal/(kg·d),补充蛋白质1—1.5 g/(kg·d),补充液体130 ml/(kg·d)。

　　第三阶段为合理喂养,实现追赶性生长。建议采用每100 ml含能量100 kcal、蛋白质2.9 g的营养密度高的配方奶粉进行喂养。

　　经过家人的精心照料以及医生的密切跟踪随访,3个月后小明的体重明显回升。

第一节　婴幼儿体格生长发育与测量评价

　　快速生长发育是儿童时期的主要特点,其具体数据也是反映儿童营养状态的灵敏指标。生长发育偏离,尤其是生长迟滞或者因脂肪过度堆积造成的肥胖,都可能增加近期或者远期发生疾病的风险。因此,生长发育的监测不仅是评价儿童营养状况的最根本方法,也是评价儿童健康状况的重要方法之一。即使是在医疗条件完善的国家中,生长发育监测仍然是应用最广的营养监测方法。

　　影响儿童生长发育的因素是多方面的。其中,遗传的作用是非常重要的,但可以受到环境因素的调节。应用世界卫生组织的生长发育标准对世界各地0—5岁儿童进行评价的结果显示,所有儿童的生长趋势都是相似的,并不因地理位置和种族不同而表现出明显的差异。

一、婴幼儿体格测量方法

体格测量的项目主要包括体重、身高(长)、头围、胸围、皮脂(褶)厚度和上臂中部臂围。以下是测量方法和要求。

(一)体重

采用儿童杠杆式体重计,最大载重 50 kg,准确读数的误差不超过 50 g。婴儿取卧位,1 岁以上儿童取坐位或立位。测量前,儿童应先排大、小便,可以脱去鞋、袜、帽子和外衣,仅穿背心和短裤。可调节室温到 22℃左右。测量时,儿童两手应自然下垂,不摆动,不接触其他物体,以免影响读数。每次测量前,测量者应先校正体重计零点,测量读数以千克(kg)为单位,取两位小数。允许测量误差在 50 g 以内,复测误差值不超过 50 g。

(二)身高(长)

身长低于 85 cm 或者不能站立时,使用卧式身长量板测量身长,卧式身长量板的头板、足板应当分别与底板垂直成直角。测量身长时取仰卧位,测量时要求儿童脱去鞋、帽子和外衣,仰卧于身长量板中线上,两耳在同一水平线,由两人操作,一人将儿童的头部贴近测量板的头端部并固定,另一人轻轻压直儿童的膝部,同时将可移动的足端部的量板抵住儿童的足底,注意量床两侧的数值应一致。

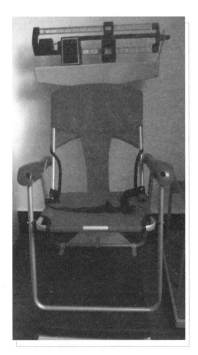

图 5-1　杠杆式体重计(坐位)

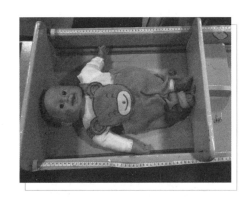

图 5-2　卧式身长量板

可站立测量身高者使用立式身高计,该测量仪由一块可以滑动的水平板测量儿童足底到头部顶端的垂直距离。儿童测量时取立位,脱去鞋、帽子和外衣,立于身高计底板上,呈立正姿势,两眼直视前方,腹部微后收,两臂自然下垂,将枕部、两肩及足跟紧贴身高计,两脚并拢,然后将活动顶板轻轻移下,平落于头顶,测量读数以厘米(cm)为单位,取一位小数。允许测量误差在 0.5 cm 以内,复测误差值不超过 0.5 cm。

(三) 头围

2岁以内的儿童应该常规监测头围。用双面单位刻度为1毫米(mm)、没有弹性的软皮尺进行测量。测量时可采用卧位、坐位或立位,要求儿童脱去帽子,女孩先将辫子解开放松。测量者位于儿童右边,用左手指将软皮尺零点固定于儿童头部的右侧眉弓上缘处,拉软尺从头部右侧绕经枕骨粗隆最高处后回至零点,注意应紧贴皮肤,左右对称,测量围绕额中部经枕骨粗隆的最大径围。测量读数以厘米(cm)为单位,取一位小数。允许测量误差在0.1 cm以内,复测误差值不超过0.5 cm。

(四) 胸围

用双面单位刻度为1毫米(mm)、没有弹性的软皮尺进行测量。2岁以下小儿取卧位,2岁以上可取立位(不能取坐位)。测量时,要求儿童两手自然下垂,两眼平视前方。测量者位于儿童右侧,用左手拇指将软皮尺零点固定于儿童右侧胸前乳头下缘,右手拉软尺绕经两肩胛骨下角缘,经左侧乳头下缘回至零点,注意应紧贴皮肤,左右对称。测量结果取平静呼气和吸气时的中间读数,以厘米(cm)为单位,取一位小数。允许测量误差在0.5 cm以内,复测误差值不超过1.0 cm。

(五) 皮脂(褶)厚度

皮脂(褶)厚度的测量方法是用双面单位刻度为1毫米(mm)的,没有弹性的软皮尺或卡钳进行测量。这种测量方法需要有经验的测量者多次测量来保证其准确性。选择非优势上臂,在放松状态下测量中上臂位置处三头肌处的皮肤皱褶厚度。儿童取卧位或立位。测量者位于儿童左侧,用左手拇指及食指捏起皮肤和皮下脂肪。捏时两指间的距离为3 cm,右手提量具进行测量,测量结果读数以厘米(cm)为单位,取一位小数。允许测

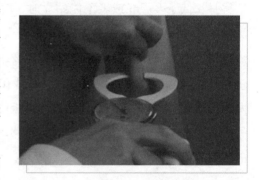

图5-3　卡钳

量误差在0.1 cm以内,复测误差值不超过0.5cm。通过测量皮脂(褶)厚度,可以评估体内脂肪储存状态,并用于长期随访监测。

(六) 上臂中部臂围

2岁以上儿童测量,取立位。要求儿童两手自然下垂,两眼平视前方。测量者位于儿童左侧,以儿童左上臂自肩胛骨肩峰至肘关节的鹰嘴为标记,取两者之间的中点为测量位置,然后使用无弹性的软皮尺测量这个位置的径围3次,以3次测量的均值为测定值。测量结果读数以厘米(cm)为单位,取一位小数。允许测量误差在0.1 cm以内,复测误差值不超过0.5 cm。

二、婴幼儿体格测量评价

婴儿时期的体格生长实际上是子宫内生长的延续，出生后生长速度比较快，2岁后逐渐减缓，到达青春期之前，体格生长的趋势为持续而缓慢增长。进入青春期后，身高在性别之间的差异性开始显现。根据来自不同年龄儿童的体格生长测量数据，可以绘制生长曲线，结果呈正态分布（钟形曲线），常以均数（$\overline{X}$）和标准差（SD）来表示。也可以用百分位数来表示，第50百分位数等同均数。正常范围介于第3百分位数和第97百分位数（相当于$\overline{X}\pm2SD$）之间。

（一）正常的生长规律：简化的评价方法

对于一个健康足月的婴儿，应该达到以下指标：

1. 体重

出生后前3个月内，每周增加200 g；

第2个3个月内，每周增加130 g；

第3个3个月内，每周增加85 g；

第4个3个月内，每周增加75 g；

出生后4个月的体重是出生时体重的2倍，12个月时是出生时体重的3倍。

2. 身高（长）

出生后第1年增加25 cm；

出生后第2年增加12 cm；

2岁时基本达到成人时身高的一半。

3. 头围

生后第1年，每月增加1 cm；

生后第2年，总共增加2 cm；

2岁时达到成人时头围的80%。

需注意的是，由于体格生长在儿童中的个体差异非常显著，以上指标的使用应该结合生长曲线进行综合评价。

（二）体格测量指标的评判和营养干预的时机

我们通常用百分比表示体格测量的指标，也可以用Z分法来表示。由于Z分法没有性别和年龄的局限，故常常用于统计学的对照研究中。第50百分位数相当于Z分法的0值，第3和第97百分位数分别相当于Z分法的$\overline{X}-2SD$和$\overline{X}+2SD$值。

对婴幼儿的体格生长进行准确的测量并将其与生长发育标准曲线进行比对，是评价和监测营养状态最实用的方法。

很多研究已经证实,在儿童时期(尤其是早期)表现出的不同生长趋势与以后发生的智力发育障碍和许多非感染性疾病的发生风险之间存在密切的相关性,如儿童时期的高生长速率与今后发生 2 型糖尿病和肥胖症的危险性增加相关。

因此,定期测量体重和身高(长)等发育指标,并绘制生长发育曲线,是监测儿童健康的重要措施。同时可以绘制身高别体重或者体质指数(BMI)的曲线来进行综合评价。

随着计算机软件的发展,现在已经可以很容易地利用互联网资源,将体重和身高(长)的数据输入计算机资料库进行评价,进而得出百分位数和标准差值,此方法可用于监测营养不良、体重超重和肥胖的发展趋势。

第二节　营养缺乏的临床表现和预防

一、产能营养素的缺乏表现和预防

(一) 蛋白质能量营养不良

1. 定义

"营养不良"一词的传统意义指营养低下(消瘦、生长迟缓或微量营养素缺乏),营养不良性消瘦(消瘦)和恶性营养不良病(水肿性营养不良)是其主要形式,往往伴随生长迟缓;最新的研究将营养过剩,如肥胖也囊括入营养不良的范畴内。按照发病的急缓,营养不良又分为急性营养不良和慢性营养不良。前者多表现为消瘦或上臂中部臂围(mid-upper arm circumference,简称 MUAC)、身长别体重和/或 BMI 减小。而后者的临床表现通常为年龄别身高不足(生长迟缓)、体重增加不良以及去脂体重和脂肪组织不足;其他特征包括体力活动减少、情感淡漠、精神发育迟滞;同时儿童面临感染的风险也增加了。

2. 临床表现

最常见的蛋白质能量营养不良类型为消瘦,其特征是身高别体重低和上臂中部臂围减小,反映了肌肉萎缩和体脂储备消耗。还包括头部相对于身体显得较大,双眼凝视;外表消瘦虚弱;情绪焦躁易怒;心动过缓、低血压和低体温;皮肤变薄且干燥;手臂、大腿和臀部萎缩,并且因皮下脂肪丢失而导致多余的皮肤褶皱;头发细而稀疏,容易扯落。

3. 诊断方法

根据小儿年龄及喂养史、体重下降、皮下脂肪减少、全身各系统功能紊乱及其他营养素缺乏的临床症状和体征,典型病例的诊断并不困难。诊断营养不良的基本测量指标为身高(长)、体重及上臂中部臂围。Z 分法可用于确定消瘦或生长迟缓的严重程度,其方法是将儿

童的体重和身高(长)的测量值与人群参考标准进行比较。5 岁以下儿童营养不良的分型和
分度如下。

(1) 体重低下(underweight)

体重低于同年龄、同性别参照人群 $\overline{X}-2SD$ 及以下为体重低下。如低于同年龄、同性别
参照人群 $\overline{X}-(2-3SD)$ 为中度;低于 $\overline{X}-3SD$ 则为重度。

(2) 生长迟缓(stunting)

身高(长)低于同年龄、同性别参照人群均值减 2SD 为生长迟缓。如低于同年龄、同性别
参照人群均值减 2—3SD 为中度;低于均值减 3SD 则为重度。此指标主要反映慢性长期营养
不良。

(3) 消瘦(wasting)

体重低于同性别、同身高(长)参照人群 $\overline{X}-2SD$ 为消瘦。如低于同性别、同身高(长)参
照人群 $\overline{X}-(2-3SD)$ 为中度;低于 $\overline{X}-3SD$ 则为重度。此项指标主要反映近期、急性营养
不良。

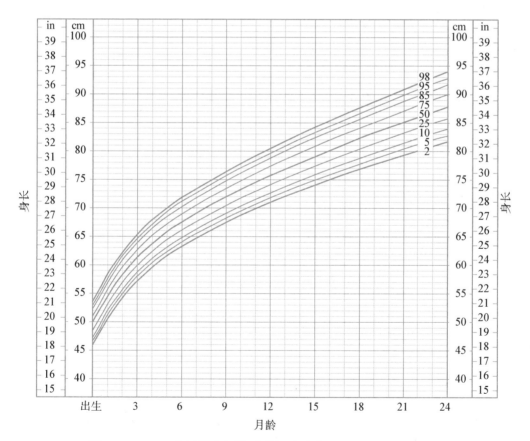

图 5-4 0—24 个月男孩年龄-身长百分比表(WHO 生长标准曲线)

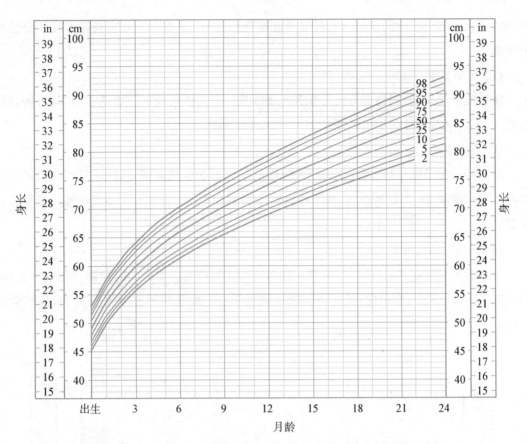

图 5-5　0—24 个月女孩年龄-身长百分比表(WHO 生长标准曲线)

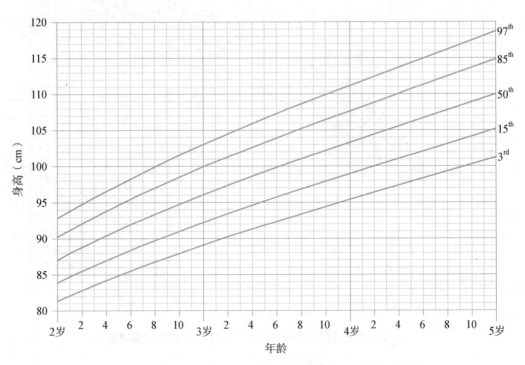

图 5-6　2—5 岁男孩年龄-身高百分比表(WHO 生长标准曲线)

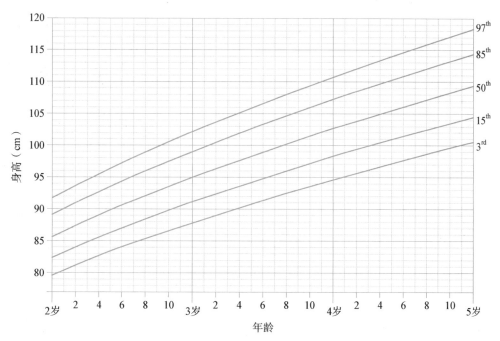

图 5-7　2—5 岁女孩年龄-身高百分比表(WHO 生长标准曲线)

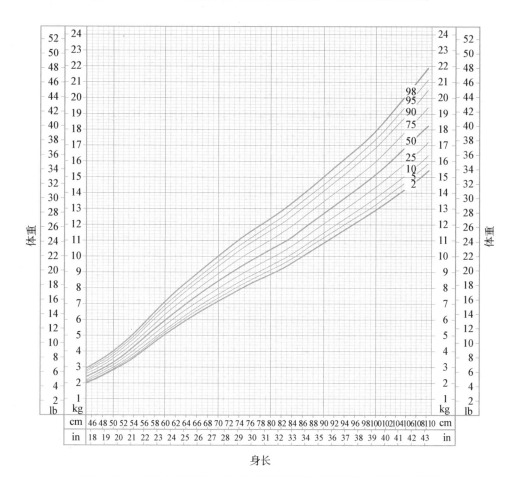

图 5-8　0—24 个月男孩身长-体重比百分比表(WHO 生长标准曲线)

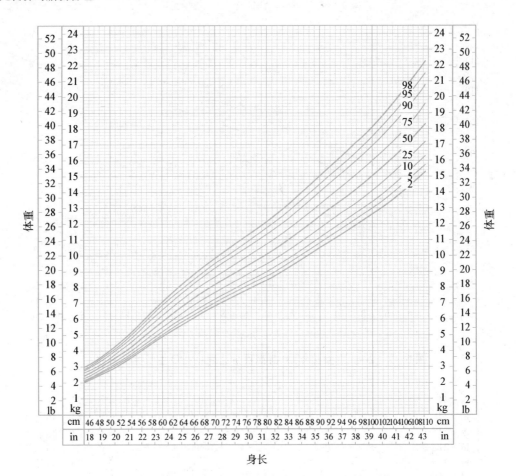

图 5 - 9   0—24 个月女孩身长-体重比百分比表（WHO 生长标准曲线）

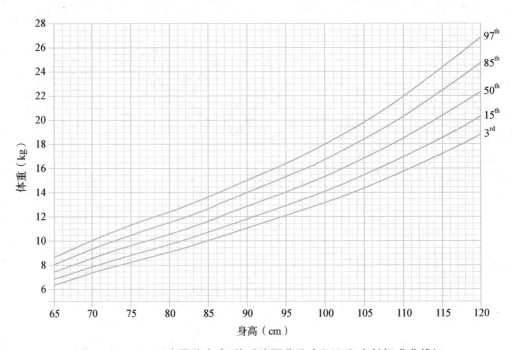

图 5 - 10   2—5 岁男孩身高-体重比百分比表（WHO 生长标准曲线）

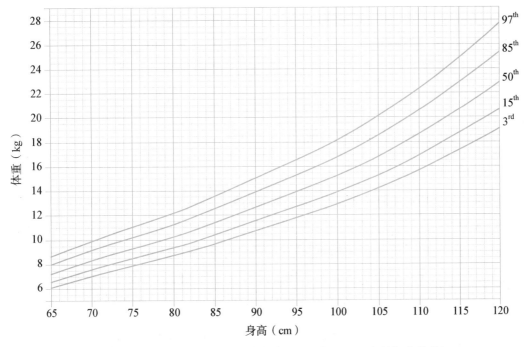

图 5-11　2—5 岁女孩身高-体重比百分比表(WHO 生长标准曲线)

（4）上臂中部臂围测量

上臂中部臂围测量作为一种准确高效的营养不良筛查方式,与性别无关,相比身(高)长别体重的 Z 分法,其优势是更易于测量、不受脱水的影响,对中重度营养不良有较好的评估效果。6—59 月龄儿童中/重度营养不良的诊断标准是:

① 重度急性营养不良：MUAC<115 mm;身长别体重<$\overline{X}-3SD$;双侧凹陷性水肿。

② 中度急性营养不良：MUAC 为 115—124 mm;身长别体重为 $\overline{X}-3SD$—$\overline{X}-2SD$。

③ 生长迟缓(提示慢性营养不良)：中度生长迟缓,身高或身长评分为 $\overline{X}-3SD$—$\overline{X}-2SD$;重度生长迟缓,身高或身长评分为<$\overline{X}-3SD$。

> ·拓展阅读·
>
> ### 营养不良的相关资料
>
> 有新闻报道称,全球约 1/4 的儿童营养不良。2020 年的数据显示,在世界各地的幼儿中,营养不良是死亡和发病的关键因素之一,全世界 45% 的 5 岁以下儿童的死亡与营养不良有关。约有 5 200 万儿童(占全世界 5 岁以下儿童的 7.7%)存在消瘦。1/3 的儿童存在重度急性营养不良,约 23% 的儿童存在慢性营养不良的表现,即生长迟缓。营养不良的病因包括：摄入不足(多见于喂养不当)、消化吸收不良(如消化系统异常)、腹泻、

肠吸收不良综合征(过敏性肠炎等)、消耗量或需要量增加(如急慢性传染病恢复期、生长发育快速阶段、糖尿病、甲状腺功能亢进、恶性疾病、大量蛋白尿、早产、双胎等)。因此,避免儿童营养不良的发生是各国政府、组织的首要任务之一。

(二)蛋白质缺乏的临床表现及预防

1. 蛋白质缺乏的临床表现

蛋白质主要构成人体肌肉等组织,婴儿的肌肉蛋白约占人体蛋白总量的 75%。婴幼儿正处于生长发育时期,保证充足的蛋白质摄入是其正常生长发育的关键。蛋白质与碳水化合物、脂肪一样,可以供给热能。热能供应充足是蛋白质发挥有效作用的前提。人体摄入各种氨基酸后合成的蛋白质与机体代谢消耗丢失的蛋白质之间的动态平衡为氮平衡。近年来,人们逐新认识到膳食蛋白质除了作为氨基酸的来源外,还有其他生物功能,如促进矿物质和微量元素的生物利用。另外,蛋白质降解后的生物活性肽作用更广泛,包括镇静、降血压、抗血栓、免疫调节、抗菌、促进肠蠕动、合成激素和神经递质等。

2. 蛋白质缺乏的预防

膳食蛋白质提供了儿童生长发育和维持机体代谢平衡所需要的必需和非必需氨基酸。乳类蛋白质可提供全部必需氨基酸,能很好地满足机体需要,属于营养价值较高的蛋白质。

植物性蛋白质的消化吸收率往往低于动物性蛋白质,所以牛奶、鸡蛋、牛肉等动物性蛋白质优于小麦、蚕豆、玉米、大豆等植物性蛋白质,同时植物性蛋白质中必需氨基酸的比例与人体蛋白质中必需氨基酸的比例差异较大,而动物性蛋白质中必需氨基酸的模式与人体蛋白质较接近。但植物性蛋白质的经济效益高,比如豆类蛋白质生产成本低廉,经济效益高,因此是发展中国家解决蛋白质不足的有效途径。我国种植最多的豆类作物除大豆外,还有蚕豆和豌豆。其蛋白质含量约为 20%—40%,比谷类高 1—3 倍,比薯类高 3—5 倍,甚至比某些动物性食物中的蛋白质含量都高。例如,瘦猪肉蛋白质含量为 16.7%,牛肉为 17.7%,鸡蛋为 14.7%,牛奶为 3.3%。豆类还富含谷类作物所缺乏的赖氨酸,含量为每克氮 110—141 mg;谷类作物每克氮仅含 37—43 mg。豆类蛋白质中的天冬氨酸、谷氨酸、精氨酸和赖氨酸的含量较高,而含硫氨基酸、如胱氨酸和蛋氨酸的含量则偏低。豆类蛋白质除含有少量可溶于水的清蛋白外,大多数蛋白质都是盐溶性球蛋白。

花生是一种高脂高蛋白作物,含脂 50% 左右。花生中的蛋白质含量高达 24%—36%,相当于牛奶的 8—10 倍、牛肉和猪肉的 1—2 倍、稻米的 3—4 倍,在所有农作物中,仅次于大豆。但花生的蛋白质消化率高于大豆,是较理想的食用蛋白资源,它含有人体所必需的 8 种必需氨基酸,除蛋氨酸含量较低外,赖氨酸、色氨酸、苏氨酸接近联合国粮农组织(FAO)标准,其构成比例适中。其中,赖氨酸含量比大米、小麦、玉米粉高 3—8 倍,其有效利用率达 98.96%,比大豆高 20%。花生的蛋白质中还含有较多的谷氨酸和天冬氨酸,这两种氨基酸对脑细胞发育和增强记忆力有良好的促进作用,因此是非常好的蛋白质补充来源。

研究发现,将动物性食物与植物性食物中不同种类的蛋白质混合食用,其中的氨基酸含量相加,获得的必需氨基酸模式更接近人体蛋白质,这被称为蛋白质互补作用。因此,混合食物食用是预防蛋白质缺乏的有效手段。

(三)脂类缺乏的临床表现及预防

1. 脂类缺乏的临床表现

脂肪在三大供能营养素中能值最高,每克脂肪约提供 9 kcal 的热能。脂肪氧化后释放能量供机体利用。机体多余的能量将以脂肪的形式储存在白色脂肪组织中,遍布全身各器官组织。白色脂肪组织的作用主要是产热。婴儿和消瘦人群棕色脂肪组织更多。脂肪在消化道中可协助脂溶性维生素和胡萝卜素的吸收。脂肪有御寒作用,可防止散热,维持体温恒定。膳食脂肪味美,在胃内有饱腹作用。

营养不良的小儿可能缺乏两种主要的必需脂肪酸,即亚油酸和亚麻酸。必需脂肪酸的水平可能因膳食、疾病或早熟而改变。测定血液中三烯/四烯的比值即可诊断必需脂肪酸缺乏,即比值>0.2 提示必需脂肪酸缺乏。这种生化改变会在任何躯体变化之前就表现出来。亚油酸和亚麻酸对于皮肤完整性以及表皮屏障功能很关键,缺乏则会导致湿疹样皮炎、伤口愈合缓慢等情况。此外,omega-6 多不饱和脂肪酸的缺乏会导致生长发育受阻、上皮细胞功能异常、湿疹样皮炎等症状。omega-3 多不饱和脂肪酸,主要见于视网膜、睾丸和中枢神经系统中,若缺乏主要导致脑功能、学习能力以及视觉发育迟缓和功能减退。

磷脂是含有磷和高度不饱和脂肪酸结构的复合物。人体除甘油三酯外,最多的脂类就是磷脂了。磷脂维持着生物膜的流动性和特殊通透性,保证细胞与外界进行选择性物质交换,摄入营养素,及时排出废物。磷脂可促进细胞生长,例如增强肝细胞再生,防治肝硬化。神经组织中脂类占 50% 以上,其中半数以上是磷脂,磷脂与神经兴奋以及功能关系密切。磷脂可能影响细胞器及细胞膜上的激素水平、信号传递和酶的活性。磷脂是血浆脂蛋白的重要成分,影响脂肪、胆固醇代谢,可防止肝细胞脂质堆积。磷脂还可改善肺泡张力和弹性,改善肺通气换气功能。适当补充磷脂有增强耐力和抗疲劳的作用。

糖脂广泛分布于细胞表面,是生物膜必需的结构物质。糖脂参与细胞识别和调控增殖,可能与肿瘤发生有关。固醇类为固态醇,具有相同环状结构,可与脂肪酸结合成酯。胆固醇是细胞的重要成分,主要位于生物膜中。胆固醇是固醇类激素和维生素 D 等重要生物活性物质的前体,也是胆汁酸的前体。胆汁酸具有乳化脂肪作用,有助于脂肪的消化吸收。植物固醇分为 β 谷醇和麦角固醇。前者可干扰胆固醇吸收,用于降血脂;后者在紫外线照射下,转变成维生素 D_2,即麦角钙化醇。

2. 脂类缺乏的预防

在婴幼儿阶段，母乳喂养是预防脂类缺乏的良好途径。乳汁中的脂肪含量很高，大约每升含有 42 g 脂肪，其受母亲膳食或营养状况影响，约占母乳供能量的 45%—50%，且含有 0.5% 的 omega - 3 多不饱和脂肪酸和 1% 的 omega - 6 多不饱和脂肪酸，适于婴幼儿生长发育，尤其可帮助大脑和视觉发育。成熟母乳的脂肪含量稳定，母乳中脂肪的主要成分是甘油三酯，占 99%；还有少量磷脂、胆固醇和游离脂肪酸等。母乳中脂肪酸的类型大多反映了膳食脂肪酸的结构，包括来自膳食的长链脂酸和乳腺内合成的中链脂肪酸。

其他如乳类、蛋黄、猪油、肉类、奶油、肝脏类、鱼类、鱼肝油、植物油等，都是膳食脂肪的重要来源。亚麻仁油、大豆油和鱼油中富含亚麻酸、EPA 和 DHA。红花油、棉籽油、大豆油、小麦胚芽油、玉米油、芝麻油、米糠油、菜籽油、禽肉、动物内脏中，亚油酸含量较高。猪脑、肥肉、鸡蛋、小虾米、奶油等食物的胆固醇含量很高。

植物脂肪主要存在于植物种子、坚果以及豆类中。植物种子中的不饱和脂肪酸含量很高，以油酸（18∶1）和棕榈酸（16∶0）为主，有些还有丰富的亚油酸。花生油、棕油、米胚油、橄榄油等含有丰富的油酸（单不饱和脂肪酸）；大豆油、葵花籽油、棉籽油、玉米油中亚油酸的含量颇丰；亚麻仁油中亚油酸的含量可达 50.6%。

动物食物中含脂最多的部位是肥肉、骨髓以及脑组织。奶油与动物脂肪的不同之处在于其含有少量 C_4—C_{12} 短链和中链脂肪酸，更易于吸收，尤其适合婴幼儿。油酸含量亦较高，达 29.5%。淡水动植物中含有较多不饱和脂肪酸，碳链长度常为 16、18、20 和 22 等。海洋动植物中富含多不饱和脂肪酸，其不饱和键可高达 6 个，碳链长度为 20 和 22 等。鱼类含脂量在 0.7% 到 17% 之间，差异很大。牛羊等陆生食草动物的脂肪酸以硬脂酸（18∶0）为主，陆生其他哺乳类动物的脂肪多为棕榈酸（16∶0）和油酸为主。多食用含脂丰富的食物能有效预防脂类的缺乏。

（四）碳水化合物缺乏的临床表现及预防

1. 碳水化合物缺乏的临床表现

碳水化合物缺乏最常见的临床表现是大家熟悉的低血糖，它的非特异表现为烦躁不安、震颤、惊慌、肌肉无力、呼吸暂停和惊厥。较大儿童有苍白无力、出汗、恶心、心动过速、头痛、视力障碍、神志不清和惊厥等表现。在早期阶段，低血糖者可能出现出汗或颤抖，感觉饥饿和焦虑。若不治疗低血糖则可发生严重症状，包括：行走困难或感觉虚弱，视物不清，意识模糊或行为怪异，失去意识或抽搐。

同时，碳水化合物、蛋白质及脂肪之间有着千丝万缕的相互作用。

若饮食中的碳水化合物能提供足够的能量，可使蛋白质发挥其特异的代谢作用，而不被作为能量被消耗掉，从而得以节约蛋白质。若葡萄糖（或任何其他还原性糖）与蛋白质一起加热,则发生棕色反应(maillard 反应),降低了一些氨基酸(特别是赖氨酸)的可用性,有损蛋白质的生物价值。肠道对某些氨基酸的吸收,会协同氨基酸对一同摄入的单糖产生影响。

血清胰岛素含量提高时(例如服用大量葡萄糖后),可使色氨酸通透血脑屏障,从而提高脑内 5 羟色氨酸的含量,引起行为异常。这种反应亦可影响中枢神经系统对某些药物的吸收。

摄取高碳水化合物者,需要补充适量的维生素 B_1,这对碳水化合物的代谢极为重要。饮食中加乳糖还能促进钙的吸收,强健骨骼。同时,摄入碳水化合物,往往伴有钠的滞留,表现为人体水肿。

2. 碳水化合物缺乏的预防

此处主要阐述生活中常见的低血糖的预防。低血糖是指血液中葡萄糖水平过低,其轻微症状是出汗和饥饿感,严重症状是失去意识。当出现低血糖症状时,需要进食快速升血糖的食品,表 5-1 罗列了可有效快速升血糖的食物,而我们通常认为的巧克力或乳酪等含脂肪的食物治疗低血糖的速度往往没有以下食物起效快。

表 5-1　可有效快速升血糖的食物

食物名称
葡萄糖电解质泡腾片
半杯橙汁或苏打饼干
2 勺葡萄干
4 或 5 块苏打饼干
1 勺糖
1 勺蜂蜜或玉米糖浆
6 到 8 颗硬糖

二、非产能营养素的缺乏表现及预防

(一) 微量元素缺乏的临床表现及预防

从发展中国家的视角来看,婴儿和儿童是微量营养素缺乏的高风险人群。微量元素缺乏(如铁和锌)不仅影响出生体重,导致出生缺陷,也会影响儿童的生长、日后的认知能力等的发展。微量营养素缺乏还直接和(或)间接影响学习及成人的生产力。

从胎儿期到孩子 2 岁时,是关注微量元素缺乏的重要时期。这个阶段是营养积累和健康生长的关键时期。

1. 锌缺乏的临床表现及预防

锌缺乏症是婴幼儿期常见的微量元素缺乏性疾病,常见的病因包括腹泻、快速生长、组织修复过程、营养不良恢复期、大面积烧伤、慢性肾病、长期透析、蛋白尿、使用金属合剂等。

由于锌与多种酶的活性相关,故其缺乏可引起多种临床表现,包括消化功能减退(如畏食、异食等)、生长发育落后、免疫功能降低(如易患呼吸道、消化道感染等)、智能发育延迟,以及脱发、地图舌、皮肤粗糙、反复口腔溃疡等。儿童轻至中度的锌缺乏还可表现为:生长缓慢、反复感染、轻微皮疹、食欲缺乏等,但上述症状均缺乏特异性,临床识别困难。除疾病因素所致外,儿童严重锌缺乏较少见。

(1) 锌缺乏的临床表现

① 生长发育减慢。1959—1960 年,伊朗的乡村地区有 11 例 18—21 岁的男性患者,他们体格矮小,均未出现性发育且伴有明显的异食癖(食土癖)。补锌后生长速度明显加快,用药 3 个月内全部出现了性发育,复查血浆锌的浓度也有明显提高。进一步的研究表明,导致缺锌的主要原因是这些患者平时以由未发酵的黑面粉制成的烘饼为生,很少吃动物性食物,由于食物中含锌少且含有大量的植酸和纤维素,使锌的摄入不足;而且这些患者经常出汗,导致锌的流失增加。因此,锌缺乏可导致生长发育及性发育的迟缓。

② 创伤愈合延退。1953 年,两位美国科学家在研究给大鼠饲料中额外添加某些氨基酸是否能加快实验性伤口愈合的问题。当他们发现添加氨基酸的大鼠伤口愈合速度大大加快时并不感到奇怪,但是在几乎完全相同的条件下重复试验后,却得出了完全相反的结果,使他们感到十分惊讶,并猜想前一批氨基酸中可能含有某种能加速伤口愈合的未知物质。经过多次探索,他们终于发现这种神奇的未知物是锌。1965 年,他们把这一发现用于人类,给两组做外科手术的军人进行试验。结果证明,补充锌的那组患者,其伤口愈合比另一组患者明显加快。

③ 脑发育受损。缺锌可使大鼠脑部 DNA、RNA 合成减少,游离谷氨酸浓度降低,γ-氨基丁酸增多,从而影响大鼠的学习能力。

④ 降低免疫功能。缺锌会导致细胞免疫功能明显降低,淋巴细胞转化率低下。曾有研究显示,8 例营养不良儿童于恢复期补给锌剂治疗后,胸腺明显增大,即免疫力得到相应提高。

(2) 锌缺乏的预防

通过饮食补充是提高人体锌含量的主要途径。不同的食物含锌量相差很大,吸收利用率也各不相同。植物性食物一般含锌量不多(约 1 mg/100 g),且因植物性食物中常含较多的植酸、草酸和纤维素,可阻碍锌的吸收,故其吸收率一般仅为 10% 左右。水果的含锌量极微,吸收率也差。食物加工过细可导致锌的丢失,如将小麦加工成精白粉,大约会损失 80% 的锌,罐头黄豆比新鲜黄豆减少 60% 左右的锌。常用的含锌丰富的食品如下表所示。

表 5-2　含锌丰富的常用食物(单位：mg/100 g)

食物	含锌量	食物	含锌量	食物	含锌量
生蚝	71.2	山核桃	12.59	蝎子	26.7
海蛎肉	47.5	猪肝	11.25	马肉	12.26
鲜赤贝	11.58	口蘑	9.04	螺蛳	10.27
牡蛎	9.39	乌梅	7.65	香菇	8.57
蚌肉	8.5	芝麻	6.13	奶酪	6.97
小麦胚粉	23.4	黄菇	5.26	地衣	5.00

2. 铁元素缺乏与贫血的临床表现及预防

缺铁是儿童中最常见的微量营养素缺乏，临床上常表现为贫血。亚洲和非洲国家儿童的铁缺乏问题尤其严重，铁元素的缺乏可对健康和发育会产生重要影响。

贫血通常定义为：血红蛋白浓度比同年龄同性别健康人群的平均值低至少 2 个标准差。世界卫生组织使用以下血红蛋白阈值来定义贫血：6—59 个月的儿童：110 g/L；5—11 岁的儿童：115 g/L；12—14 岁的儿童：120 g/L。

儿童缺铁性贫血(iron deficiency anemia，简称 IDA)可定义为：

6—59 个月的儿童：铁蛋白<12 μg/L，同时血红蛋白<110 g/L；

5—11 岁的儿童：铁蛋白<15 μg/L 同时血红蛋白<115 g/L。

（1）铁元素缺乏与贫血的临床表现

缺铁性贫血是一种小细胞低色素低性疾病。从正常铁稳态到铁缺乏，再到铁限制红细胞生成，最终到缺铁性贫血的进展过程是一个系列过程。铁缺乏时，储备铁消耗殆尽，但由于每日红细胞更新，"可变"铁池中仍有充足的铁可用于正常的血红蛋白合成，直到铁元素进一步流失。铁缺乏发展到最后阶段才进展为贫血。相反，开始补充铁剂后，贫血会首先得到纠正，而铁储备则最后恢复正常。

缺铁性贫血最常见的表现是无症状且营养状态良好的婴儿或儿童出现轻至中度小细胞低色素性贫血。重度贫血婴儿会出现嗜睡、苍白、易激惹、心脏扩大、喂养困难和呼吸过速，但这种情况比较少见。然而，其中一些症状可能要到患者接受铁剂治疗并改善病情后才会被识别，例如活力减少、皮肤轻度苍白或发黄(非黄疸)、异食癖。

① 神经发育。缺铁性贫血会损伤儿童的神经认知发育，包括减慢视觉和听觉处理速度。中美洲和南美洲的纵向队列研究已证实，即使在经铁剂治疗纠正贫血后，发育评估指标的改变仍持续存在。更严重和慢性的缺铁性贫血患儿神经认知结局更差。幼儿补铁有益于精神运动发育。铁剂治疗在一定程度上有益于改善幼儿其他的一些神经系统疾病，包括屏气发作、不安腿综合征和周期性肢体运动障碍等。

②热性惊厥。研究证实,热性惊厥与铁缺乏或缺铁性贫血之间存在关联。热性惊厥儿童的血清铁蛋白水平显著低于单纯发热的患儿。因此,有热性惊厥病史的幼儿往往需要筛查有无铁缺乏。

③免疫和感染。一方面,铁缺乏与白细胞和淋巴细胞功能的轻至中度受损相关,包括IL-2和IL-6生成减少;另一方面,铁缺乏可能增加细菌感染的风险,因为转铁蛋白和乳铁蛋白这两种铁结合蛋白具有抑菌作用。

④运动耐力。中重度缺铁性贫血患者的工作能力下降,部分原因在于铁是酶驱动有氧代谢的一种必要辅助因子。即使没有贫血,储备铁减少也与实验动物的运动能力下降有关。因此在儿童中,铁缺乏可影响儿童的运动功能。

⑤异食癖。异食癖是指特别想吃非食用物品。已发现多种异食癖与铁缺乏相关,包括嗜食黏土或泥土、岩石、淀粉浆、粉笔、肥皂、纸张、纸板或生米。食冰癖(嗜食冰)是铁缺乏的一个常见特异性表现。它可见于尚未发生贫血的儿童,对铁剂治疗反应迅速,常在补铁后起效。异食癖也可见于有发育障碍,包括孤独症和智力障碍(精神发育迟滞)的2—3岁儿童身上,以及因脑损伤影响发育的儿童身上。

(2)铁元素缺乏与贫血的预防

铁的推荐膳食摄入量取决于已吸收铁的需要量、膳食铁的吸收比例和预计铁丢失量。在婴儿和儿童身上,铁需要量的很大一部分源自生长带来的血红蛋白量和组织铁的增加。不同年龄儿童的推荐摄入量不同:足月婴儿每日1 mg/kg(最多15 mg);早产儿每日2—4 mg/kg(最多15 mg);1—3岁儿童每日7 mg;4—8岁儿童每日10 mg;9—13岁儿童每日8 mg。

由于只有部分膳食铁可被吸收,因此膳食铁的需要量远高于已吸收铁的净需要量,后者取决于食物中铁的生物利用度。例如,母乳的铁含量仅为0.3—1.0 mg/L,但其生物利用度很高(50%)。相反,含铁的配方奶粉的铁含量通常是12 mg/L,但其生物利用度很低(4%—6%)。

因此,鼓励对4—6月龄以内的婴儿进行纯母乳喂养。对于足月儿和早产儿,若有一半以上的营养来自母乳,则应分别从4月龄和2周龄开始补充铁剂,直到其能从辅食或配方奶粉中获取足够的铁为止。对于12月龄以下的婴儿,若采用配方奶粉喂养或不足一半的营养来自母乳,则应使用强化铁配方奶粉,而不应使用铁含量低(即,铁含量少于6.7 mg/L)的配方奶粉。强化铁配方奶粉对预防铁缺乏是必需的,且不会引起不良反应。6月龄时,鼓励每日喂养1次富含维生素C的食物以增强铁的吸收,例如柑橘类水果、哈密瓜、草莓、西红柿和深绿色蔬菜。6月龄后,或当婴儿的消化能力发育充分后,可考虑添加肉泥。肉类中的血红素铁比非血红素铁的生物利用度高,同时还会促进后者的吸收。对于所有12月龄以下的婴儿,应避免喂食未经改良的(非配方)牛奶或羊奶。

对于1—5岁的儿童来说,应将牛奶摄入量限制为每日不超过600 ml,因为幼儿每日饮用超过该摄入量,会增加铁缺乏的风险。鼓励每日喂养至少3种富含铁的食物,如强化早餐麦片、肉类或豆腐等。

缺铁性贫血是最常见的营养性贫血,约占全球贫血病例的一半,其他微量营养素(维生素A、锌、钙、维生素B_2和维生素B_{12})的不足也会导致贫血,因而单纯补铁可能不见得能有效纠正营养性贫血,补充多种微量元素会更好地解决贫血问题。

3. 碘缺乏的临床表现及预防

(1)碘缺乏的临床表现

全球估计约有19亿人缺碘。其中很大一部分只是轻度缺乏,但即使是亚临床碘缺乏也可使儿童的运动和智力发育受损,严重缺乏可导致克汀病,表现为精神发育迟滞、体格生长落后。且往往会造成甲状腺肿大,可表现为弥漫性肿大或甲状腺结节等。

(2)碘缺乏的预防

补碘是全球范围内降低碘缺乏患病率最具成本效益的措施。中国营养学会公布儿童碘的推荐摄入量为85—120 μg/d。世界卫生组织建议2岁以内的婴幼儿每年单次碘补充为200 mg,并从公共卫生角度增加饮用水的含碘量或控制饮用水中干扰碘吸收的元素,如钙、氟、镁、锰等元素的含量,以增加碘的吸收量。

增加富碘食物的摄入,如海产品(海带、紫菜、鲜带鱼、海参、海蜇等)的含碘量是陆地植物的几倍甚至几十倍,海带的含碘量为10 mg/kg,每月吃1—2次即可满足人体对碘的需要。此外,蛋类、瘦肉、奶制品的含碘量也相对较高。预防缺碘的有效途径是补充碘,其中含碘盐是预防碘缺乏的最有效措施。家长购买食盐时应识别碘盐的标志,我国食盐中加入的碘剂为碘酸钾,含量为35±15 mg/kg,按目标摄入盐6 g/d计算,从碘盐中摄入的碘完全能满足每日需要。

·拓展阅读·

微量元素缺乏的相关资料

据估计,全球有大量儿童存在生长发育迟缓或消瘦的情况。其中,多种微量元素(multiple micronutrient,简称MMN)缺乏作为一种因素,导致全球大量孕产妇及儿童死亡、低出生体重、营养不良、消瘦、生长迟缓和发育障碍。全球5岁以下死亡儿童中,12%的死亡儿童伴有4种常见微量元素单独或混合缺乏。在资源匮乏的情况下,除缺铁可导致贫血外,锌、钙的缺乏亦可导致贫血。若为1—4岁儿童补锌,可使全因死亡率降低约9%—18%。在资源匮乏的情况下,补充多种微量元素有助于儿童的生长发育及运动功能发育,减少贫血。

（二）维生素缺乏的临床表现及预防

1. 维生素 D 缺乏的表现及预防

营养性维生素 D 缺乏性佝偻病（rickets with nutritional vitamin D deficiency），是儿童体内维生素 D 不足使钙、磷代谢紊乱，产生的以骨骼病变为特征的全身慢性营养性疾病。典型的临床表现是生长着的长骨干骺端生长板和骨组织矿化不全。即维生素 D 不足使成熟骨矿化不全，表现为骨质软化症，可造成长骨与生长板同时受损[1]。

（1）发病率

营养性维生素 D 缺乏性佝偻病多发生在户外活动少的纯母乳养婴儿与深色皮肤的幼儿身上。其早期临床表现特异性较差，不容易被发现。

我国儿童营养性维生素 D 缺乏性佝偻病发病的趋势是北方发病率高于南方，主要原因是北方冬季较长，日照短。随着生活水平的改善，维生素 D 强化食品应用越来越广泛，重症维生素 D 缺乏性佝偻病的发病率显著下降。但近年来，各国儿童维生素 D 缺乏的情况有增加的趋势，可能与使用防晒霜及电视、电子游戏使儿童户外活动减少有关。维生素 D 缺乏无明显性别差异，但儿童年龄越小，维生素 D 缺乏的发病率越高[2]。

（2）发病机制

维生素 D 主要由人体自身合成，部分来源于动物性食物。幼儿体内维生素 D 的来源有三个途径。

① 母体—胎儿转运：母亲血中的 25-羟维生素 D 可经胎盘转至胎儿体内，以满足其出生后一段时间的生长需要。

② 皮肤的光照合成是人类维生素 D 的主要来源，日光中含有的中波紫外线在夏天和午后较强，它能帮助人体合成所需的活性维生素 D。因此，人体获得的维生素 D 的有效含量受日光照射的影响。

③ 食物中的维生素 D 是婴幼儿维生素 D 的外源性来源。它主要存在于海鱼的肝脏、蛋黄、瘦肉、牛奶、鱼肝油、奶酪和坚果中。母乳中维生素 D 的含量较低（12—60 IU/L），谷物、蔬菜、水果中几乎不含维生素 D。研究证实，我国儿童可从食物中获得的维生素 D 约为 3.75 g/d（150 IU/d）。随着强化食物的普及，婴幼儿可从强化食物中获得充足的维生素 D，如 1000 ml 维生素 AD 强化牛奶中含维生素 D 600 IU，100 g 婴儿配方奶粉中含维生素 D 300 IU，100 g 婴儿配方米粉中含维生素 D 250—300 IU，这些能满足我国儿童日常对维生素 D 的需要。

---

[1] 《中华儿科杂志》编辑委员会，中华医学会儿科学分会儿童保健学组，全国佝偻病预防科研协作组. 维生素 D 缺乏性佝偻病预防建议[J]. 中华儿科杂志，2008，46（03）：190—191.

[2] 中华医学会儿科学分会儿童保健学组，《中华儿科杂志》编辑委员会. 儿童微量营养素缺乏预防建议[J]. 中华儿科杂志，2010，48（07）：502—509.

（3）高危因素

维生素 D 缺乏的高危因素包括食物摄入不足、吸收利用障碍、需要量增加或排出增加。维生素 D 缺乏可发生在长期摄入量低于推荐量、户外活动受限、消化道疾病影响维生素 D 吸收的人群中。

同时，高危人群包括所有户外活动少、缺乏皮肤光照合成的人群：婴幼儿，特别是小婴儿（只能被动进行户外活动）；双胎、早产儿（体内维生素 D 含量不足，因生长追赶需要增加）；素食者（过多植酸摄入影响小肠中钙、磷的吸收）。

疾病因素包括慢性胃肠道疾病、肝病、肾病晚期；牛奶过敏、乳糖不耐受。

（4）临床表现

营养性维生素 D 缺乏性佝偻病主要表现为生长最快部位的骨骼改变，随年龄不同，临床表现不同。佝偻病的骨骼改变常在维生素 D 缺乏后数月出现，重症佝偻病患儿亦可有肌肉发育及神经兴奋性的改变，并可出现消化和心肺功能障碍，甚至影响行为发育和免疫功能。

非特异性的神经精神症状或体征有：全身微汗（与季节、睡眠无关）、易激惹、夜惊、夜啼等，患儿常以睡眠不安、多汗就诊。这些非特异性的神经精神症状或体征易于与其他病理或生理性原因所致的夜啼、激惹、多汗混淆，判断又多为主观性。因此，非特异性的神经精神症或体征只能作为早期诊断的参考依据。

骨骼改变有：维生素 D 缺乏主要影响生长最快部位的骨骼，不同年龄婴幼儿骨骼生长最快的部位不同，临床表现亦不同。

例如，小于 6 月龄：颅骨软化（乒乓头）；大于 6 月龄：随月龄增加会逐渐出现方颅、手（足）镯、肋串珠、肋膈沟、鸡胸、漏斗胸、"X"或"O"型腿等。

其他组织器官病变：运动发育延迟，如肌肉松弛、肌力（肌张力）降低；免疫功能下降致反复感染；儿童维生素 D 缺乏还可能与某些成人期慢性疾病有关，如糖尿病、哮喘、多发性硬化等。

（5）营养性维生素 D 缺乏性佝偻病的预防

维生素 D 缺乏在临床上强调以预防为主。维生素 D 缺乏的主要原因是户外活动少，皮肤的日光作用不足。故预防的主要措施是强调适当户外活动与口服补充生理剂量的维生素 D。建议出生后至 12 月龄常规补充维生素 D 400 IU/d，1 岁以后常规补充维生素 D 600 IU/d。

在户外活动时，10:00—15:00 的紫外线波长适宜，是儿童户外活动的最佳时间。日光浴不是阳光下暴晒，因日光可以折射，故树荫、屋檐下同样有日光暴露效果。

维生素 D 补充与强化的目标是个体，同时涉及家长与儿童的依从性。目前国际上多推荐通过操作性强、成本效益更好的强化食物项目补充维生素 D，使儿童达到较理想的营养状态。

表5-3　主要食物中维生素 D 的每日营养价值

食物	摄入量	IU	DV[2]（％）
剑鱼（烹调后）	3 oz[1]	566	142
红鲑鱼（烹调后）	3 oz	447	112
无水金枪鱼罐头	3 oz	154	39
强化维生素 D 橙汁	1 杯（需了解食物标示的量）	137	34
强化维生素 D 牛奶	1 杯（无脂、低脂、全脂）	115—124	29—31
酸奶，强化 20%DV 维生素 D	6 oz（可强化更多维生素 D）	80	20
强化维生素 D 人造黄油	1 勺	60	15
除油沙丁鱼罐头	2 条沙丁鱼	46	12
牛肝（烹调后）	3 oz	42	11
鸡蛋	1 只大鸡蛋（蛋黄富含维生素 D）	41	10
奶酪	1 oz	6	2

① 1 盎司（oz）＝28.35 g
② DV（daily value）为每日营养价值（百分含量），是美国食品药品监督管理局（Food and Drug Administration，简称 FDA）帮助消费者比较营养素在一日膳食中的含量的指标。食物提供 20％及以上的 DV 则被认为是较高的营养素来源，但提供较低 DV 的食物仍然为健康食物。除强化食物外，一般食物成分表中很少列出维生素 D 的含量。

表5-4　食物中维生素 D 的含量（IU/100 g）

食物	含量	食物	含量
黄油	35	鳗鱼	1 100
干酪	12—15	大比目鱼	44
鸡蛋	50—60	鲱鱼	315
奶油	50	鲑鱼	154—550
蛋黄	150—400	沙丁鱼（罐头）	1 150—1 570
鸡肝	50—67	牛肝	9—42
人奶	0—10	小牛肝	0—15
小虾	150	羊肝	17—20
鱼肝油	8 000—30 000	猪肝	44—45

案例实践

爱惊跳的李小宝

情境 1

李小宝全家最近比较烦恼。李小宝现在已经 11 个月了,家里一直听说母乳喂养营养好,因此出生后一直母乳喂养,近来偶尔添加蛋黄,未添加钙及鱼肝油等。之前李小宝的健康状况一直很好,但近 3 个月,妈妈发现李小宝容易烦躁,晚上睡不好,有轻微声音就出现惊跳,睡觉出汗很多,一晚上可以使枕头湿透。也曾经到当地医院就诊,医生看了一下说没什么关系,家里人也就没再理会。但是最近 1 个月,李小宝特别容易啼哭,哭起来哄也哄不住,弄得全家人都不知道该怎么办,且时常出现手足抖动,这两天抖动的次数越来越多。今天早上突然出现双眼上翻、面色发青、吐白沫、手脚硬硬,持续了半分钟。家里人很着急,带李小宝来看病。到医院时,李小宝安坐在妈妈腿上,精神反应好,前囟门未闭,约 2.5cm×2.5cm,后枕脱发,呼吸平,胸形为肋骨外翻,串珠肋,双肺未闻及啰音,心率 18 次/分,律齐,心音有力,腹软,肝肋下 1cm,剑突下未及,质软,脾肋下未及,双下肢 O 型腿。医生建议住院检查。

情境 2

儿科医生做了相关的检查后,告诉李小宝妈妈,根据李小宝有易哭闹、易惊醒、手足抖动的症状,体检发现枕秃、串珠肋、肋外翻、O 型腿;结合未补充钙和鱼肝油,缺少太阳照射;且实验室检查发现低钙、低磷、碱性磷酸酶升高,血清 25-羟维生素 D 和 1,25-二羟维生素 D 均降低;X 线片检查发现钙化带线消失、骨骺增宽、肢端呈杯状和毛刷状改变,骨质稀疏。目前考虑存在维生素 D 缺乏性佝偻病。李小宝出现惊厥 1 次,无感染迹象,头颅 MRI 和脑电图均正常,结合考虑为低钙惊厥(low calcium convulsions)。

分析:　对于维生素 D 缺乏性佝偻病,建议多晒太阳,并口服维生素 D,同时给予补充钙剂。肋外翻和 O 型腿可以定期随访,必要时手术矫正。同时,要科学喂养,及时添加辅食,定期检查。1 周后,李小宝手足抖动明显减少,夜间睡觉也逐渐安稳了,一家人的生活恢复了正常。

2. 维生素 A 缺乏的临床表现及预防

维生素 A 缺乏症(Vitamin A deficiency disorder,简称 VAD)常表现为特异的皮肤角化过度、眼干燥症、反复呼吸道感染、腹泻和贫血等。这些临床表现都可增加儿童其他疾病的发生率和死亡率。

(1) 维生素 A 缺乏的临床表现

维生素 A 缺乏的临床表现与其缺乏阶段和程度有密切关系,可疑和亚临床缺乏阶段主要表现为非特异的临床表现,如感染增加和贫血等,重度缺乏则表现为维生素 A 缺乏的特异表现——干眼症。

① 临床型维生素 A 缺乏。

● 眼部。眼部的症状是维生素 A 缺乏症最早可被识别的症状。夜盲或暗光中视物不清最早出现,持续数周后开始出现干眼症的表现,外观眼结膜、角膜干燥,失去光泽,有痒感,泪减少,眼部检查可见结膜近角膜边缘处干燥起皱褶,角化上皮堆积形成泡沫状白斑,为结膜干燥斑或毕脱斑(Bitot't spots)。继而角膜发生干燥、混浊、软化畏光、眼痛,可继发眼部感染;严重时可发生角膜溃疡、坏死,引起穿孔、虹膜脱出,导致失明。

● 皮肤。早期仅感到皮肤干燥、易脱屑,有痒感,渐至上皮角化增生,汗液减少,角化物充塞毛囊形成毛囊丘疹。检查触摸皮肤时有粗砂样感觉,以四肢伸面、肩部为多,可发展至背部甚至面部毛囊角化,引起毛发干燥,失去光泽,易脱落,指甲变脆易折、多纹等。

② 亚临床型维生素 A 缺乏和可疑亚临床型维生素 A 缺乏。

维生素 A 摄入不足导致体内维生素 A 含量下降或基本耗竭。血浆或组织中的维生素 A 水平处于正常低值水平或略低于正常水平时,表现为与维生素 A 有关的其他非特异症状,如反复上呼吸道、消化道感染,缺铁样贫血等。

● 感染发病率和死亡率增高。在亚临床型和可疑亚临床型维生素 A 缺乏阶段,免疫功能低下就已存在,主要表现为反复呼吸道和消化道感染,且易迁延不愈,增加疾病发病率和死亡率。

● 贫血。亚临床型和可疑亚临床型维生素 A 缺乏可出现铁含量增加、外周血血清铁降低,与缺铁性贫血的小细胞低色素性轻度贫血类似。

(2) 维生素 A 缺乏的预防

儿童体内的维生素 A 储量有限,并且因处于快速生长发育阶段,对维生素 A 的需要量相对比大年龄的儿童和成人更多,小年龄儿童是预防维生素 A 缺乏的主要对象,应坚持母乳喂养,孕妇和乳母多食富含维生素 A 的食物,或补充多种微量营养素。无法母乳喂养的婴儿采用婴儿配方奶粉喂养,其中大多添加了相应的微量元素。

家长应注意儿童膳食的营养平衡,让儿童经常食用富含维生素 A 的动物性食物,如乳制品、蛋黄、鱼肝油、肝泥等食物都是维生素 A 的良好来源,不同胡萝卜素的生物利用率不同,深绿和红黄色蔬菜是 β-胡萝卜素的良好来源。煮沸并不会减弱食物中维生素 A 及 β-胡萝卜素的活力,但煮沸过久或加醋可能会有一部分损失。罐头或冷藏食品与新鲜的相差无几,但食物晒干后维生素 A 会有所减少。

3. 水溶性维生素缺乏的临床表现及预防

(1) 维生素 B_9 缺乏的临床表现及预防

维生素 B_9 缺乏的特征包括中性粒细胞分叶过多、巨幼样变和贫血。锌和维生素 B_{12} 缺乏的患儿也可出现血清维生素 B_9 水平低,诸如服用苯巴比妥等抗癫痫药物也会增加对维生

素 B_9 的需求。

预防：对于存在急性营养不良的儿童，使用世界卫生组织推荐的治疗性食物，可以经验性地补充叶酸。同时给予足量的锌也很重要（治疗性食物中也包括锌），因为维生素 B_9 会抑制锌吸收。

（2）维生素 B_1 缺乏的临床表现及预防

维生素 B_1 缺乏通常会引起脚气病，特征为高输出性心肌病和多神经炎。婴儿脚气病多发生于小儿正在接受未添加维生素 B_1 的高营养液或煮沸奶喂养，或由存在维生素 B_1 缺乏的母亲进行母乳喂养。脚气病婴儿存在特征性的声音嘶哑或无声性哭泣，由喉麻痹引起。

预防：维生素 B_1 主要存在于酵母、豆类、猪肉、糙米、全谷类等食物中，而在白米（"抛光"大米）或小麦粉等经过精加工的白色谷物中含量很低，因为加工过程会导致维生素 B_1 损失。维生素 B_1 分子在高 pH 值和高温环境下会变性，因此，烹煮、烘焙和罐装某些食物以及巴氏消毒均会破坏维生素 B_1。奶制品、水果和蔬菜中维生素 B_1 的含量较少。维生素 B_1 缺乏最常见于以精米（"抛光"大米）或精加工的谷物为主要膳食来源的人群中。

（3）维生素 B_2 缺乏的临床表现及预防

维生素 B_2 缺乏的典型特征为咽痛、咽黏膜充血、黏膜水肿、唇炎、口炎、口角炎、舌炎（也称洋红舌）、角膜血管形成、正细胞正色素性贫血以及脂溢性皮炎等。

预防：维生素 B_2 存在于许多食物中，包括奶制品、蛋类、肉类、鱼类、绿色蔬菜、酵母和强化食品（强化谷物和面包）中。

（4）维生素 B_3 缺乏的临床表现及预防

维生素 B_3 缺乏可导致糙皮病伴皮炎、腹泻、痴呆和无力。皮炎局限于身体的日光暴露区域，表现为皮肤干燥、开裂、过度角化和色素沉着过度。同时存在水样腹泻及结肠炎，也可能发生呕吐。神经系统表现包括周围神经病变、易激惹、头痛、失眠、失忆、情绪不稳定、伴谵妄和紧张症的中毒性精神病、癫痫发作及昏迷。口腔表现包括唇干裂、口角裂、舌萎缩、菌状乳头肥大，以及口腔疼痛性炎症，明显地表现为小儿拒绝进食。

预防：维生素 B_3 广泛分布于植物性和动物性食品中。优质来源包括酵母、肉类（尤其是肝脏）、谷物、豆类、经碱处理的玉米（如玉米饼中使用的玉米）和种子类食物。高蛋白膳食（如蛋白质摄入量为 $100\,g/d$）可以维持足够的维生素 B_3 水平，因为色氨酸可以在肝脏内转换为维生素 B_3 衍生物。

（5）维生素 B_6 缺乏的临床表现及预防

维生素 B_6 缺乏表现为非特异性口炎、舌炎、唇干裂、易激惹、意识模糊、体重减轻和抑郁。青少年缺乏维生素 B_6 时会发生周围性神经病变，而较年幼儿童会发生脑病伴癫痫发作。

预防：吡哆醇和吡哆胺主要存在于植物性食物中；吡哆醛主要来自动物性食物。肉类、谷类、蔬菜和坚果是维生素 B_6 的最佳来源。烹煮、食品加工和存储会导致维生素 B_6 利用度降低 $10\%—50\%$。

（6）维生素 B_{12} 缺乏的临床表现及预防

维生素 B_{12} 缺乏在儿童中较为罕见，但可发生于由严格素食母亲进行纯母乳喂养的婴儿身上，或胃肠手术后、恶性贫血所致维生素 B_{12} 吸收不良的小儿身上。对于营养不良的儿童，亚临床型维生素 B_{12} 缺乏会导致身高和体重增加不良。明显的维生素 B_{12} 缺乏还可导致巨幼红细胞性贫血、萎缩性舌炎、神经病变和中枢神经系统脱髓鞘。小儿还可以出现无力、生长迟滞、发育迟缓、无热性惊厥、不自主运动、眼球震颤和易激惹。严重者可出现认知障碍。

预防：饮食多样的人群大多无需采取具体的干预措施来预防维生素 B_{12} 缺乏。然而，下述情况会增加维生素 B_{12} 缺乏的发生风险：①严格素食或素食。维生素 B_{12} 存在于多种动物性食物中，但不存在于植物性食物中。虽从沾染到植物上的土壤或者奶、蛋中有可能获得一些，但严格素食者一般需补充维生素 B_{12} 以确保充足。②胃部手术或减肥手术。许多接受过减肥手术或其他胃部手术的小儿（例如胃次全切除治疗溃疡疾病）会发生维生素 B_{12} 缺乏，这是因为胃壁细胞分泌的内因子不足。③小肠疾病。维生素 B_{12} 内因子复合物在回肠末端吸收，所以小肠疾病可能导致维生素 B_{12} 缺乏，这些小儿需要定期监测体内维生素 B_{12} 的含量，必要时补充。

（7）维生素 C 缺乏的临床表现及预防

维生素 C 缺乏可导致坏血病。明显的坏血病表现为出血（瘀点、瘀斑和牙龈出血）、毛囊角化过度症、溶血性贫血、疑病症、癔症、抑郁和乏力。婴幼儿坏血病通常表现为易激惹、四肢疼痛所致的假性瘫痪、生长迟滞和牙龈出血。维生素 C 缺乏的特异性表现包括大腿和臀部的毛囊突出，长出有特征性螺旋形外观的卷曲碎断毛发，皮肤上的瘀点有围绕中央红斑的特征性白色晕环。

预防：维生素 C 的重要食物来源有柑橘类水果、西红柿、土豆、甘蓝、花椰菜、西兰花、草莓、卷心菜和菠菜。膳食中维生素 C 的供应量高度取决于食物加工过程，因为氧化条件下食物中的活性维生素 C 会被破坏。

（三）膳食纤维缺乏的临床表现及预防

1. 膳食纤维缺乏的临床表现

膳食纤维存在于果蔬和谷类中，大多未经消化即排出体外，但可影响其他食物的消化，并改善排便。膳食纤维有两类：一类是可溶性纤维，存在于水果、燕麦、大麦和豆类中；另一类是不可溶性纤维，存在于小麦、黑麦和其他谷类中。摄入膳食纤维可帮助改善便秘、痔疮和腹泻等问题，对控便困难者还有助于防止大便失禁。

足量摄入膳食纤维还可帮助降低心脏疾病、脑卒中和 2 型糖尿病的风险，因为其有助于降低胆固醇和控制血糖。

2. 膳食纤维缺乏的预防

膳食纤维的目标摄入量为至少 25 g/2 000 kcal。针对儿童，可通过年龄来计算膳食纤维的目标摄入量：儿童的年龄加上 5 作为每日推荐摄入克数。大多数水果或蔬菜 1 份的量（如 1 个苹果或梨，或半杯蔬菜）能提供约 3 g 膳食纤维。应鼓励儿童摄入膳食纤维，因为高膳食纤维摄入可减少儿童的内脏脂肪和炎性标志物，并降低成年后心血管疾病、糖尿病等的患病风险。推荐儿童摄入的高膳食纤维食物有西梅、苹果、橙子、香蕉、豌豆、青豆、四季豆、麦片、杏仁、花生和全谷物面包等。

如果无法从食物中摄入足量膳食纤维，可在饮食中加入小麦麸或服用纤维补充剂，后者有粉剂、片剂或纤维饼干等形式，如车前子（商品名：Metamucil、Konsyl）、甲基纤维素（商品名：Citrucel）和小麦糊精（商品名：Benefiber）。增加膳食纤维摄入之初可能有腹胀感，也可能发生胃肠气胀或绞痛，可通过缓慢增加膳食纤维食用量来避免。

三、儿童单纯性肥胖

（一）定义

从 20 世纪开始，肥胖已成为最重要的公共卫生问题之一。随着肥胖患病率的增加，其相关合并症的患病率也逐步增加。计算 BMI 是临床上评估儿童超重和肥胖的实用工具。BMI 等于体重（以千克计）除以身高（以米计）的平方，其与肥胖状态及儿童超重的并发症相关。2—20 岁人群的超重、肥胖体重状态分类如下：

- 超重：BMI≥同年龄同性别人群的第 85 百分位数，但＜第 95 百分位数。
- 肥胖：BMI≥同年龄同性别人群的第 95 百分位数。
- 重度肥胖：BMI≥第 95 百分位数对应值的 120%，或 BMI≥35 kg/m^2（取较低值），这大致对应 BMI 的第 99 百分位数。一些研究者还划分了另一个更肥胖的亚组，即 BMI≥第 95 百分位数对应值的 140%，或 BMI≥40 kg/m^2，这相当于成人Ⅲ级肥胖。

（二）临床表现

分析过多脂肪的分布情况可能有助于鉴别肥胖的病因。在由过度进食或过度喂养造成的肥胖者中，过多的脂肪常分布在躯干和外周。而生理性肥胖或库欣综合征的肥胖往往呈"水牛型"，其体脂分布集中于肩胛间区、面部、颈部和躯干上。肥胖患者需要检测血压。高血压会增加超重或肥胖儿童的远期心血管疾病风险。另外，高血压也提示可能是库欣综合征的肥胖。

评估身高增长速度是肥胖儿童监测的一个重要方面，外源性肥胖会促进身高增长，因此大多数肥胖儿童高于其同龄人。相较而言，由内分泌和遗传因素引起的肥胖大多伴有身材矮小。内分泌性肥胖儿童（包括下丘脑垂体病变）的身高生长速度可能较慢；某些特殊类型的综合征，如普拉德-威利综合征患儿的身高常低于其遗传预测值，且/或没有青春期生长突增。

肥胖小儿往往伴有头、眼、耳、鼻、喉的异常,如:肥胖和小头畸形可能是科恩综合征的特征;肥胖和视盘边界模糊可能提示假性脑瘤,它和肥胖相关的原因不明但并不少见;肥胖和眼球震颤或视觉问题提示可能存在下丘脑-垂体病变;肥胖和周围视网膜的色素斑块可能提示视网膜色素变性,如巴德-毕德氏综合征;肥胖和扁桃体增大可能提示阻塞性睡眠呼吸暂停;肥胖和牙釉质腐蚀可能提示小儿为进食障碍患者,有自我催吐现象。

检查肥胖小儿的皮肤和毛发有助于评估内分泌性病因或并发症的征象:肥胖和甲状腺功能减退症患者可能出现毛发干枯、粗糙或易脆;肥胖和皮肤条纹及瘀斑是库欣综合征的表现;肥胖和黑棘皮病可能提示 2 型糖尿病或胰岛素抵抗;肥胖和多毛症可能是多囊卵巢综合征和库欣综合征。

同时,肥胖小儿出现腹部压痛要当心胆囊疾病的发生,肥胖小儿还是脂肪肝的高危人群。肥胖小儿容易出现股骨头骨骺滑脱(髋部活动度受限、步态异常)或 O 形腿;另外,扁平足(平足症)在肥胖小儿中较常见。

肥胖小儿容易出现泌尿生殖系统和发育问题,如隐睾、小阴茎和阴囊发育不全,青春期延迟、缺失或性早熟等。近年来,肥胖儿童的心理问题也成为大家关注的重点,学校适应不良、人际交往障碍、自卑等问题的发生率呈逐年上升趋势。

(三) 预防

监测儿童体格发育能于早期发现有肥胖趋势的小儿,因此正确进行体格测量对小儿来说非常重要。

BMI 呈增加趋势时需要评估儿童的年龄和家庭生长模式。对于婴儿和学龄前儿童,体重或身高百分位数发生改变较为常见,这通常反映了追赶生长,即个体脱离宫内环境后生长情况发生调整,朝其遗传学潜能发展。相对而言,4 岁以后则很少出现生长曲线的较大改变,例如 BMI 生长曲线上移两条主要的百分位数线。如果某儿童 BMI 低于第 85 百分位数,但每年增加超过 3—4 个单位(kg/m^2),并在 4 岁以后开始上移跨越百分位数线(对于年龄更小的儿童,BMI 曲线呈陡峭上升趋势),那么该儿童有超重或肥胖的风险,所以若 4 岁以后出现生长曲线的较大改变,则需要高度警惕肥胖的发生可能性。

第三节　食物不耐受

食物不良反应包括食物过敏、食物不耐受和食物中毒,出现的临床症状与食物或食物添加剂有关。本节中将主要介绍食物不耐受。

(一) 定义

欧洲临床免疫与过敏学会基于不同发病机制提出"食物不良反应",食物不耐受是其中一种,属非免疫介导的反应,是对某一物质的异常的生理性应答,临床症状可累及胃肠道、呼吸道及皮肤等器官。食物不耐受曾又被称为"非过敏性食物变态反应"(non-allergic food hypersensitivity)。因反应迟发、呈剂量依赖、许多食物存在等因素,要确定机体对某一食物成分的非免疫性异常反应并不容易。

(二) 流行病学资料

食物不耐受的发生率,在人群约为 15%—20%。

表5-5　常见食物的食物不耐受发生率

食物种类	食物	报告的症状发生率(%)
谷物	小麦面包	4.8—34.8
蔬菜	卷心菜	9.6—57
	洋葱	8.9—36
	豆类	21.4—46
奶制品	牛奶	4.4—41.7
其他	辛辣调料	25.9—45
	脂肪/油炸食品	13.3—44
饮料	咖啡	26.2—39

对于不同年龄、不同性别的人群,食物不耐受的发生存在个体差异,对于某些高敏感体质的人来说,体内天然的或人工合成的物质积累到一定程度可导致不耐受反应。它可发生于任何年龄,病情进展可快可慢。诱发因素可是病毒感染、疾病状态或某种化学物质暴露。女性多于男性,这可能与食物中化合物及类似激素的结构成分有关。

(三) 临床表现

临床表现往往无特异性,主要为消化道的表现,如腹胀、腹泻、腹痛、肠易激综合征;亦可涉及皮肤、呼吸系统。发生食物不耐受时,症状的严重程度往往更多与食物的摄入量直接相关,而对于免疫性食物过敏,即使是微量的食物也可引起严重的反应。例如,患者吃一两个草莓不会出现任何症状,但吃一整碗草莓后口周会出现红斑和刺激表现,那么这很可能是对草莓不耐受,而不是免疫球蛋白介导的免疫反应。其原因可能是一些浆果(如草莓和蓝莓)中含有天然的类组胺物质或能够释放组胺的化合物,可在部分儿童和成人中引起轻微的皮疹、瘙痒或荨麻疹。其他天然含有相对较多"生物胺"的食物还有巧克力、西红柿和香蕉,所以这些食物容易引起食物不耐受反应。

较为明确的食物不耐受包括:

① 乳糖酶缺乏症(也称乳糖不耐受)。表现为摄入乳制品中的乳糖后出现腹胀、胃肠胀

气、腹绞痛和/或腹泻等症状。

② 果糖吸收不良(也称果糖不耐受)。表现为摄入水果或水果甜味剂(包括高果糖玉米糖浆)后出现腹胀、胃肠胀气或腹泻。

③ 乙醇脱氢酶缺乏。表现为酒后皮肤潮红,常见于亚裔人群。

④ 葡萄糖-6-磷酸脱氢酶(glucose-6-phosphate dehydrogenase,简称 G6PD)缺乏症。表现为摄入蚕豆、红酒、豆科植物、蓝莓或某些药物(呋喃妥因、氨胺砜)后出现溶血反应,多见于男性。

⑤ 短链可发酵碳水化合物不耐受。摄入含有可发酵寡糖、双糖、单糖和多元醇的食物后出现胃肠气胀、腹痛、腹胀或腹泻等症状,统称为碳水化合物不耐受,在肠易激综合征患者中更常见。

⑥ 如果某些食物在特定的患者中诱发了偏头痛,则可将其视为食物不耐受的表现,该类食物通常生物胺含量较高。生物胺含量随食物的成熟、老化和变质而增加。

⑦ 肥大细胞活化。肥大细胞活化综合征患者可在不存在免疫球蛋白介导的食物过敏时出现肥大细胞活化的表现,包括摄入辛辣或陈年食物以及酒精后出现皮肤潮红、瘙痒、荨麻疹、腹泻或腹部绞痛。其患病率尚不明确,但应该比较罕见。

⑧ 亚硫酸盐敏感。亚硝酸盐敏感多见于重度哮喘患者,这些患者从饮食中摄入亚硫酸盐后可出现哮鸣。真正的亚硝酸盐过敏反应较为罕见。

(四) 预防

高危人群食物不耐受与遗传因素有关。父母双方或一方有食物不耐受的幼儿,食物不耐受的患病率高于双亲正常的婴幼儿。

应教育家长了解相关科普知识,学会正确阅读食品标签,选择安全的食物。加强个人食物不耐受的观念,预防食物不耐受发生。

第四节　微量元素异常的表现及预防

一、铅中毒

铅(Pb)是一种稳定的金属元素,原子序数为 82,原子量为 207.2。公元前 4 000 年左右,铅在冶炼银的过程中作为副产品第一次被提炼出来。人们在数千年前就已认识到铅中毒的后果。尽管如此,20 世纪 20 年代的汽油中仍有铅成分,并且在一些发达国家,含铅涂料持续用到了 20 世纪 70 年代。在许多低收入国家,汽油中的铅和工业用铅(如冶炼厂、矿井或精炼厂)仍然是铅暴露的主要来源。世界上约 50% 的铅中毒发生在东南亚地区。在 2004 年,估计全世界儿童中有 16% 的血铅水平(blood lead level,简称 BLL)大于 10 μg/dL

（0.48 μmol/L），而血铅水平升高的儿童中有 90％生活在低收入地区。

（一）儿童铅中毒的危险因素

6 岁以下（尤其是 36 月龄以下）的儿童比成人更易出现铅中毒，因为他们的血脑屏障功能不完全，铅可以进入到发育的神经系统中，且儿童身上更普遍地存在铁缺乏，铁缺乏可由铅中毒引起，也可通过胃肠道对铅的吸收增加而引起铅中毒。此外，爬行、呼吸频率快和"手-口"行为使他们暴露于铅尘中的风险更大。

儿童一般通过摄入或吸入的方式接触环境中的铅。常见的铅来源包括：涂料屑或含铅涂层表面的铅尘，购买、贮藏或使用铅焊罐头及铅釉陶器盛放的食物和饮料，铅焊管中的水，汽车尾气或使用铅的工业。虽然美国在 20 世纪 80 年代就逐步停止了使用铅焊食品罐头，但进口的罐头商品仍可能含铅。较少见的铅暴露来源包括：草药和民间药物、进口蜡笔和其他玩具、迷你百叶窗、化妆品、珠宝首饰及进口厨具。

（二）临床表现

铅易累及 3 大器官系统：中枢神经系统和周围神经系统；血红素生物合成途径；肾脏系统，对肾脏系统和与之密切相关的心血管系统易造成损伤。

对于儿童，最严重的症状发生在中枢神经系统，在较低水平时可出现轻微影响（如，智商下降和认知功能受损），而在较高水平时可产生严重影响（如，癫痫发作、脑病）。大多数血铅浓度升高的儿童不存在铅中毒显性临床表现的相关症状，症状根据铅暴露的急慢性以及暴露个体的年龄而不同。

儿童铅中毒的神经系统表现包括：神经行为缺陷，如不可逆的神经认知功能缺陷，虽然许多血铅浓度检测得出的结果都低于美国疾病预防控制中心设定的参考水平，即 5 μg/dL（0.24 μmol/L），但实际上，不存在安全的铅水平，任何铅水平都不应被视为"正常"。对于幼童来说，低水平的铅中毒可能导致永久性中枢神经系统损伤。针对不同人群的研究一致显示，血铅浓度高于 10 μg/dL（0.48 μmol/L）会影响儿童的认知和行为发育。又有研究表明：儿童处于血铅浓度小于 7.5 μg/dL（0.36 μmol/L）的环境中，铅暴露也可引起认知缺陷。而且铅中毒对神经行为的影响似乎持续存在，至少部分会持续到青春期和成人期。有研究显示，铅暴露与 38 岁时智商更低和社会经济地位更低呈剂量依赖性关联。周围神经病变常见于合并有镰状细胞贫血的高血铅儿童身上，可出现神经传导速度下降。

当血铅浓度超过 100—150 μg/dL（4.8—7.2 μmol/L）时可发生急性脑病，表现为持续性呕吐、意识状态改变或波动、共济失调、癫痫发作或昏迷。脑水肿的出现因人而异，年龄较小的儿童相比年龄较大的儿童更易出现脑水肿。铅中毒性脑病的儿童可能出现抗利尿激素分泌不当、部分性心脏传导阻滞和明显的肾功能下降。

铅中毒还可造成听力损失，其主要发生在高频段，可能造成学习障碍和行为问题。

在儿童中，血铅浓度即便低于 10 μg/dL（0.48 μmol/L）也可能对肾功能产生影响。长时间的铅暴露,则更甚。患儿可出现肾小管功能轻微异常,伴氨基酸尿、糖尿和低分子量蛋白排泄增加。铅性肾病是长时间高水平铅暴露的一个潜在并发症,组织学上以慢性间质性肾炎为特征。

高血铅儿童可能出现腹部铅绞痛,包括偶发性呕吐、间歇性腹痛和便秘。

血铅和维生素 D 水平呈负相关,因为铅会干扰活性维生素 D 形成,而活性维生素 D 对钙代谢有重要影响。钙在所有细胞中均处于严格的稳态控制下。当血铅水平为 30 $\mu g/dL$ (1.45 $\mu mol/L$)时,维生素 D 的代谢下降。铅对细胞生长和成熟、牙齿和骨骼发育的毒性作用,可能通过对维生素 D 的作用来介导。同时,由于铅和钙的生化性质相近,在肠内是一种竞争性抑制,可能出现铅吸收增加,影响儿童的骨骼生长,尤其是在钙摄入减少的儿童身上很常见。

儿童铅中毒在罕见情况下会导致贫血。长时间高水平的铅暴露会使红细胞寿命缩短。急性高水平铅中毒,即血铅浓度大于 70 $\mu g/dL$(3.4 $\mu mol/L$)可导致溶血性贫血。红细胞破坏增多在成人身上比在儿童身上更显著,可能观察到红细胞脆性增加和渗透阻力下降。铅中毒儿童的贫血也可能是由铁缺乏引起的。

(三) 铅中毒的预防

去除铅暴露的常见来源已使儿童铅中毒的发生率有所下降。例如,美国在汽油和涂料无铅化后,1991 年儿童的平均血铅浓度已从 16 $\mu g/dL$(0.77 $\mu mol/L$)降至 3 $\mu g/dL$(0.14 $\mu mol/L$)以下。由于元素铅无法降解,来自汽油和涂料及其他产品中的残留铅仍存在于环境中。在世界上很多贫穷地区,铅仍用于汽油、色素(如,涂料、化妆品和蜡笔)、陶瓷上釉、焊接、烹饪器皿、珠宝首饰、玩具,甚至药品中。虽然铅中毒的发病率和严重程度在下降,但每年仍有许多儿童的血铅浓度超过了参考值 5 $\mu g/dL$(0.24 $\mu mol/L$)。因此,要避免孩子暴露于含有高铅水平物品的环境中,鼓励孩子饭前便后勤洗手,避免手口接触造成铅中毒。

二、汞中毒

汞(Hg)是一种重金属,呈银白色,常温下呈液态,俗称水银。常温下汞能蒸发,蒸发量与温度、汞的表面积有关。汞能溶解很多金属,如金、银、锡、镉、铅等,形成合金,称为汞齐。汞在生活中的用途十分广泛,如提取金银、镀金、医疗器械、仪器、灯具、颜料、药物、鞣革、农药等。汞中毒(mercury poisoning)是因接触汞而导致人体内汞的负荷超过一定限度并引发的疾病。汞通常有一价汞(Hg^+)、二价汞(Hg^{2+})和元素汞(Hg^0)三种价态形式,任何形式的汞都可引起中毒。

汞是一种蓄积的重金属,长期低剂量暴露可致慢性中毒。汞有脂溶性,易通过细胞膜,储存于含脂量高的组织中,产生毒性作用。症状及预后与汞中毒的类型有关。

(一) 临床表现

1. 急性汞中毒

（1）呼吸道

因短期高浓度汞蒸气吸入（1—3 mg/m³），数小时即可出现急性汞中毒症状，如急性气管炎、细支气管炎，或化学性间质性肺炎，表现为咳嗽、发绀、呼吸困难，可伴有发热、寒战、胸痛、头痛、视力障碍、全身乏力等症状；肺部可听到湿啰音，白细胞计数增加。X 线胸片可见一叶或两肺下部大片云雾状阴影，轻度可逐步缓解，重者可致气胸或肺水肿，引起呼吸衰竭和死亡。

（2）消化道

因口服无机汞盐致口腔、咽喉灼痛，可出现黏膜坏死，严重者有喉头水肿；强烈刺激肠道黏膜，可出现剧烈恶心、呕吐、上腹痛，2—3 日后出现腹泻，排出黏液便或脓血便等，严重者可致胃肠道穿孔。中毒后 4—10 日出现汞中毒性肾炎，重者 1—2 日即可发生，出现腰痛、少尿、管型和蛋白尿，可因急性肾衰竭而致死。

（3）肾脏损伤

急性汞中毒时患者肾脏中的汞含量可高达 70 mg/kg。肾脏损伤主要在近曲小管，表现为细胞变性，坏死管腔内有蛋白样物质及脱落细胞，曲管细胞刷毛缘缺损，核糖体弥散，细胞质内空泡及无定形致密团块增加等。

2. 慢性汞中毒

多因长期低浓度吸入汞蒸气，可引起慢性中毒。慢性汞中毒症状隐匿，可出现两个综合征。

（1）肢痛病

或称红皮病（pink disease）。多为元素汞或无机汞慢性暴露所致，表现为四肢皮肤发红、脱皮，主要发生于婴幼儿中，症状复杂。特异性表现是出汗、高血压、心跳加快、瘙痒、虚弱、肌张力减退、失眠、厌食；手掌足底出现典型粉红色斑块、皮丘、脱皮、瘙痒；口腔检查可发现口腔黏膜发红、牙水肿、口腔黏膜溃疡或牙齿脱落等。

（2）过敏症

慢性汞中毒可发生特征性的人格变化，如神经精神症状，表现为记忆力减退、头痛、健忘、嗜睡、害羞退缩、压抑、沮丧、易激惹、情绪不稳、失眠等；动作不协调，表现为双手意向性肌肉震颤，以眼睑、舌、手指细微震颤为主等。严重时可出现全身性运动失调、步态不稳、吞咽及言语障碍；手指、腕、臂和下肢动作困难，向心性视野缩小；心律失常、心悸、心前区痛、Q-T 间期延长等。部分重症患者可出现严重或完全性瘫痪，甚至死亡。

(二) 预防

近几年来，人们更加注重汞暴露的最小化，因此汞暴露显著减少。美国职业安全卫生管理局(Occupational Health and Safety Administration,简称 OSHA)规定,8 小时工作期间汞空气浓度的允许暴露限值(permissible exposure limit，简称 PEL)为 $100\,\mu g/m^3$。但在以前,金银矿工和氯碱业工人的工作环境经常超过该限值,一些采矿操作中的空气汞浓度甚至高达 $500\,\mu g/m^3$。这种水平的暴露常会对健康产生有临床意义的影响,包括神经心理异常、肺毒性和肾功能不全。大多数国家的职业阈限值(threshold limit value,简称 TLV)已经降至 $50\,\mu g/m^3$ 或更低。测量血液和尿液的汞水平有助于量化汞暴露程度。

多数情况下,空气汞浓度与尿液汞浓度呈线性关系。尿液汞浓度($\mu g/L$)相当于空气汞浓度($\mu g/m^3$)的 1—2 倍。牙科的汞蒸气暴露水平也已下降。对于牙科银汞合金中汞暴露引起的健康问题,只在因工作场所通风不良而持续高水平暴露的牙科工作者中有过报道,表现为疲劳、全身无力和厌食。

避免汞暴露,需要对家长进行汞污染的有关知识教育,如被汞污染的草药制剂、水银温度计、含汞高的鱼类是日常生活汞的来源。因鱼类是含高蛋白质、高 omega - 3 多不饱和脂肪酸的食物,很多家长都会为孩子选择,但要注意选择含汞量低的鱼类食物(表 5 - 6)。

表 5 - 6   鱼类食物含汞状况

汞污染水平	鱼 类
低汞污染	凤尾鱼、鲶鱼*、鳕鱼、黑线鳕、鲱鱼*、鲈鱼、鱼(野生)*、沙丁油鱼*、贝类(太平洋牡蛎*、虾、蛤、贻贝、扇贝)、罗非鱼、金枪鱼、鳟鱼*
中-高汞污染	黑鲈鱼、石斑鱼、左口鱼、龙虾、各种栖于礁石中的鱼类
高汞污染	竹荚鱼、黄花鱼、鳗鱼、鲭鱼、金枪鱼(大眼)、鲨鱼、旗鱼、方头鱼(墨西哥湾)、海鳟

* 高 omega - 3 多不饱和脂肪酸

本章小结

正确进行体格测量是评价儿童营养状态的最基本方法。充足的微量元素和维生素有助于儿童生长及运动功能发育,减少贫血,改善婴幼儿期、学龄前期和学龄期儿童的功能状态。幼儿园提供多样丰富的活动可减少儿童超重和肥胖的发生。注意肥胖儿童的营养及运动小贴士,在幼儿园活动中尽量给予支持。鼓励食物不耐受的儿童家庭做好不耐受食物的笔记,在幼儿园准备餐食时要告诉食物准备人员,避免这些可疑食物。避免儿童接触高铅及高汞物品。鼓励孩子饭前便后勤洗手,避免手口接触造成的重金属中毒。

思考与练习

1. 如何正确测量儿童的身高(长)和体重?

2. 从营养和运动方面,哪些具体措施可以帮助儿童控制体重(各举例3项)?

3. 试分析以下案例。

成成是明明幼儿园的一名小班幼儿,现在入园有1个月了。老师发现成成常常喜欢坐着,运动跑步能力较慢,虽然看得出他很想和别的小朋友一起玩,但较胖的体型使他活动一会儿就气喘吁吁。每次来上学,成成的小书包里总是塞满了各种零食,他常常会饿。教室里放视频时,他最喜欢了。他的妈妈向老师反映,成成生下来就是个巨大儿,出生后在老家爷爷奶奶处带养,老人总是觉得孙子少吃了一口,时不时要喂点零食。渐渐地,妈妈发觉成成活动的灵活性没有别的小朋友强,而且常常小区里的小朋友会嘲笑他胖。最近幼儿园进行了生长发育指标的测量,成成的体重16 kg,身高92 cm。请你查表确定成成的体重、身高、身高别体重及BMI所在的百分位数区间分别是多少? 如果你是成成的主班老师,你会从哪些方面来帮助成成,并且从哪些方面和家长做好沟通呢?

第六章
疾病与婴幼儿膳食管理

本章导语

处于生长发育期的婴幼儿,其免疫系统尚未发育成熟,加上自身的生理解剖特点,比成人更容易发生感染性疾病,特别是呼吸系统和消化系统感染。另外,随着孩子长大,活动范围扩大,接触的人群增多,以及入托入园环境的改变,生病的频率会比以前更高。看到平时健康的宝宝因为生病而精神和食欲不佳,家长往往忧心忡忡。

其实,在孩子生病时,除了就医外,饮食调养也很重要。根据疾病的特点给予合理的膳食,不仅可以让孩子在疾病期保证一定的营养摄入,还对缓解症状和身体恢复有帮助。

幼儿园及托育机构中常见的流行病主要包括流行性感冒、水痘、猩红热、手足口病和疱疹性咽峡炎、麻疹、风疹、流行性腮腺炎、病毒性胃肠炎等。另外,支气管哮喘、湿疹、便秘、注意力缺陷多动障碍、性早熟也是婴幼儿和学龄前儿童身上常见的疾病。本章将有针对性地指导家长和教师对孩子进行膳食管理。

除了服务于普通儿童群体的幼儿园及托育机构外,还有为特殊儿童服务的特殊教育机构,对盲聋智障、孤独症等特殊儿童进行缺陷补偿和优势发展的教育,最大程度发展其潜力。这些机构的膳食管理与普通机构相比而言,既有共性,也有其特殊需求。本章将进行说明。

学习目标

1. 知晓婴幼儿不同疾病的特点,及其对喂养和进食的影响。
2. 掌握婴幼儿疾病期的营养和膳食管理原则。
3. 运用本章知识,结合婴幼儿患病时的症状体征、平时的饮食习惯和口味,给予家长合理可行的饮食选择和进食指导。

本章导览

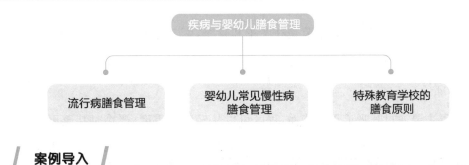

｜案例导入｜

　　浩浩今年 3 岁半,在彩虹幼儿园的小六班就读已经 2 个月了。11 月份的某一天,他像往常一样,牵着妈妈的手蹦蹦跳跳地进了教室。下午睡完午觉起来,带班的张老师发现浩浩的小脸红扑扑的,而且玩游戏时还趴在了桌上。老师给浩浩量了体温,发现他已经高烧至 39 度了,因此,在给他物理降温的同时赶快通知了妈妈来接孩子。妈妈带浩浩去医院就诊,结果发现是甲型流感,在医生配了药后,便回家吃药休息。

　　到家后已经是 5 点多了,浩浩吃了退烧药美林,半小时后体温降到了 38.3 度,看上去也有点精神了。听说浩浩发烧感冒了,晚上奶奶熬了鸡汤,想给浩浩补充营养、增加抵抗力,可是浩浩说吃不下,一口也没吃。爸爸说生病了要多喝水,虽然浩浩说没味道喝不下,但还是在爸爸的鼓励下喝了 3 大杯白开水,可是没一会浩浩就吐了。爷爷看了着急,买了浩浩平时最喜欢的炸鸡翅,浩浩咬了一口就说咽下去嗓子疼,还咳嗽了起来。妈妈记得医生说感冒发烧要吃得清淡点,就去煮了白粥,喂浩浩吃下去了几口,眼看着就快吃完一小碗,大家都松了口气。但是不一会儿,浩浩一下子咳嗽得很厉害,把最后吃的几口粥都吐了。这顿晚饭折腾到了晚上 10 点,浩浩还没怎么吃下东西。

　　从案例中,你发现了哪些问题呢? 爷爷奶奶给浩浩准备的饮食存在哪些误区呢? 浩浩喝水为什么会吐呢? 咳嗽的时候该怎么喂养呢? 怎么安排浩浩的饮食,使之既达到清淡又能让浩浩有胃口?

第一节　流行病膳食管理

一、流行性感冒

(一) 基本概念

1. 病原

流行性感冒和我们平时所说的普通感冒不同,是由流感病毒甲型和乙型引起的一种传染性强、传播速度快的呼吸道疾病,简称流感。

2. 流行季节

流感在我国北方主要的流行季节是在冬季和春季,南方地区虽然一年四季都会有,但主要的高峰在夏季和冬季。

3. 传播途径

流感病毒主要通过呼吸道飞沫传播,程度可以从轻度到重度,严重时甚至可能致命。人群普遍易感,因为传染性强,所以在儿童和青少年中的发病率较高。婴幼儿、老人和患有心肺基础疾病的人,更容易出现肺炎等比较严重的并发症。

(二) 主要症状

流感通常起病很急,以发热和呼吸道症状为主。典型症状包括突然出现的高热、头痛、全身肌肉关节酸痛、疲乏倦怠,伴有咳嗽、咽痛、鼻塞或流涕。婴幼儿可能会有呕吐腹泻等表现。

(三) 营养和膳食指导原则

流感患儿膳食的总体原则是多饮水,饮食清淡。

1. 发热期要保证足够的液体摄入

孩子发热生病时常因身体不适而摄入减少,但体液的损失比正常时还多。除了发热本身会损失体液外,有时孩子可能还会伴随呕吐和腹泻,并在降温的过程中出汗。所以发热期即使食欲欠佳,也要鼓励孩子补充足够的液体,防止脱水。另外,饮水会促进排尿,不仅有利于促进代谢、排除废物,也是散热的途径之一。温开水、牛奶、菜汤、新鲜的蔬果汁、含有糖分和电解质的运动饮料都可以选择。少量多次帮助孩子顺利地摄入所需的液体,减少因发热不适而引起呕吐的风险。

2. 选择清淡爽口、易消化的食物和烹饪方法

比较适宜的食物主要以新鲜的蔬菜水果为主,比如青菜、包菜、茼蒿、黄瓜、西红柿、冬瓜、白萝卜、胡萝卜、西兰花、香菇、玉米、莴笋、西葫芦、山药、茄子、莲藕、苹果、梨、橘子、橙子、草莓等。在减少消化系统负担的前提下,要保证身体必需的优质蛋白质的摄入。根据孩子的口味,可以选择瘦肉、蛋、鸡、鱼、豆腐等,并采用清蒸、水煮的烹饪方式。酸奶也是急性发热期的较佳饮食选择。同时也要注意避免过甜、过咸、过酸,或辛辣刺激的食物。

3. 急性期胃口不佳时的应对办法

可以选用流质或半流质、易消化的饮食,比如米汤、菜汤、藕粉、小米粥、菜粥、炖蛋、面条、小馄饨、少油的汤等,采用少量多餐的方法。

4. 恢复期饮食需要循序渐进

在恢复期,孩子的食欲会逐步恢复正常。在这期间应该循序渐进,逐步添加富含蛋白质以及维生素的食物,由少到多,防止消化不良。

(四)食谱举例

可准备鲜榨橙汁、苹果汁、蜂蜜柠檬水、米汤、藕粉、小米粥、白萝卜肋排汤、西湖牛肉羹等。另外,外感风热型感冒的患儿可以选用猕猴桃梨汁、西瓜汁、百合雪梨汤、金银花菊花蜂蜜水、百合绿豆汤、荸荠雪梨银耳羹、大白菜汤、青菜汤、娃娃菜汤、茼蒿菜汤、冬瓜番茄汤、丝瓜蛋花汤等。外感风寒型感冒的患儿可以选用大蒜红糖姜茶、葱白水等。

食谱举例

蜂蜜柠檬水

食材:新鲜柠檬 1 个,蜂蜜 100 ml。

做法:1. 用盐搓洗柠檬表面,放入盐水中浸泡 10 分钟,用牙刷清洗净表皮上的蜡。

2. 柠檬切薄片,去除籽。

3. 将一层柠檬片一层蜂蜜依次放入干净无水的密封玻璃瓶中,确保每一片柠檬都浸润在蜂蜜中。

4. 放入冰箱冷藏保存 1—2 天之后,就可以拿出柠檬,用温水冲泡饮用,可根据孩子的口味调整瓶子里的蜂蜜量。

功效:柠檬性微寒,味微酸,富含维生素 C、维生素 B_1、维生素 B_2、维生素 B_3、维生素 C,以及钙、磷、铁等矿物质,可以生津止渴,清热开胃,化痰止咳,增强免疫,缓解咽喉不适。柠檬皮的芳香有消除疲惫、开胃醒脾的作用。需要注意的是,蜂蜜柠檬水不能过浓或饮用过量,避免刺激胃酸分泌,引起肠胃不适。

荸荠雪梨银耳羹

食材:水发银耳 120 g,荸荠 100 g,雪梨 100 g,冰糖适量。

做法:1. 银耳清洗干净,去除黄色根部,撕成小朵。

2. 荸荠和雪梨分别去皮,切成小块。

3. 银耳放入清水中烧开,用文火慢炖 1—2 小时至软糯。

4. 放入荸荠和雪梨炖煮 10—20 分钟。

5. 放入冰糖搅拌均匀至融化,关火,盛出适量装碗。

功效:1. 银耳性平,味甘,含有 17 种氨基酸和包括钙、铁、磷、钾、钠、镁等在内的矿物质以及多种维生素。另外,银耳中还含有增强免疫的多糖物质、葡萄糖醛酸、木糖醇、海藻糖、甘露糖醇等。银耳可以滋阴润肺,养胃生津,对咽干口渴、肺热咳嗽、肺燥干咳无痰或有黏痰都有帮助。

2. 荸荠,又名马蹄,地梨。性微寒,味甘,含有淀粉、蛋白质、钙、铁、磷、维生素C、荸荠素等成分。可以清热生津,凉血解毒,化痰消积,对热伤津液、痰热咳嗽或咽喉不适有缓解作用。

3. 雪梨,味甘,微酸,含有苹果酸、柠檬酸、葡萄糖、果糖、蔗糖、烟酸等。可以清热化痰,生津润燥,止咳润肺,对于肺热、有痰咳嗽有缓解作用。

西湖牛肉羹

食材:牛里脊肉70g,香菇2小朵,嫩豆腐100g,鸡蛋清1个,香菜、盐、姜、料酒、淀粉、胡椒粉少许。

做法:1. 牛里脊肉清洗干净,切成肉糜或小碎丁,放少量盐、姜末、料酒、淀粉、胡椒粉,腌制10分钟。

2. 嫩豆腐切成小丁,香菇切成小碎丁,香菜切末。

3. 淀粉加水备用,鸡蛋清准备好。

4. 锅内清水烧开,牛肉丁焯水备用。

5. 锅内重新放入开水,依次放入牛肉丁、香菇丁、豆腐丁,烧开后略煮几分钟,放入盐和少量的胡椒粉调味。

6. 倒入水淀粉勾芡,然后慢慢打入蛋清搅拌,至沸腾关火。

7. 加入香菜末,搅拌一下,盛出适量装碗。

功效:1. 牛肉性温,味甘,含有丰富蛋白质、脂肪、维生素、钙、磷、铁等营养成分。补脾胃,益气血,强筋骨,适合于体虚气短、筋骨酸软、脾虚少食、病后初愈时食用。

2. 香菇性平,味甘,含有多种氨基酸、多糖、钙、磷、铁、维生素B_1、维生素B_2、维生素C等。有补肝肾、健脾胃、益气血、益智安神、化痰理气、透脱痘疹的功效。可用于脾胃虚弱、消化不良、食欲不振、少气乏力、免疫力下降等。

3. 豆腐。性凉味甘,含有蛋白质、钙、铁、磷、镁等,有清热解毒,补中益气,生津润燥的效用。可用于清肺热、止咳消痰、缓解脾虚腹胀。

·拓展阅读·

呼吸道感染时的饮食注意事项

鼻塞、流鼻涕、咳嗽、嗓子发痒或疼痛是婴幼儿呼吸道感染的常见症状,这时应该怎么安排孩子的饮食呢？

1. 鼻塞或流鼻涕时的膳食安排

温热的食物和液体散发出的热气能增加鼻腔的湿度，使黏膜内的血管扩张，减轻水肿，从而可改善鼻塞。同时，婴幼儿在鼻塞时用口呼吸，会影响吞咽，在膳食上要考虑给予容易吞咽的软食。所以，温热的蜂蜜柠檬水、米汤、菜汤、粥、热汤面都是不错的选择。

2. 咳嗽或咽喉部不适时的膳食安排

可以喝温开水、蜂蜜水等，既可以帮助痰液稀释，有助于排出，又可以缓解咽喉部症状。有过敏性咳嗽的孩子要注意避免生冷的食物及饮料，比如冰激凌、冰的果汁饮料等，以免刺激气道诱发咳嗽。

如果进食时咳嗽，可能是食物颗粒刺激咽喉部发痒或疼痛引发咳嗽，或是气道有痰液等分泌物引发咳嗽，可以先暂缓一下进食，之后要鼓励孩子细嚼慢咽，同时注意避免选择粗糙大块或刺激性的菜肴，以软烂细滑、容易吞咽的食物为主。

二、水痘

（一）基本概念

1. 病原

水痘是由水痘-带状疱疹病毒引起的常见传染病。

2. 流行季节

虽然一年四季都有散发，但大多数病例发生于冬春两季。

3. 传播途径

罹患水痘的患者为主要传染源。水痘既可以通过呼吸道咳嗽以及喷嚏中的飞沫传播，也可以通过直接接触水痘患者传播（比如疱疹中的疱液）。水痘的传染性极强，常见于2—6岁的幼儿和学龄前儿童中。在水痘疫苗出现和普及前，超过90%的人群在15岁以前会感染水痘[①]。

（二）主要症状

发热和皮疹是水痘主要的症状。

---

① Bollaerts K，Riera-Montes M，Heininger U，et al. A systematic review of varicella seroprevalence in European countries before universal childhood immunization：deriving incidence from seroprevalence data［J］. *Epidemiol Infect*，2017，145(13)：2666—2677.

1. 皮疹出现的时间

通常在发热、全身不适、食欲减退等症状出现的当天或第 2 天出现皮疹。

2. 皮疹的性状

水痘的皮疹很痒。在最开始的时候是一些小的红色斑疹或高出皮面的小丘疹，看上去像小痘痘或虫咬的小包。接着发展成薄壁而饱满、充满液体的小水疱，随后水疱破溃，干燥结痂。新的皮疹在之后的数天内陆续分批出现，演变成丘疹和水疱疹。水痘皮疹的特征性表现为"四世同堂"，即在疾病高峰期可以看到斑疹、丘疹、疱疹和结痂在同一时间内存在。

3. 皮疹持续的时间

在第一个疹子出现后的 4 天内，新的丘疹和水疱疹会相继分批出现。大多数平时健康的人在第 6 天左右，水疱疹会全都结痂，之后的一周到两周内痂皮会脱落。

（三）营养和膳食指导原则

水痘患儿营养和膳食的总体原则是饮食清淡易消化，避免容易过敏和刺激性的食物。

1. 选择清淡爽口易消化和营养丰富的食物

在食物的选择上，可以考虑具有清热解毒作用的蔬菜水果，比如白菜、黄瓜、冬瓜、茭白、莲藕、空心菜、绿豆、红豆、西瓜、金桔、葡萄等。在摄入富含维生素和粗纤维的蔬菜水果的同时，也要保证优质蛋白的摄入，比如鸡肉、豆腐等。根据孩子的口味，可以选择流质或半流质饮食，比如米汤、菜汤、蔬果汁、藕粉、白粥、菜粥、炖蛋、龙须鸡蛋面、小馄饨等。

2. 避免容易引起过敏的食物

水痘本身是一个全身发疹类的疾病，患儿要避免摄入异体的高蛋白食物，防止引起机体免疫系统发生过敏反应，比如鱼虾类、贝壳类、牛羊肉类食物等。

3. 避免刺激性食物或口味过重的食物

有时口腔里还会有疱疹和疱疹破溃后形成的溃疡，所以要避免辛辣刺激性的食物，或者过酸、过甜、过咸的食物，减少口腔和咽喉部的疼痛。如果孩子还在喝配方奶粉，可以适当减少每次喂养的奶粉量，稀释浓度，采取少量多次摄入的方法。这样既可减少对咽喉部的刺激，又保证了能量和营养的摄入，而且也达到了多补充液体、防止摄入不足、促进废物排泄的目的。

（四）食谱举例

西瓜汁、梨汁、橘子汁、芹菜黄瓜葡萄汁、红豆杏仁百合汤、三豆饮、薏仁粥、绿豆粥、金银花露、冬瓜薏仁小排汤、凉拌茭白黄瓜肉丝、冬瓜番茄肉丸汤、莲藕小排汤、蚝油西葫芦、土豆番茄排骨汤。

三豆饮

食材：赤小豆15g，黑豆15g，绿豆15g，生甘草5g，冰糖适量。

做法：1. 赤小豆、黑豆、绿豆洗净，浸泡至豆涨。

2. 以上豆类倒入锅中，加入清水适量，大火烧开。

3. 加入甘草，小火炖煮至豆熟烂，加入冰糖。

4. 食豆饮汤，一日两次。

功效：1. 赤小豆性平，味甘酸，含有丰富蛋白质和微量元素。有清热解毒、消肿利湿之功效。

2. 黑豆性平，味甘，含丰富蛋白质、脂肪、碳水化合物和维生素等。有祛风解毒、活血利水、健脾益肾的功效。

3. 绿豆性寒，味甘，有以胡萝卜素、维生素B_2、淀粉为主的维生素和糖类。有清热解毒、消暑利水、降脂、抗病毒及细菌和防过敏的作用。

凉拌茭白黄瓜肉丝

食材：茭白100g，黄瓜100g，猪里脊肉100g，盐、生抽、陈醋、料酒、芝麻油、糖、食用油适量，蒜末、姜片、白芝麻少许。

做法：1. 里脊肉洗净放入锅中，加入清水适量，放入姜片、料酒，开火煮至能用筷子轻易戳入，捞出沥干水分，撕成细丝备用。

2. 茭白洗净去皮切丝，倒入开水锅中，滴入少许食用油，煮数分钟至熟为止。

3. 黄瓜洗净切丝，和肉丝、茭白丝一起放入碗中。

4. 生抽、蒜末、陈醋、芝麻油、盐、糖调成凉拌汁，倒入碗中拌匀调味，盛出适量，撒上少许白芝麻装盘。

功效：1. 茭白性寒，味甘，含有蛋白质、维生素B_1、维生素B_2、维生素C、胡萝卜素、粗纤维，以及矿物质钙、磷、铁等。有清解热毒、除湿利尿、除烦渴的功效。

2. 黄瓜性凉，味甘，含有苷类、糖类、多种氨基酸、维生素B_2、维生素C、葫芦苦素等成分。有清热、利水、解毒之功效。

3. 猪肉，性微寒，味甘，含有蛋白质，脂肪，及矿物质钙、磷、铁等，有补肾滋阴、养血益气、消肿的功效。

三、猩红热

（一）基本概念

1. 病原

猩红热是由 A 组乙型溶血性链球菌感染引起的常见的细菌性传染性疾病。这种细菌还会引起我们平时所知道的链球菌性咽炎和脓疱疮。猩红热的皮疹是机体对这种链球菌产生的红疹毒素发生皮肤反应的结果。

2. 流行季节

一般一年四季都有，但最常见于冬春季节。

3. 传播途径

猩红热通过呼吸道传播，比如咳嗽喷嚏的飞沫，或与被感染的人直接接触。猩红热最常见于学龄前和学龄儿童群体中，传染性很强。

（二）主要症状

猩红热的特征性表现是一种典型的"砂纸样"皮疹，由略凸起于皮面的密集的红色细小皮疹组成，出现于发热第 2 天，压之褪色，伴有痒感。另外，还可能伴有头痛、呕吐、胃痛和疲乏不适感等症状。病程初期舌面有白苔，舌乳头红肿，称为"草莓舌"；数天后白苔脱落，舌面鲜红，舌乳头突起，状似杨梅，称为"杨梅舌"。

（三）营养和膳食指导原则

猩红热患儿营养和膳食的总体原则是选择容易吞咽的清淡饮食，避免刺激性的食物，保证充足的液体摄入。

1. 利于吞咽的清淡、易消化饮食

猩红热的症状除了特征性的皮疹外，主要是发热和咽痛，所以要选择清淡、易消化吸收的饮食。新鲜的、水分多的蔬菜水果是不错的选择，比如青菜、白菜、黄瓜、苦瓜、冬瓜、白萝卜、荸荠、西红柿、豆腐、绿豆、百合、甘蔗、梨等。在急性期以流质和半流质为主，待好转后可以选用软食，这样能减少对疼痛的咽喉部的刺激，使孩子比较容易接受并咽下食物。避免煎炸、油腻、燥热的食物，比如薯条、猪排、羊肉、生姜、大蒜、辣椒、咖喱之类。

2. 避免刺激性的食物

过烫、过冷、过咸、过甜、过酸或过辣的食物对已经疼痛的咽喉部来说，是雪上加霜，而且也容易刺激气道，引起咳嗽，所以要注意避免。

3. 补充足够的液体

发热的孩子需要足够的液体来帮助补充由发热引起的水分丢失，同时帮助身体散热和

降温。另外,补充水分可以促进代谢,通过排尿和排便来排出体内的毒素。咽痛明显的孩子可以尝试小口多次喝水,这样可以充分地湿润咽喉部,并有缓解疼痛的作用。

(四) 食谱举例

金银花水、西瓜汁、萝卜甘蔗汁、四汁饮(梨汁、马蹄汁、甘蔗汁、藕汁)、绿豆百合薄荷汤、玉米小米豆浆、藕粉、杏仁莲子粥、蒸蛋、豆腐肉泥、鸡肉泥、虾泥、白萝卜豆腐丸子汤、丝瓜汤。

食谱举例

四汁饮

食材:梨200 g,荸荠10个,甘蔗250 g,莲藕300 g。

做法:1. 梨洗净去皮,切小块,放入榨汁机榨汁。

2. 荸荠洗净去皮,倒入锅中,加入清水适量,大火烧开,转中火煮5分钟左右,放入榨汁机榨汁。

3. 甘蔗洗净去皮,切小段,放入榨汁机榨汁。

4. 莲藕洗净去皮,切小段,放入榨汁机榨汁。

5. 梨汁、荸荠汁、甘蔗汁、莲藕汁适量混合均匀饮用,每日1—2次。

6. 如果不喜欢凉的,可以加热炖煮后饮用。

功效:1. 梨性凉,味甘,微酸,含有苹果酸、柠檬酸、维生素 B_1、维生素 B_2、维生素C、葡萄糖、果糖、蔗糖、膳食纤维等。可以清热降火,生津润燥,清心除烦,止咳化痰。

2. 荸荠,又名马蹄,地梨。性微寒,味甘,含有淀粉、蛋白质、钙、铁、磷、维生素C、荸荠素等成分。可以清热生津,凉血解毒,化痰消积。

3. 甘蔗性寒,味甘,含有糖类、钙、磷和多种维生素。有清热生津、和中润燥的作用。

4. 莲藕性寒,味甘,有淀粉、蛋白质、维生素C、膳食纤维。生食有清热生津、凉血散瘀的作用。

白萝卜豆腐丸子汤

食材:白萝卜250 g,猪肉糜75 g,老豆腐75 g,盐、姜末、葱花、料酒、芝麻油、白胡椒粉少许。

做法:1. 老豆腐加入猪肉糜中,放入少量盐、姜末、料酒、胡椒粉混合,用手捏至肉糜和老豆腐完全混合。

2. 白萝卜洗净去皮,切成细丝,放入锅中,加入清水,开小火。

3. 把豆腐肉馅用手捏成大小均匀的丸子,放入锅中的白萝卜丝上,中火煮开8分钟左右至豆腐丸子熟透。

4. 汤中加入少量盐调味，最后撒入少量葱花点缀，数滴芝麻油提香，盛出适量装碗。

功效：1. 白萝卜性凉，味辛甘，熟煮性平，味甘，含有葡萄糖、果糖、蔗糖、钙、磷和多种氨基酸。有消食下气、清热生津、化痰热咳嗽、解毒利尿的功效。

2. 猪肉，性微寒，味甘，含有蛋白质、脂肪，以及矿物质钙、磷、铁等，有补肾滋阴、养血益气、润燥、消肿的功效。

3. 豆腐性凉味甘，含有蛋白质、脂肪、碳水化合物、钙、铁、磷、镁和维生素等。有清热泻火解毒、补中益气、生津润燥的效用。

四、手足口病和疱疹性咽峡炎

(一) 基本概念

1. 病原

手足口病和疱疹性咽峡炎是常见的由肠道病毒引起的传染性疾病，多发生于婴幼儿和学龄前儿童群体中。据统计，有二十多种肠道病毒可导致手足口病和疱疹性咽峡炎。引起手足口病最常见的病毒是柯萨奇病毒 A 组的 6 型、16 型，以及肠道病毒 71 型。疱疹性咽峡炎则主要由柯萨奇病毒 A 组的 1—10 型、12 型、16 型和 22 型所引起。另外，引起手足口病的柯萨奇病毒 A 组的 16 型和肠道病毒 71 型也是疱疹性咽峡炎的常见病原之一。

2. 流行季节

手足口病和疱疹性咽峡炎有很强的传染性，一年四季都可发生，夏秋季是流行的高峰。

3. 传播途径

手足口病和疱疹性咽峡炎的感染者、隐性感染者都是传染源，而且传播途径多种多样。在感染者的鼻腔和口腔咽喉部的分泌物里、水疱的疱液里、肠道和大便里会存在病毒颗粒，所以，病毒可以由呼吸道、胃肠道和密切接触传播。比如，咳嗽及喷嚏的飞沫、口水、鼻涕；密切接触时的亲吻拥抱，共用餐具、杯具和器皿；接触已经存在病毒的奶瓶、尿布、玩具、衣物、家具等物品。在手足口病人中，病毒或还可以通过接触水疱液传播。

(二) 主要症状

1. 手足口病

手足口病发病早期的表现类似普通的感冒，即食欲减退，口腔或咽喉疼痛，浑身不适，有时候可能会伴有发热。典型的手足口病一般在起病或发热 1 到 2 天后出现特征性的表现，即口腔内的小疱疹或溃疡，大多位于咽峡、舌、硬腭、唇、颊黏膜等处，以及手心、脚底和臀部扁平处出现小红点或疱疹。和水痘的皮疹不同，手足口病的皮疹不会发痒。

2. 疱疹性咽峡炎

疱疹性咽峡炎主要表现为口腔后半部位的疱疹或溃疡，比如软腭、腭舌弓、咽峡部、悬雍垂等。先表现为红色的小红点，然后生成周围有红晕的小水疱，之后破溃成边缘发红的小溃疡。通常会伴有发热。和手足口病不同的是，疱疹和红色皮疹不会出现在口腔黏膜以外的身体皮肤上。

（三）营养和膳食指导原则

因为口腔溃疡的疼痛和发热生病的不适感，宝宝会不愿意进食或喝水。手足口病和疱疹性咽峡炎的患儿营养与膳食的总体原则是鼓励孩子尽量多饮水或其他液体，选择容易吞咽的、清淡易消化的饮食，避免刺激性的食物。

1. 保证宝宝摄入足够的水或其他液体

手足口病和疱疹性咽峡炎的孩子常因口腔疼痛和发热的全身不适而拒饮拒食，容易发生脱水。补充足够的液体可帮助退热，促进代谢，有利于疾病康复。我们可以采取各种方法来减少进食或饮水时的疼痛。

① 适当给予宝宝冷或冰的液体小口慢慢含服，可以暂时减轻口腔的疼痛。比如冰牛奶、冰水、果汁、绿豆汤，在宝宝感觉不冷之后再缓缓咽下。

② 也可以给宝宝吮吸棒冰或冰沙，慢慢小口含服，因为冰的食物可以让口腔有短暂的麻木感，暂时缓解进食和吞咽时的疼痛。如果担心宝宝吃冰的或冷的容易拉肚子，可以采取小口啜吸、少量摄入的方法，当宝宝感觉疼痛不适减轻时，可以接着给予常温食物或液体。另外，过敏性咳嗽的孩子需要谨慎使用这个方法，可让孩子在口中多含些时候，避免低温刺激气道诱发咳嗽。

③ 采用吸管吸食液体的方法，减少液体对口腔黏膜的接触，减轻疼痛。

2. 不需要咀嚼、容易吞咽的软食以及流质、半流质饮食

在手足口病和疱疹性咽峡炎的早期，孩子拒食、流涎明显，应以流质和半流质饮食为主。根据孩子的口味，可以选用牛奶、米汤、米糊、蛋花汤、豆浆、自制的布丁或奶冻、蔬果汁或果泥等。需要注意的是，低龄儿童食用布丁或奶冻要防止窒息风险。在好转期，可以给予不用咀嚼的软食，避免咀嚼刺激口腔黏膜而引起疼痛。

3. 选择清淡易消化，富含维生素 B 和维生素 C 的食物

饮食中注意选择新鲜的富含维生素 B 和维生素 C、具有清热解毒作用的蔬菜水果，比如冬瓜、黄瓜、丝瓜、苦瓜、青菜、茼蒿、白菜、芹菜、绿豆芽、白萝卜、荸荠、莲藕、茭白、绿豆、红

豆、百合、西瓜等。另外,维生素 B_2 是参与细胞生成和再生的不可或缺的物质,可以促进口腔黏膜的修复和健康。所以可以考虑选择富含维生素 B_2 的食材,比如动物肝脏、鸡蛋、牛奶、奶酪、豆类、瘦肉、鱼类、蘑菇、菠菜、白菜、胡萝卜、牛油果、苹果等。

4. 避免刺激性的液体及食物加重口腔的疼痛

因为手足口病和疱疹性咽峡炎的患儿都有不同程度的口腔溃疡,所以要避免酸性食物及饮料,比如柑橘类水果或果汁,以及苏打水。同时也要避免咸的、烫的、辣的或其他刺激性的食物。

·拓展阅读·

手足口病和疱疹性咽峡炎的护理

1. 手足口病或疱疹性咽峡炎的婴幼儿口腔有异味

生病期间的口腔护理很关键。3 岁以上的宝宝如果会漱口了,可以在进食后给孩子用温的淡盐水、茶水或蜂蜜水漱口。温盐水和茶水可以保证口腔卫生,减少继发感染的可能性;而蜂蜜水有利于口腔黏膜上皮细胞的修复,可促进溃疡面的愈合。3 岁以上的孩子在口腔清洁后也可以尝试用消毒棉签将蜂蜜涂于溃疡面上,停留 10—15 分钟后,喝水咽下,一天数次,有消炎止痛,以及帮助收敛、促进愈合的作用。

2. 手足口病的传统中医药膳

《手足口病诊疗指南(2018 版)》[1]明确指出,手足口病属于中医"瘟疫,湿热夹湿"范畴。湿热蕴毒是出疹期的典型表现,可选用清热解毒、化湿透邪的中成药,但传统中药汤剂或颗粒味道较苦,婴幼儿的接受度差。在传统中医学基础上发展的药膳,既可保留药效,又能发挥食物的美味和营养价值,辩证论治,药食同源,让孩子容易接受,促进疾病的恢复。三豆饮加味药膳就是其中的代表。根据《本草纲目》记载,以黑豆、绿豆、赤小豆为基础的扁鹊三豆饮治疗"天行痘疹,疏解热毒"。历代中医常以此方加减治疗痘疹、疮毒等疾病。三豆饮加味药膳采用扁豆、赤小豆、绿豆为基础,辅以生甘草、乌梅、瘦肉、冰糖烹制而成[2]。口味清淡略酸甜,有清热解毒,活血祛风,养肝润肺,滋燥生津的功效。

(四) 食谱举例

牛奶、米汤、米糊、绿豆薏仁百合汤、蛋花汤、豆浆、西瓜汁、黄瓜苹果汁、雪梨猕猴桃葡萄

---

① 中华人民共和国国家卫生健康委员会.手足口病诊疗指南(2018 年版)[J].中华临床感染病杂志,2018,11(03):161—166.

② 颜斐斐,林文璇,蒋雪薇,等.三豆饮加味药膳对湿热蕴毒型手足口病患儿临床疗效的影响[J].护理研究,2019,33(18):3203—3208.

汁、布丁、奶冻、香蕉牛奶、白萝卜粥、胡萝卜苹果泥、鸡蛋牛油果色拉、豆腐蘑菇鸡肉泥、茼蒿肉糜菜粥。

绿豆薏仁百合汤

食材：绿豆 30 g，薏仁 30 g，百合 30 g，冰糖适量。

做法：1. 洗净的薏米、绿豆加入清水浸泡数小时，新鲜百合剥开洗净备用。

2. 浸泡后的绿豆和薏米放入锅中，加入清水，大火煮开，文火炖煮至绿豆熟烂开花。

3. 加入百合，水沸后放入冰糖，再煮 10 分钟左右至百合软糯，盛出适量装碗。

功效：1. 绿豆性寒，味甘，有以胡萝卜素、维生素 B_2、淀粉为主的维生素和糖类。有清热解毒、消暑利水、降脂、抗病毒及细菌和防过敏的作用。

2. 薏米性凉，味甘，淡。归脾、胃、肺经，具有健脾益气、利水渗湿、清热消肿之功效。

3. 百合，性微凉，味甘，微苦。归心、肺经，含有多种生物碱、淀粉、蛋白质等。有养阴润肺、止咳、清心安神之功效。

茼蒿肉糜菜粥

食材：茼蒿菜 70 g，猪肉糜或猪肉小碎丁 50 g，大米 70 g，盐、姜、料酒、淀粉、胡椒粉、芝麻油少许。

做法：1. 大米清洗入锅，放入适量清水，浸泡约半小时后大火煮开，转至小火炖煮。

2. 洗净的茼蒿菜切碎备用。

3. 猪肉糜或小碎丁用少量盐、姜末、料酒、淀粉、胡椒粉腌制 10 分钟。

4. 待锅内白粥快要软烂开花时，放入猪肉糜或小肉丁，搅动打散，再煮约 5 分钟。

5. 加入菜末，搅拌煮沸，加盐、芝麻油拌匀调味，盛出适量装碗。

功效：1. 茼蒿性凉，味辛，甘，含有多种氨基酸、胡萝卜素和胆碱。有化痰止咳、和中健胃、清利头目、利尿安心神的作用。

2. 猪肉，性微寒，味甘，含有蛋白质、脂肪，以及矿物质钙、磷、铁等，有补肾滋阴、养血益气、润燥、消肿的功效。

3. 大米，性平，味甘，含有淀粉、蛋白质、脂肪、维生素等营养成分。有健脾和胃、补中益气、除烦渴、渗湿止泻的效用。

五、麻疹

（一）基本概念

1. 病原

麻疹是由麻疹病毒引起的呼吸道传染性疾病。

2. 流行季节

一年四季都可能有麻疹病例的散发，但一般流行的高峰在春季后期。

3. 传播途径

麻疹患者是麻疹的传染源。麻疹的传染性很强，主要通过呼吸道分泌物，比如咳嗽喷嚏的飞沫以及直接接触被污染的周围环境传播。人群普遍易感，未进行免疫接种的人如果接触到麻疹病毒，就有90％的感染概率。

（二）主要症状

主要表现为发热、全身的皮疹和呼吸道症状。出现皮疹前常有类似感冒的症状，比如咳嗽、喷嚏、流涕、流泪和眼结膜充血；以及特征性的麻疹黏膜斑（柯氏斑）。发热后的2到4天出现红色斑丘疹，从发际、颈侧、耳后开始，然后按从上往下的顺序蔓延到全身。出疹期会有高热，咳嗽症状加重，有时候可发生肺炎等并发症。持续3到5天后，皮疹开始消退，呼吸道症状好转。

（三）营养和膳食指导原则

麻疹患儿营养和膳食的总体原则是补充足够的液体，选择易消化、有营养、富含维生素和蛋白质的食物。

1. 补充足够的液体

鼓励孩子多饮水或多喝温热的汤水，补充因发热出汗损失的体液，帮助退热，促进代谢排毒，发表透疹。除了温开水外，温牛奶或豆浆、菜汤、蔬果汁、米汤、含有糖分和电解质的补水液体都可以选择。

2. 发热出疹期以易消化、清淡、营养丰富的食物为主

麻疹患儿在发热出疹期食欲不佳，可以考虑采用少量多餐的方式，给予流质或半流质的清淡、易消化的食物。富含维生素的新鲜蔬菜水果就是较好的选择，比如白菜、生菜、豌豆、胡萝卜、西兰花、苦瓜、荸荠、西红柿、豆腐、荸荠、莲藕、蘑菇、山药、南瓜、胡萝卜、绿豆、红豆、黄豆、莲子、百合、苹果、草莓、猕猴桃、橙子、人参果、柚子、柠檬、甘蔗、樱桃等。

3. 疹退恢复期给予富含维生素和高蛋白的软食

恢复期患儿的胃逐渐好转,及时给予富含维生素和高蛋白的食物,可促进早日恢复。

4. 避免肥甘厚腻的或刺激性的食物

应避免给予有刺激性的和油腻的食物。

·拓展阅读·

中国传统中医学对麻疹的治疗和食疗经验

1. 甜菜

性凉,味甘,有清热解毒,对麻疹透发不快有帮助。《四川中药志》有描述:"甜菜治麻疹初起,见点未透和颜色不红。"

2. 甘蔗

性寒,味甘,能清热、除烦、生津、止渴,适用于小儿麻疹发热期。而且有清肺润燥止咳的功效作用,对麻疹期咳嗽也有一定的治疗作用。如《食物疗法》所介绍:"红皮甘蔗,连皮去节,荸荠,数量不拘,煎水代茶饮。"

3. 荸荠

又名马蹄,地梨。性微寒,味甘,可以清热生津,凉血解毒,化痰消积。在麻疹发热咳嗽时,可单用荸荠煎水喝,也可用荸荠和芫荽一起煎服。

4. 芫荽

俗称香菜,味辛。有健胃理气、发汗透疹的功效,适合麻疹透发不快者。可在麻疹初期或发疹期服食,当麻疹已透发后停服。一般常用来煎汤,趁热饮用50—100毫升,或者用纱布蘸温热的汤水擦拭皮肤表面,促进外周血液循环,帮助麻疹透发。

5. 香菇

性平,味甘,有补脾益气、托痘疹的作用。《医林纂要》中就有可托痘毒的记载。如有小儿麻疹透发不快,宜用香菇6—10克,鲜鲫鱼1条,清炖少盐,以汤服之。

6. 竹笋

性微寒,味甘。《本草求真》有记载:"清热除痰,痘疹血热毒盛,不起发者,笋尖煮汤及入药,俱佳。"《食物本草》中也介绍:"治孩子痘疹不出,煮粥食之,解毒。鲜竹笋同鲫鱼炖汤食用,可使麻疹透发。"

7. 绿豆衣

性凉,味甘。民间常用绿豆发芽后残留的皮壳,晒干后即为绿豆衣。《本草纲目》云:"绿豆衣解热毒。"《随息居饮食谱》亦有记载:"绿豆衣清风热,去目翳,化斑疹。"

（四）食谱举例

米汤、绿豆百合汤、红豆莲子羹、甘蔗马蹄饮、苹果猕猴桃汁、南瓜汤、西红柿鸡蛋汤、豆腐荸荠蘑菇煲、竹笋鲫鱼汤、小青菜炒香菇、山药肉丸、豆腐虾仁、莲藕小排汤、豌豆胡萝卜炒鸡丁、荠菜肉糜豆腐羹。

食谱举例

甘蔗马蹄饮

食材：甘蔗1节，荸荠（即马蹄）8个。

做法：1. 荸荠洗净，去皮切片。

2. 甘蔗洗净，去皮切块。

3. 将甘蔗和荸荠放入锅中，加入清水煮沸，转文火继续煮40分钟。

4. 甘蔗马蹄水倒入杯中代茶饮。

功效：1. 甘蔗性寒，味甘，含有糖类、钙、磷和多种维生素。有清热生津、和中润燥、消痰止渴、除心胸烦热、止呕的作用。

2. 荸荠，又名马蹄，地梨。性微寒，味甘，含有淀粉、蛋白质、钙、铁、磷、维生素C、荸荠素等成分。有清热生津、凉血解毒、化痰消积、止渴开胃的作用。

竹笋鲫鱼汤

食材：鲜竹笋1根，鲫鱼1条，盐、姜、葱、料酒、香菜少量。

做法：1. 新鲜竹笋去根去外皮，洗净切片，放入开水锅中焯水2分钟后捞出备用。

2. 鲫鱼去腮，去内脏，刮鳞，冲洗干净。

3. 竹笋、鲫鱼、姜片、葱段、料酒放入锅中，加入清水，大火煮沸后改文火炖煮至熟透，汤浓。

4. 加入香菜末，搅拌煮沸，加盐、芝麻油拌匀调味，盛出适量装碗。

功效：1. 竹笋，性微寒，味甘，含有多糖类物质和多种矿物质。有清热除痰、消胀透疹的作用。

2. 鲫鱼，性平，味甘，含有蛋白质、脂肪，以及矿物质钙、磷、铁、维生素A、维生素B_1、维生素B_2、维生素C等。有健脾胃、利湿消肿的功效。

3. 香菜，味辛。含有维生素C、钾、钙、苹果酸钾、甘露醇等，有健胃理气、发汗透疹的功效。

六、风疹

（一）基本概念

1. 病原

风疹是由风疹病毒引起的传染病。

2. 流行季节

一年四季都可发病，但冬春两季较多。

3. 传播途径

风疹患者和隐性感染者是风疹的传染源。主要通过呼吸道分泌物，比如咳嗽喷嚏的飞沫传播。病毒也可通过直接接触被呼吸道飞沫或眼部分泌物污染的物品及环境传播。人群普遍易感，好发于婴幼儿和学龄儿童群体中。

（二）主要症状

风疹的主要表现是发热、皮疹和淋巴结肿大。一般是低热，同时伴随有轻微的上呼吸道感染症状。发热 1—2 天后开始出疹，皮疹在一天内出齐，大多 3 天左右消退。耳后、枕后及颈后淋巴结肿大也是风疹的特征性表现之一，一般持续 1 周左右。

（三）营养和膳食指导原则

风疹患儿营养和膳食的总体原则是鼓励多喝水，选择具有清热解毒作用的蔬菜水果，以及富含维生素和高蛋白的食物。

1. 发热期鼓励孩子多喝水或吃其他流质食物

可帮助退热，促进代谢排毒。

2. 选择富含维生素的、性凉的蔬菜和水果

有利于清热解毒，帮助恢复。

比如西红柿、大白菜、菠菜、莴笋、空心菜、茼蒿、茭白、冬瓜、黄瓜、丝瓜、苦瓜、竹笋、蘑菇、白萝卜、茄子、紫菜、百合、绿豆、苹果、梨、橙子、草莓、枇杷、柚子、香蕉、甘蔗、荸荠、柠檬、桑葚、猕猴桃、西瓜等。

3. 恢复期可给予高蛋白、易消化的食物

鸡蛋、瘦猪肉、鸭肉、鸡肉等都是在风疹恢复期比较适合的高蛋白食物，帮助身体恢复，提高免疫力。

（四）食谱举例

甘蔗汁、雪梨汁、芦根水、百合粥、金银花芦根粥、马蹄糕、凉拌黄瓜丝、绿豆百合汤、香菜

豆腐汤、竹笋鲫鱼汤、苦瓜瘦肉豆腐汤、扁尖老鸭汤。

食谱举例

金银花芦根粥

食材：金银花 10 g，芦根 30 g，粳米 50 g，冰糖适量。

做法：1. 洗净的金银花和芦根放入锅中，加入清水，煎汁备用。

2. 粳米洗净，浸泡半小时，加入清水，大火煮开，文火炖煮至将熟时加入金银花芦根汁、适量冰糖，煮沸，盛出适量装碗。

功效：1. 金银花性寒，味甘，含有多种有机酸和黄酮。有清热解毒、疏散风热的作用。

2. 芦根性寒，味甘，含有多种酚酸类成分、维生素及多糖类物质。具有清热泻火、生津止渴、除烦止呕、利尿之功效。

3. 粳米，又名大米，性平，味甘，含有淀粉、蛋白质、脂肪、维生素等营养成分。有健脾和胃、补中益气、除烦渴、渗湿止泻的效用。

七、流行性腮腺炎

（一）基本概念

1. 病原

流行性腮腺炎是由腮腺炎病毒引起的腮腺非化脓性肿大的传染性疾病。

2. 流行季节

一年四季都可发病，但高发于冬春季节。

3. 传播途径

流行性腮腺炎患者和隐性感染者是传染源，主要通过呼吸道的唾液飞沫传播。人群普遍易感，好发于学龄儿童和年长儿童群体中。

（二）主要症状

流行性腮腺炎的主要症状是以耳垂为中心的腮腺肿大，有局部疼痛感，特别在张口和咀嚼时加剧。同时伴有中等程度的发热。一般持续一周左右消退。

（三）营养和膳食指导原则

流行性腮腺炎患者的营养和膳食的总体原则是要以有营养容易消化的半流质和软食为主，避免刺激性食物。

1. 提供富有营养、易消化的半流质食物和软食

流行性腮腺炎的患者会因腮腺肿大疼痛而引起张口和咀嚼困难，因此可以给予富有营养、容易消化的半流质食物或软食，避免坚硬或大块的食物。急性期可以粥、面、米糊、藕粉、蛋羹、蔬果泥、小馄饨、蛋糕、软饭等为主。

2. 选择富含维生素且有清热解毒作用的蔬菜水果

凉性的蔬菜和凉寒性的水果有利于清热解毒，比如西红柿、白菜、菠菜、莴笋、空心菜、茼蒿、茭白、冬瓜、黄瓜、丝瓜、苦瓜、竹笋、蘑菇、白萝卜、茄子、紫菜、百合、绿豆、苹果、梨、橙子、草莓、枇杷、柚子、香蕉、甘蔗、荸荠、柠檬、桑葚、猕猴桃、西瓜等。

3. 鼓励多饮水补充液体

流行性腮腺炎会伴随发热，同时还会伴有食欲下降，需要补充足够的液体帮助退热和疾病恢复。流质饮食，比如牛奶、果汁、豆浆、蔬菜汁、菜汤等，都是除了白开水之外补充液体的很好选择。

4. 避免刺激性的和重口味的食物

流行性腮腺炎的患儿在饮食上要注意避免辣的、过甜、过酸、过咸的食物，防止刺激唾液腺分泌，加剧腮腺肿痛。另外也要避免油炸食物，以及肥甘厚腻，坚硬或大块的食物。

（四）食谱举例

金银花水、雪梨黄瓜汁、西瓜汁、甘蔗荸荠水、藕粉、豆腐绿豆汤、红豆莲子羹、白萝卜粥、西红柿鸡蛋面、刀豆肉丝焖面、茼蒿肉糜粥、丝瓜鸡丝粥、肉糜炖蛋、紫菜蛋花汤、苦瓜黄豆小排骨汤、冬瓜扁尖肉丸汤。

食谱举例

豆腐绿豆汤

食材：豆腐 30 g，绿豆 30 g，冰糖适量。

做法：1. 洗净的绿豆加入清水浸泡数小时后，加入清水，大火煮开，文火炖煮至绿豆软烂开花。

2. 加入豆腐，放入冰糖，再煮 15 分钟，盛出适量装碗。

功效：1. 绿豆性寒，味甘，有以胡萝卜素、维生素 B_2、淀粉为主的维生素和糖类。有清热解毒、消暑利水、降脂、抗病毒及细菌和防过敏的作用。

2. 豆腐，性凉味甘，含有蛋白质、脂肪、碳水化合物、钙、铁、磷、镁和维生素等。有清热泻火解毒、补中益气、生津润燥的效用。

苦瓜黄豆排骨汤

食材：苦瓜 1 根，排骨 500 g，黄豆 50 g，盐，蒜，姜，料酒。

做法：1. 黄豆提前洗净，泡发备用。

2. 排骨洗净，焯水，放入清水中，沸腾后加入料酒，冲去泡沫备用。

3. 苦瓜洗净，去瓢切块。

4. 锅内放入沸水，加入排骨、苦瓜、黄豆、姜、蒜，大火煮沸后转文火煲 1.5 小时。

5. 放入盐调味，盛出适量装碗。

功效：1. 苦瓜性寒，味苦，含有苦瓜混苷、多种氨基酸和脂肪酸。有解毒明目、祛暑涤热的作用。

2. 猪肉，性微寒，味甘，含有蛋白质，脂肪，以及矿物质钙、磷、铁等，有补肾滋阴、养血益气、润燥、消肿的功效。

3. 黄豆，性平，味甘，含有蛋白质、脂肪、钙、磷、铁、多种维生素等。有健脾利水、解毒消肿、宽中导滞、祛湿利尿的作用。

八、病毒性胃肠炎

(一) 基本概念

1. 病原

婴幼儿和学龄儿童常见的病毒性胃肠炎，主要是轮状病毒胃肠炎和诺如病毒胃肠炎，分别由轮状病毒和诺如病毒引起。

2. 流行季节

轮状病毒和诺如病毒感染引起的胃肠炎全年都可发生。轮状病毒通常高发于秋冬季节，大约为每年的 10 月到次年的 2 月。轮状病毒胃肠炎常见于 5 岁以下的儿童，特别是 3 岁以下的婴幼儿。诺如病毒则以秋冬和冬春季为高发季节，人群普遍易感。

3. 传播途径

轮状病毒和诺如病毒的传播途径是粪-口传播，通过被污染的手、物品、食物和水感染。直接接触传播也是传播途径之一，常通过接触呕吐物，包括气溶胶分子传播。另外，轮状病毒还可由呼吸道传播。

(二) 主要症状

轮状病毒胃肠炎常以呕吐首发，伴有发热，随后出现水样便或蛋花汤样便。腹泻频繁，可多达每天 10 余次。诺如病毒胃肠炎的起病和轮状病毒胃肠炎相似，有呕吐，伴有发热，区别在于儿童的主要症状以频繁呕吐为主,可达数 10 次,而成人则以腹泻为主。

(三)营养和膳食指导原则

婴幼儿本身的胃肠道功能未发育成熟,并担负着供应生长发育和新陈代谢的双重任务,所以胃肠道负担较重。又因为病毒性胃肠炎伴有频繁呕吐腹泻以及发热,所以容易发生脱水和电解质紊乱。因此,营养和膳食的总体原则是补充足够的液体,以清淡易消化的饮食为主,少量多餐地喂养。目的在于让胃肠道得到充分的休息,并能维持孩子的新陈代谢和营养需求,防止发生脱水和电解质紊乱。

1. 补充足够的液体防止脱水和电解质紊乱

病毒性胃肠炎的患儿会在发热、呕吐、腹泻的过程中损失体液和电解质,因此要保证含有电解质的液体摄入,而不仅仅是喝白开水。一般可以选用含口服补液盐的糖盐水,或自制的糖盐水。如果条件限制,也可以选用含有电解质的运动饮料,但不可以给予含气的碳酸饮料、高糖的果汁或牛奶等,以免病情加重。

2. 呕吐后进食饮水须少量逐步进行

恶心呕吐时胃肠道肌肉收缩痉挛,如果呕吐后马上给予液体,容易继续发生呕吐,加重症状,得不偿失。应让孩子休息放松一下,然后开始少量多次地喂盐水,从一勺开始,逐渐缓慢增加,增加时每次都要给予一定的时间间隔。

3. 恶心呕吐缓解后给予清淡简单易消化的饮食

在孩子的恶心呕吐缓解后,可以先给予一些清汤,比如米汤、菜汤。然后再过渡到清淡容易消化的半流质饮食,逐步增加食物的能量密度,比如给予米粥、烂面等。少量多次地给予,以免加重消化道负担。饮食要清淡,选择具有收敛止泻作用的食物,比如石榴、胡萝卜、莲子、山药、小米、乌梅,还可以选择米粥、切片面包、面条、蒸苹果等。苹果煮沸或蒸后有鞣酸和果胶纤维释出,可以帮助止泻。

刚开始恢复喂养时要避免高糖、高蛋白、高脂肪,或富含膳食纤维的食物,防止腹泻加重以及消化不良。容易产气的食物也要避免,比如牛奶、糖、豆类、洋葱等。

4. 暂时稀释奶粉或更换腹泻奶粉

用配方奶粉喂养的婴幼儿可以选择暂时稀释奶粉,减轻胃肠道负担。或者更换腹泻奶粉,因为腹泻奶粉不含乳糖,可以避免患轮状病毒胃肠炎后的乳糖不耐受。

5. 恢复期可以给予含有双歧杆菌和乳酸杆菌的酸奶

可帮助消化,维持肠道菌群平衡。

(四)食谱举例

米汤、藕粉、苹果汤、石榴茶、生姜粥、白粥、苹果香蕉粥、胡萝卜粥、小米红枣粥、山药莲子芡实粥、白扁豆粥、蒸蛋。

食谱举例

苹果香蕉粥

食材：苹果 100 g，香蕉 100 g，大米 50 g。

做法：1. 苹果洗净去皮，切丁；香蕉去皮，切碎。

2. 大米清洗入锅，放入适量清水，浸泡约半小时后大火煮开，转用文火炖煮至软烂开花。

3. 放入苹果丁、香蕉碎，搅动打散，煮沸后数分钟，盛出适量装碗。

功效：1. 苹果，性凉，味甘，微酸，含有蔗糖、多种有机酸、黄酮类、果胶、维生素 C、钾和钠。有生津益胃、健脾止泻、清热除烦、助消化的作用。

2. 香蕉，性寒，味甘，含有果糖、葡萄糖、维生素 B_1、维生素 B_2、维生素 C、维生素 E、果胶、钙、磷和铁等。有养阴润燥、生津止咳、清热解毒的功效。

3. 大米，性平，味甘，含有淀粉、蛋白质、脂肪、维生素等营养成分。有健脾和胃、补中益气、除烦渴、渗湿止泻的效用。

山药莲子芡实粥

食材：山药 75 g，莲子 20 g，芡实 20 g，大米 50 g，红糖适量。

做法：1. 芡实洗净加入清水浸泡过夜。

2. 莲子洗净，山药洗净去皮，切成小碎丁备用。

3. 大米清洗浸泡半小时，加入莲子和山药，大火煮开，转用文火煲至大米软烂开花，莲子酥软。

4. 加入红糖调味，拌匀，盛出适量装碗。

功效：1. 山药，性平，味甘，含有山药碱、糖蛋白、多种氨基酸、多糖和矿物质。有补脾养胃、生津益肺、补肾涩精的作用。

2. 莲子，性平，味甘、涩，含有碳水化合物、蛋白质、膳食纤维、钙、磷和铁，以及多种维生素等。有健脾止泻、养心安神、补虚、益肾固精的功效。

3. 芡实，性平，味甘、涩，含有淀粉、蛋白质、脂肪、钙、磷和铁，以及多种维生素等。有补脾祛湿、止泻、补肾涩精的作用。

4. 大米，性平，味甘，含有淀粉、蛋白质、脂肪、维生素等营养成分。有健脾和胃、补中益气、除烦渴、渗湿止泻的作用。

案例实践

朵朵吐了好几次，喝水都吐怎么办

朵朵今年5岁，在蓝天幼儿园中三班就读。昨天朵朵与好朋友蓉蓉在一起玩游戏的时候，蓉蓉吐了，老师很快清理了呕吐物并通知蓉蓉家长把孩子接回了家。今天朵朵在幼儿园吃午餐的时候也吐了，老师通知了妈妈来接孩子去看病。妈妈从单位赶过去需要一个小时，在等妈妈来的过程中，朵朵又吐了4次。第一次把之前的午餐全都吐了，过了15分钟，第二次又吐了早上的早饭和在幼儿园吃的牛奶及点心。老师看了担心朵朵脱水或低血糖，喂她喝了一杯苹果汁，没过几分钟，朵朵说肚子不舒服，然后把喝下去的果汁都吐了。休息了一会儿，朵朵有点精神了，觉得口渴，就问老师要水喝，喝了半杯水，又吐了。老师也着急了，这样看着太让人揪心了，怎么办呢？

分析：婴幼儿在急性胃肠道感染的急性期多见恶心呕吐，而且可能会有多次。如果呕吐后马上给予液体或食物，可能会因为之前收缩痉挛的胃肠道肌肉还未完全缓解而继续发生呕吐，从而增加呕吐频率，以及脱水、电解质紊乱的风险。

正确的做法是应让孩子休息放松一下，大约15—20分钟以后再开始补充液体。第一次给予一小口水，观察15分钟，如果没有恶心呕吐或不适再给予两小口水，观察15分钟后开始第三次补水，这样循序渐进，在2—3小时内逐渐添加半杯乃至一杯。

如果在这个过程中孩子抱怨说口干，要再多喝一点，可以拿清洁的棉签棒蘸水润润嘴唇或吸几口，不推荐随便让孩子想喝多少就喝多少。如果中间有呕吐，就等待20—30分钟再次尝试。

给予的液体可以是用口服补液盐冲配的盐水，也可以是苏打水、米汤。如果有恶心的时候也可以尝试一下姜，可能会帮助减少恶心感。但是，含糖量高的果汁不推荐，以免引起胀气和电解质紊乱，比如苹果汁、梨汁；也不建议摄入碳酸饮料。

当液体能顺利地喝下且没有呕吐时，可以开始尝试软而清淡的食物。碳水化合物可以帮助舒缓消化道，比如米粥、面条、土豆泥、白吐司面包等。

第二节　婴幼儿常见慢性病膳食管理

一、支气管哮喘

（一）基本概念

支气管哮喘是儿童期最常见的慢性疾病之一。最近几十年，我国儿童的哮喘患病率显著增加。流行病学调查和 Meta 分析显示,从 1990 年到 2018 年,我国儿童的哮喘患病率从 1.00% 持续上升到了 3.3%,其中 4—6 岁年龄组的患病率为 3.8%,高于 0—3 岁及 7—14 岁组[1][2]。一项对中国室内环境与儿童健康(China, Children, Homes, Health,简称 CCHH)的调研,在 2011—2012 年随机选取了上海 5 个城区 72 个幼儿园中的 14 884 名 3—7 岁的学龄前儿童,发现哮喘的患病率达 10.2%[3]。哮喘作为呼吸系统慢性疾病,需要长期控制和治疗。哮喘急性发作是儿童急诊和住院的主要原因之一[4],频繁发作还会影响儿童的健康和正常生长发育,增加成年后肺功能损害的风险[5]。儿童的哮喘会影响其正常的学习和生活,因病治疗的费用和家长的误工缺勤,也会给家庭造成一定的经济负担。

(二)主要症状

反复发作的咳嗽、喘息、气促、胸闷是儿童哮喘最常见的症状。哮喘发作的表现和程度可随时间而变化,常伴有可逆性的呼气气流受限[6]。

(三)发病原因

多种多样的因素会诱发哮喘突然发作或加重,包括呼吸道感染、感染原暴露(接触屋尘、冷空气、花粉、宠物、特殊食物、化学气味等)、运动、大笑、哭闹等[7]。哮喘的管理除了长期、持续、规范、个体化的治疗外,明确哮喘的诱发因素并在日常生活中做好预防工作也是至关重要的。托育机构工作者应掌握一定的哮喘相关知识,根据每个儿童的不同诱因,在日常保教工作中有针对性地在家庭的日常防控上给予个体化的宣教和指导,有利于预防并减少哮喘的反复发作次数和程度,提高哮喘的控制水平,促进孩子的健康发展。

(四)营养和膳食指导原则

针对患有支气管哮喘的婴幼儿,膳食的总体原则是避免过敏以及刺激性的食物,饮食清淡、营养、易于消化。

---

① 全国儿科哮喘防治协作组. 全国 90 万 0—14 岁儿童中支气管哮喘患病情况调查[J]. 中华结核和呼吸杂志,1993(16): 64—68.

② 肖惠迪,书文,李梦龙,等. 中国 2011—2018 年儿童哮喘患病率 Meta 分析[J]. 中国学校卫生,2020,41(08): 1208—1211.

③ Huang C, Liu W, Hu Y, et al. Updated prevalences of asthma, allergy, airway symptoms, and a systematic review of trends over time for childhood asthma in Shanghai, China [J]. *PLoS One*, 2015,10(4): 1—2.

④ 中国哮喘儿童家长知信行调查项目组. 中国大陆 29 个城市哮喘患儿病情控制状况及影响因素[J]. 中华儿科杂志, 2013,51(2): 90—96.

⑤ Bui D S, Walters H E, Burgess J A, et al. Childhood respiratory risk factor profiles, their interactions and mediators, and middle-age lung function: a prospective cohort study from the 1st to 6th decade [J]. *American thoracic society*, 2018,15(09): 1057—1066.

⑥ 鲍一笑,陈爱欢,符州,等. 儿童支气管哮喘诊断与防治指南(2016 年版)[J]. 中华儿科杂志,2016,54(03): 167—181.

⑦ 鲍一笑,陈爱欢,符州,等. 儿童支气管哮喘诊断与防治指南(2016 年版)[J]. 中华儿科杂志,2016,54(03): 167—181.

1. 避免过敏的食物

研究发现，大约 30％—40％的儿童哮喘急性发作的诱发因素是食物[1]。常见的食物包括牛奶、鸡蛋、鱼虾蟹、海鲜、坚果、花生、水果、牛羊肉、豆类或豆制品、小麦、菌菇等。每个哮喘儿童的过敏因素不尽相同，所以在饮食上要注意规避生活中观察到的或经诊断检查已经确定的容易引起过敏的食物。在日常生活中，家长可以制作一本饮食日记，把孩子每天摄入的食物种类、数量和哮喘的病情记录下来，这样可以帮助发现哪些食物比较容易引起哮喘发作。

2. 提供营养充分而均衡的膳食

婴幼儿处于生长发育期，需要有足够而合理平衡的营养摄入。营养不足时容易影响免疫力，从而发生反复呼吸道感染，成为引发哮喘的诱因之一。除了蛋白质缺乏以外，研究还发现在儿童期，如果缺乏维生素 A、β-胡萝卜素、维生素 D、维生素 E，以及微量元素锌、铁、钙，都容易发生反复呼吸道感染[2][3]。所以膳食中除了保证足量的蛋白质和热能需要外，也要注重富含各种维生素和微量元素的食物。瘦猪肉、鸡肉、鸽子、鹌鹑、鲫鱼、动物肝脏、豆腐、豆浆等都是不错的选择。

3. 饮食清淡、易于消化，避免刺激性的食物及饮品

在日常饮食中，在保证营养的前提下，宜清淡，易于消化，多吃新鲜蔬菜和水果，且要避免肥腻、过甜、过咸，过冷以及辛辣香燥等口味刺激性食物。比较适宜的、新鲜的蔬果，包括白萝卜、山药、莲藕、南瓜、芹菜、胡萝卜、荸荠、丝瓜、香菇、青菜、百合、银杏、梨、柚子、柑橘、香蕉、猕猴桃、蜂蜜、银耳、杏仁、莲子、薏米、陈皮等。

4. 避免高脂饮食和高糖果汁及饮料

有研究发现，高脂饮食和儿童哮喘密切相关。每日进食的食物中脂肪量大于 100 g，或膳食脂肪提供的能量大于总能量的 30％，儿童患哮喘的风险要比非高脂饮食者高 78％，反复喘息的风险增加 33％[4]。无独有偶，哈佛大学在 2018 年发表的一项研究结果显示，在童年早期摄入含有高果糖的果汁或饮料的孩子，到了童年中期患上哮喘的概率要比不喝含糖饮料的孩子高 77％[5]。

① 孙静怡，房定珠，华丽，等. 上海地区儿童哮喘急性发作诱因分析及哮喘患者教育[J]. 教育生物学杂志，2019,7(04)：213—219.

② 朱莉，许宏苑，王蕊，等. 维生素 D 缺乏与儿童反复呼吸道感染的相关性研究[J]. 中国妇幼保健，2020,35(24)：4745—4747.

③ 宋春梅，许波，晁玉瑾. 不同年龄反复呼吸道感染儿童体内锌、铁、钙及维生素 A、维生素 E 水平检测分析[J]. 中国医学前沿杂志(电子版)，2020,12(12)：68—71.

④ 赵艳，汤磊，胡娜，等. 高脂饮食与儿童哮喘或反复喘息关联性的系统评价和 Meta 分析[J]. 中国循证儿科杂志，2018,13(04)：253—258.

⑤ Wright L S, Rifas-Shiman S L, Oken E, et al. Prenatal and early life fructose, fructose-containing beverages, and midchildhood asthma [J]. *American thoracic society*，2018,15(02)：217—224.

·拓展阅读·

处于疾病不同时期的哮喘儿童在饮食上的注意事项

1. 急性发作期

除了平时过敏的食物外,也要注意避免可能会诱发咳嗽的其他食物,比如鱼虾蟹、牛奶等。另外,由于哮喘发作时因为呼吸困难会产生过度通气,从而导致腹胀,所以要避开容易产气和胀气的食物,以免加重腹胀压迫胸腔,雪上加霜,比如富含淀粉类的土豆、红薯、芋头、南瓜,豆类食物和豆制品,西兰花、花椰菜、卷心菜等。

再者,哮喘急性发作时胃纳和进食都会受到影响,又因为咳嗽和气喘,呼吸道会额外丢失水分,故需要注意补充足够的液体。可以考虑给予流质或半流质饮食,容易消化且较为清淡,比如米汤、豆浆、菜肉粥、面条、馄饨等。食物的温度也需要考虑,不能过冷或过热,以免刺激呼吸道引起咳嗽。

2. 好转恢复期

在咳嗽、气喘、气促好转后,还是要继续注意补充水分,帮助稀释痰液,防止痰栓。此时可以酌情减少忌口,给予易消化且营养丰富的高蛋白高热量的食物,以及新鲜的蔬菜水果。采取少量多餐的方式,逐渐增加食物的品种和数量。

(五) 食谱举例

苹果雪梨莲藕汁、蜂蜜白萝卜苹果汁、蜂蜜生姜汁、杏仁豆腐、核桃杏仁蜜、百合莲子银耳羹、银杏粥、橘皮粳米粥、冰糖百合杏仁粥、芡实核桃红枣糯米粥、丝瓜粥、山药粥、红枣南瓜、核桃瘦肉汤、柚子炖老鸭、柚子炖鸡、鹌鹑煲杏仁、银杏烧肉、陈皮炖鸡、白萝卜肋排汤、番茄肉糜豆腐羹、藕夹。

食谱举例

橘皮粳米粥

食材:干橘皮 10 g(或鲜橘皮 20 g),粳米 50 g。

做法:1. 洗净的橘皮放入锅中,加入清水,煎汁备用。

2. 粳米洗净,浸泡半小时,加入清水,大火煮开,文火炖煮至将熟时加入橘皮汁,煮沸,盛出适量装碗。

功效:1. 橘皮,性温,味苦、辛,含有黄酮类、陈皮苷、维生素 B_1、维生素 C 等成分。有健脾理气,燥湿化痰,降逆止呃的作用。

2. 粳米,又名大米,性平,味甘,含有淀粉、蛋白质、脂肪、维生素等营养成分。有健脾和胃、补中益气、除烦渴、渗湿止泻的效用。

柚子炖鸡

食材：柚子1个，童子鸡1只，盐、姜、葱、料酒适量。

做法：1. 柚子去皮，剥出柚子肉备用。

2. 鸡去皮毛和内脏，洗净。

3. 柚子果肉加入鸡腹内，放入小砂锅，加入料酒、盐、葱、姜水。

4. 将小砂锅放入有水的锅内，隔水炖至鸡熟，盛出适量装碗。

功效：1. 柚子性寒，味甘、酸，含有黄酮类、糖类、维生素C、B族维生素和微量元素等。有生津止渴、消食和胃、健脾止咳的功效。

2. 鸡肉，性温，味甘，含有蛋白质、脂肪、钙、磷、铁和维生素等，有温中益气、健脾养血的功效。

二、湿疹(特应性皮炎)

(一) 基本概念

湿疹是儿童期常见的炎症性皮肤病，属于变态反应性疾病。通俗地讲，湿疹就是一种过敏性疾病，民间常俗称"奶癣"。湿疹有明显的渗出倾向，伴有明显瘙痒，容易复发[1]。特应性皮炎常被定义为慢性瘙痒性炎症性皮肤病，又称为遗传过敏性湿疹，常见于儿童，与遗传过敏有关，并常伴发有哮喘、过敏性鼻炎[2]。湿疹是无法明确病因的皮炎的暂时统称，随着病因的明确，如果有过敏疾病家族史和过敏体质的即为特应性皮炎。简而言之，特应性皮炎其实是一种特殊的"湿疹"。目前"湿疹"和"特应性皮炎"这两个术语常常互换使用。在单独使用"湿疹"这个描述时，通常是指特应性皮炎[3]。

(二) 主要症状

湿疹，常表现为不同形态的皮疹，以斑丘疹和斑块为主，有瘙痒，有时伴有渗出，反复发作。患有特应性皮炎的孩子通常在不同年龄段的临床表现和发病部位都各有特点[4]。总体来说，除了有湿疹的表现外，皮肤瘙痒，干燥明显，易复发，影响生长发育和生活质量。随着

---

① 马琳. 儿童皮肤病学[M]. 北京：人民卫生出版社，2014.

② 马琳. 儿童皮肤病学[M]. 北京：人民卫生出版社，2014.

③ 姚志远. 特应性皮炎(湿疹)的发病机制、临床表现和诊断. [EB/OL]（2020 - 05 - 30）[2021 - 01 - 11]. https：//www. uptodate. cn/contents/zh-Hans/atopic-dermatitis-eczema-pathogenesis-clinical-manifestations-and-diagnosis? search＝%E6%B9%BF%E7%96%B9&source＝search_result&selectedTitle＝2～150&usage_type＝default&display_rank＝2.

④ 马琳. 儿童皮肤病学[M]. 北京：人民卫生出版社，2014.

年龄增长,常伴有过敏性鼻炎、过敏性哮喘等特应性疾病。

(三) 发病原因

湿疹的发生与机体的内部和外部因素有关联。内部因素有免疫调节功能异常、皮肤屏障功能缺陷、遗传因素、营养代谢因素等,而外部因素就包括接触环境或食物中的过敏原、化学物质、感染、气候变化等[①]。其中,食物过敏是湿疹发生的一个重要因素。一项对上海市5 349 名儿童的研究发现,65％的湿疹儿童对一种或多种食物过敏[②]。另一项研究发现,在 2 岁以下中重度特应性皮炎的儿童中,食物过敏的发生率为 49.7％[③]。

(四) 营养和膳食指导原则

总体原则是避免过敏以及刺激性的食物,饮食搭配宜清淡,荤素搭配,低油低盐,易于消化。

1. 避免过敏的食物

湿疹儿童食物过敏的种类因人而异,其中常见的过敏食物是鸡蛋、牛奶、小麦、大豆、牛肉、坚果、鱼类、贝类等[④]。个体要规避哪些食物,需要参考其化验检查的结果,结合家庭在日常生活的食物日记中所观察到的结果,在医生的指导下制定饮食管理清单。又因为婴幼儿处于生长发育期,对营养的需求较大,故不可以盲目进行食物规避,避免出现营养不良,对健康造成影响。另外,一旦明确需要规避的过敏食物后,要积极寻找营养价值相当又不致敏的替代食物,以保证孩子的生长发育。比如,如果存在有牛奶蛋白过敏,在规避牛奶蛋白的同时,可以选用氨基酸配方奶粉或深度水解蛋白配方奶粉作为替代。

2. 饮食清淡、营养、易消化

传统中医认为,湿疹在禀赋不耐的基础上,风、湿、热邪为主要病因。因饮食不节致内生湿热,腹外感风湿热邪,内外湿邪相搏化热,湿热蕴结化火,浸淫肌肤;或因脾为湿困,湿邪郁久,耗伤阴血,虚热内生,致脾阴虚血燥[⑤]。所以日常的饮食要忌食肥甘厚味、助热生湿、性温助火的食物。油煎炒炸,炙灼香燥熏烤的菜肴要避免。注意清淡少盐,适当选用清热利湿的食物,常见的有芹菜、茭白、冬瓜、丝瓜等[⑥],苦瓜、黄瓜、莴笋、茼蒿、苋菜、荠菜、黄花菜、白菜、绿豆、赤小豆、薏米也是不错的选择。另外,富含维生素 A 和维生素 B 的食物有益于皮肤的恢复,比如动物肝脏、蛋黄、牛奶、胡萝卜、红薯、南瓜、西红柿、玉米、西兰花、菠菜、芒果、柑、

---

① 马琳. 儿童皮肤病学[M]. 北京:人民卫生出版社,2014.

② 黄迎,钱秋芳,张志红,等. 5349 例湿疹患儿血过敏原检测及分析[J]. 徐州医科大学学报,2020,40(10):768—772.

③ Yang H, Xiao Y Z, Luo X Y, et al. Diagnostic accuracy of atopy patch tests for food allergy in children with atopic dermatitis aged less than two years [J]. *Allergologia et immunopathologia*,2014,42(01):22—28.

④ Sampson H A, Sicherer S H. Food hypersensitivity and atopic dermatitis:pathophysiology, epidemiology, diagnosis, and management [J]. *The journal of allergy and clinical immunology*,1999,104(03):114—122.

⑤ 杨志波,段逸群,刘巧,等. 湿疹(湿疮)中医诊疗专家共识(2016 年)[J]. 中国中西医结合皮肤性病学杂志,2018,17(02):181—183.

⑥ 许尤佳. 小儿常见病调养[M]. 广州:广东科技出版社. 2019.

谷类、豆类、坚果等。

3. 避免刺激性的食物

辛辣酸涩、有刺激性的食物也要避免,比如辣椒、胡椒、葱、蒜、芥末、咖喱,防止诱发或加重湿疹。

4. 定期进行营养评估

饮食回避的儿童需要定期接受生长发育监测和营养评估,例如体重、身高、头胸围、皮下脂肪等,这样可以预防和早期发现营养不良、生长迟缓、维生素缺乏或蛋白质营养不良,及早干预[1]。

·拓展阅读·

湿疹儿童的食物过敏会持续终身吗

随着年龄的增长,大多数对鸡蛋、牛奶、大豆、小麦有免疫球蛋白介导的速发型过敏反应的湿疹儿童会逐渐耐受,只有少数会一直持续到成年。坚果和鱼类过敏持续到成年的可能性较大[2]。非免疫球蛋白介导的食物过敏的湿疹儿童一般在 5 岁左右会达到耐受[3],所以对有坚果过敏的儿童可每 2 年复查一次,对鸡蛋和牛奶过敏的孩子建议每6—12 个月复查过敏状况[4]。

(五) 食谱举例

百合薏米绿豆汤、红豆薏米水、桑葚百合大枣汤、绿豆百合莲子汤、红豆绿豆汤、冬瓜西瓜汁、薏米茯苓小米粥、冬瓜薏仁莲子羹、海带薏米冬瓜汤、甘蔗粥、山药茯苓糕、薏仁山药饼、茭白胡萝卜肉丝、芹菜肉丝、冬瓜番茄肉丸汤、绿豆海带小排汤、丝瓜酿肉丸、黄瓜丝拌鸡丝。

食谱举例

红豆薏米水

食材:薏米 30 g,红豆 15 g,布包玉米须 15 g,冰糖适量。

---

[1] 中国医师协会皮肤科医师分会儿童皮肤病专业委员会,中华医学会皮肤性病学分会儿童组,中华医学会儿科学分会皮肤性病学组. 儿童特应性皮炎相关食物过敏诊断与管理专家共识[J]. 中华皮肤科杂志,2019,52(10):711—716.

[2] Savage J, Johns C B. Food allergy:epidemiology and natural history [J]. *Pediatric allergy*, 2015,35(01):45—59.

[3] Caubet J, Szaje wska H, Shamir R, et al. Non-IgE-mediated gastrointestinal food allergies in children [J]. *Pediatric allergy and immunology*, 2017,28(01):6—17.

[4] Muraro A, Werfel, T, Hoffmann-Sommergruber K, et al. EAACI food allergy and anaphylaxis guidelines:diagnosis and management of food allergy [J]. *Allergy*, 2014,69(08):1008—1025.

做法：1. 洗净的薏米、红豆、玉米须加入清水中大火煮开，文火慢炖至豆烂。

2. 放入冰糖搅拌均匀至融化，关火，去除布包玉米须，盛出适量装碗。

功效：1. 薏米，味甘、淡，性微寒。归脾、胃、肺经，具有健脾益气、利水渗湿、清热解毒、止泻之功效。

2. 红豆，味甘、微酸，性平。归脾经，有利水除湿、散血消肿、解毒排脓、宽肠理气之功效。

3. 玉米须，味甘、淡，性平，归膀胱、肝、胆经。可以利水渗湿，清血热，开胃清肝利胆。

桑葚百合大枣汤

食材：桑葚 30 g，百合 30 g，大枣 10 枚，青果 9 g，冰糖适量。

做法：1. 将洗净的桑葚、百合、大枣、青果加入清水中大火煮开，文火慢炖至熟。

2. 放入冰糖搅拌均匀至融化，关火，去渣，盛出汤汁饮用。

功效：1. 桑葚，味甘、微酸，性寒。归心、肝、肾经，有补血滋阴、生津润燥的功效。

2. 百合，味甘，性寒。归心、肺经，有养阴润肺、清心安神的作用。

3. 大枣，味甘，性温。归脾、胃、心经。有补脾益气、养血安神的功效。

4. 青果，味甘、酸，性平。归肺、胃经。具有清热、利咽、生津、解毒的作用。

三、便秘

（一）基本概念

便秘是儿童期较为常见的消化道疾病之一。流行病学发现，我国儿童便秘的患病率为 18.8%[1]。大约 90%以上的儿童便秘是功能性便秘，即非全身疾病或肠道疾病导致的原发性便秘。便秘通常从婴幼儿期开始发生，其中将近有 50%的孩子会持续到成年。便秘会影响胃肠道功能，还会影响记忆力和智力发育[2]，从而影响儿童的生长发育和生活质量。

（二）主要症状

功能性便秘主要表现为排便次数减少，常常每周 2 次或 2 次以下。大便坚硬、干燥、粗大，甚至堵塞下水道，排便困难和排便时肛门疼痛，持续一个月以上。有时会有肛裂、痔疮及直肠脱垂。长期便秘的儿童会出现食欲不佳、头晕、乏力、口臭、腹胀、肠绞痛、睡眠不安等。

---

[1] Chu H K, Zhong L K, Zhang H L, et al. Epidemiology characteristics of constipation for general population, pediatric population, and elderly population in China [J]. *Gastroenterology research and practice*. 2014(10):1—11.

[2] Bongers M E, Wijk M P, Reitsma J B, et al. Long-term prognosis for childhood constipation: clinical outcomes in adulthood [J]. *Pediatrics*. 2010,126(01):156—162.

长期摄入不足,会加重便秘,且引起营养不良。

(三) 发病原因

饮食因素是儿童功能性便秘的常见原因之一。进食过少会引起消化后液体吸收,食物残渣太少,从而使大便量减少、大便干燥,导致便秘。大便的性状和摄入的食物成分密切相关,如果搭配不合理,就会引起便秘。比如,蛋白质过多但碳水化合物过少,大便易干燥;精细的大米和面粉类食物与全谷类食品相比,更容易引起便秘。偏食肉类,而对蔬菜水果比较挑食的话,易导致摄入食物中纤维素少,容易便秘。另外,肠道功能失常也会引起便秘,比如生活不规律,不按时大便,憋大便,缺少活动,依赖泻药等。除了以上因素,精神心理因素,诸如焦虑抑郁、情绪差,有时也会引起儿童便秘。

(四) 营养和膳食指导原则

合理的饮食调整是缓解儿童功能性便秘的重要措施。膳食的原则是根据地区、生活习惯、季节、家庭条件、发病原因,有针对性地对患儿的膳食进行个性化调整。总体来说,足量的膳食纤维和水分是解决便秘最重要的饮食策略。

1. 注重膳食纤维的摄入

膳食纤维摄入不足被普遍认为是功能性便秘的原因之一[1]。应鼓励患儿摄入富含膳食纤维的水果、蔬菜、粗粮和豆类。便秘患儿的膳食纤维每日摄入量=年龄+(5—10 g/d)。托育机构和家庭都要考虑多变换饮食的花样,从色、香、味入手,吸引患儿配合食用。韭菜、芹菜、香蕉、梨是含有膳食纤维较多的食材。菠菜、包菜、白菜、空心菜、荸荠、南瓜、丝瓜、黄瓜、西葫芦、芦笋、豆角、萝卜、薯类(包括红薯、土豆、山药等)也是富含膳食纤维的常见蔬菜。常见的粗粮和杂豆有糙米、玉米、燕麦片、红薯、绿豆等。水果中所含的水溶性膳食纤维可以发挥肠道益生元的作用,促进肠道益生菌生长,促进结肠蠕动,增加排便次数。梨、桃子、西梅、李子、西瓜、火龙果、柚子、葡萄柚、香蕉、苹果等都是常见的含膳食纤维较多的水果。水果、蔬菜、薯类食材不仅可以入菜,还可以充当三餐之外的零食。

2. 保证足量的水分摄入

体内水分不足是便秘的主要原因之一,特别是夏天,体液丢失较多,更易导致便秘。鼓励患儿多饮水,可刺激胃肠蠕动,有助于软化大便,缓解大便干结,使其顺利通过结肠。虽然包括汤类在内的液体都对便秘有帮助,但最好的选择还是水。

3. 适当给予富含油脂的食物

富含油脂的食物可以促进肠蠕动,有润肠和软化大便的作用,比如芝麻、核桃、花生、松

---

[1] Everhart J E, Ruhl C E. Burden of digestive diseases in the United States part I: overall and upper gastrointestinal diseases [J]. *Gastroenterology*, 2009, 136(02): 376—386.

子等,都属于富含油脂的食物。

4. 给予富含 B 族维生素的食物

B 族维生素的缺乏,尤其是缺乏维生素 B_1,会影响神经传导,引起胃肠蠕动减慢,消化液分泌减少,从而造成消化不良和便秘。可以选择天然、未经精细加工的食物,比如粗粮、酵母、豆类食物及豆制品等。

5. 适当食用产气食物

产气食物会促进胃肠蠕动加快,促进排便,例如洋葱、萝卜、蒜苗等。

6. 给予含有益生菌的食物

酸奶、奶酪、豆豉、味噌、泡菜中都含有丰富的益生菌,能调节肠道内的微生态,促进肠蠕动,有利于排便。

7. 避免辛辣刺激以及热性的食物

传统中医认为,辛辣及热性的食物会助火毒致肠燥,蕴湿热邪下,导致便秘发生。辣椒、牛羊肉、烧烤、煎炸类食物都要避免。

8. 避免油腻厚重的食物

避免动物内脏等高蛋白、高胆固醇的食物以及肥腻的肉类。

(五) 食谱举例

柚子蜂蜜水、蜜桃酸奶、牛奶黑芝麻豆浆、黑芝麻糯米糊、黑芝麻核桃粉、花生糯米粥、绿豆丝瓜粥、桂花红薯红豆甜汤、南瓜汤、芹菜花生米腐竹、莴笋胡萝卜炒黑木耳、西葫芦炒西红柿、松仁玉米豌豆炒胡萝卜、果仁菠菜拌木耳、罗宋汤、萝卜小排汤、苦瓜小排汤。

食谱举例

黑芝麻糯米糊

食材:黑芝麻 75 g,糯米 50 g,红糖 25 g。

做法:1. 黑芝麻洗净,小火炒香或烤箱烤熟,破壁机打成黑芝麻粉。

2. 糯米洗净,清水浸泡 3—4 小时,破壁机打成浆。

3. 黑芝麻粉加入清水中,大火煮沸,慢慢加入米浆,不停搅拌,煮至糊状,加入红糖调味,盛出适量装碗。

功效:1. 黑芝麻,性平,味甘,含有脂肪、蛋白质、钙、膳食纤维、维生素 B_9、维生素 E、果糖、葡萄糖等成分。有补肝肾、益精血、润肠燥的作用。

2. 糯米,性平,味甘,含有淀粉、蛋白质、脂肪、有机酸、钙、磷、铁、B 族维生素等营养成分。有补中益气、健脾和胃、除烦渴、止泻、敛汗的效用。

果仁菠菜拌木耳

食材：核桃仁80 g，菠菜250 g，黑木耳10 g，生抽、陈醋、盐、白砂糖、蒜、芝麻油适量。

做法：1. 黑木耳清水泡发，洗净，沸水焯熟捞出，沥干水分备用。

2. 菠菜洗净，切断，沸水焯熟捞出，沥干水分备用。

3. 黑木耳、菠菜、核桃仁放入碗中，加入蒜泥、生抽、陈醋、盐、糖、芝麻油，搅拌均匀，盛出适量装盘。

功效：1. 菠菜性凉，味甘，含有蛋白质、脂肪、糖、膳食纤维、草酸、钙、磷、镁、铁、胡萝卜素、B族维生素、维生素C、维生素B_9、维生素E。有养血止血、平肝明目、润燥滑肠、清热除烦之功效。

2. 黑木耳性平，味甘，含糖类、蛋白质、膳食纤维、磷、钙、胡萝卜素、B族维生素等成分。有凉血止血，补气养血，润肺止咳，益胃润肺，利肠道的作用。

3. 核桃，性温，味甘，涩，有蛋白质、脂类、糖类、钙、铁、磷等多种成分。有补益生精，润肠通便，温肺定喘的功效。

 案例实践

香蕉能帮助排便吗

丽丽是一名中班的孩子，平时不爱喝水，最近几个月出现了便秘的问题，四五天都无法顺利排便。丽丽的小肚子总是鼓鼓的，还很硬，每次尝试排便的时候都很痛苦。她的胃口也不如以前了，小脸蛋眼看着就瘦了下去。妈妈看到书上说香蕉能帮助缓解便秘，想着丽丽反正也喜欢吃香蕉，就隔三岔五买一大串黄澄澄的新鲜香蕉回来。但是丽丽吃了香蕉后状况非但没有改善，反而更严重了，这是怎么回事呢？

分析：众所周知，香蕉中含有丰富的膳食纤维，食用香蕉能帮助润肠通便。丽丽吃了香蕉后便秘没有得到改善，原因有两个：第一个原因是丽丽没有吃对香蕉。并非所有的香蕉都有润肠通便的作用，只有熟透的香蕉才会促进肠道蠕动，而生的香蕉则含有较多的鞣酸，有收敛作用，反而会抑制肠液分泌以及肠道蠕动，同时过多的鞣酸会和消化道中的蛋白质结合，形成不易消化吸收的鞣酸蛋白，加重便秘。所以案例中的丽丽吃多了不够熟的香蕉，起了适得其反的效果。买回来的香蕉如果不够熟，可以放置在通风处几天，到表皮出现些小黑点，但香蕉果肉仍未改变时再吃。第二个原因就是丽丽的水分摄入不足。足够的水分可以让身体更快速地吸收香蕉中的水溶性膳食纤维和果胶，帮助通便。

四、注意力缺陷多动障碍

(一) 基本概念

注意力缺陷多动障碍(attention deficit and hyperactivity disorder,以下简称 ADHD)是儿童中最常见的神经行为障碍,在我国患病率约为 6.26%[1],也是影响学龄儿童最多的慢性健康问题之一。ADHD 会对儿童、家庭和社会产生明显的影响,比如导致学习困难、成绩较差、行为问题、与家庭成员及同龄儿童关系紧张以及影响自尊。

(二) 主要症状

ADHD 的核心症状表现为与发育水平不符的注意缺陷,如注意集中困难,注意持续时间短暂和(或)多动冲动。常于儿童期发病,但 40%—70% 会持续到青春期,30—50% 持续至成年仍会表现出相应的症状。大约 65% 的患儿会存在语言障碍、睡眠问题、遗尿症或抽动障碍等[2]。

(三) 发病原因

确切病因尚未明确,目前普遍认为 ADHD 是由多种原因引起的一种综合征,可能与遗传因素、神经生物因素、轻微脑损伤、社会心理因素有关。

(四) 营养和膳食指导原则

近期的研究发现,营养饮食是有效调节神经和行为症状的因素之一,应将饮食结构分析和管理纳入 ADHD 的评估、规范治疗与随访中,这将有助于提升 ADHD 的治疗效果[3]。

1. 保证蛋白质摄入

蛋白质是人体必需的营养素之一,可以分解成人体所需的氨基酸,与维持神经传导相关,对保持注意力、警觉性和大脑功能很重要。建议 ADHD 患儿在起床后的 30 分钟内进食,每天要分次足量摄入符合年龄的推荐量[4]。蛋白质丰富的鱼虾类、豆类、牛奶、鸡蛋、牛肉都是很好的选择。

2. 适量补充含 omega‐3 多不饱和脂肪酸的食物

ADHD 的注意力、冲动和认知症状与大脑的神经递质失衡有关,比如 5‐羟色胺和多巴胺的功能低下。omega‐3 多不饱和脂肪酸对大脑发育和正常脑功能的维持起重要的作用。

① Wang T, Liu K, Li Z, et al. Prevalence of attention deficit/hyperactivity disorder among children and adolescents in China: a systematic review and metaanalysis [J]. *BMC psychiatry*, 2017,17(01): 32.

② 中华医学会儿科学分会发育行为学组. 注意缺陷多动障碍早期识别、规范诊断和治疗的儿科专家共识[J]. 中华儿科杂志,2020,58(03): 188—193.

③ 陈立. 影响注意缺陷多动障碍的营养因素及管理[J]. 教育生物学杂志,2020,8(02): 87—93.

④ 中国营养学会. 中国居民膳食营养素参考摄入量(2013 版)[M]. 北京: 科学出版社,2014: 6.

omega-3多不饱和脂肪酸的前体α-亚麻酸可衍生出二十碳五烯酸(EPA)和二十二碳六烯酸(DHA)。研究发现,omega-3多不饱和脂肪酸浓度的增加会促进额叶皮质区域的5-羟色胺和多巴胺的神经传递[1]。多项研究证实补充omega-3多不饱和脂肪酸可以改善ADHD患儿的注意力症状、学习和记忆能力[2][3]。除了服用omega-3多不饱和脂肪酸补充剂的选择外,可以考虑在日常膳食中注意摄入omega-3多不饱和脂肪酸含量丰富的食物,比如亚麻籽油、野生稻类、鸡蛋、大豆、鲑鱼和金枪鱼等[4]。

3. 多吃新鲜蔬菜和水果,避免由精制谷物制作的甜食和含饱和脂肪酸的食物

长期食用含深加工肉类、动物性脂肪、氢化脂肪和盐的饮食的儿童对ADHD更易感,而且ADHD患儿的谷类、肉类、豆类和蔬果的摄入明显低于正常发育的儿童[5]。最新的研究也发现,由高精制糖和饱和脂肪酸制作的"垃圾"饮食,比如甜点、油炸食品,会增加患ADHD的风险,而摄入较多蔬菜水果和乳制品的健康均衡饮食是ADHD的保护性因素[6]。所以,在日常饮食中,要注意调整ADHD患儿的饮食结构,推广健康饮食,减少高糖、高脂肪、精制和深加工食品的摄入。膨化食品、含糖或含咖啡因的饮料、洋快餐之类都要尽量避免。

4. 限制摄入人工制品添加过多的食物

人工色素、甜味剂、香精或防腐剂含量高的食物,应避免食用。

5. 保证铁和锌的摄入,避免含有铝和铅的食物

铁是体内重要的矿物质之一,除了参与血红蛋白和肌红蛋白的合成外,还是酪氨酸羟化酶的辅助因子,参与多巴胺和去甲肾上腺素的合成。如果体内缺铁,非但会引起贫血,还会因为影响酶的组成、脑的发育、神经传导功能的进行,从而影响感觉、运动、认知、语言、社会情绪和神经系统发育,容易出现注意力不集中、情绪多变、记忆力及学习能力下降。ADHD患儿的饮食中要注意富含铁的食物的摄入和补充,防止铁缺乏,必要时可以考虑补充铁剂[7]。

---

[1] Freeman M P, Rapaport M H. Omega-3 fatty acids and depression: from cellular mechanisms to clinical care [J]. *The journal of clinical psychiatry*, 2011, 72(02): 258—259.

[2] Hawkey E, Nigg J T. Omega-3 fatty acid and ADHD: blood level analysis and meta-analytic extension of supplementation trials [J]. *Clinical psychology review*, 2014, 34(06): 496—505.

[3] Bloch M H, Mulqueen J. Nutritional supplements for the treatment of ADHD [J]. *Child and adolescent psychiatric clinics*, 2014, 23(04): 883—897.

[4] 陈立. 影响注意缺陷多动障碍的营养因素及管理[J]. 教育生物学杂志, 2020, 8(02): 87—93.

[5] 中华医学会儿科学分会发育行为学组. 注意缺陷多动障碍早期识别、规范诊断和治疗的儿科专家共识[J]. 中华儿科杂志, 2020, 58(03): 188—193.

[6] Del-Ponte B, Quinte G C, Cruz S, et al. Dietary patterns and attention deficit/hyperactivity disorder (ADHD): a systematic review and meta-analysis [J]. *Journal of affective disorders*, 2019(252): 160—173.

[7] 陈立. 影响注意缺陷多动障碍的营养因素及管理[J]. 教育生物学杂志, 2020, 8(02): 87—93.

　　锌是代谢多种酶的辅助因子,可以间接影响 ADHD 中至关重要的影响因子——多巴胺的代谢。研究发现,低水平的锌与 ADHD 有显著的联系[1]。在一项对 ADHD 儿童和正常发育儿童的营养饮食模式的研究发现,富含锌、蛋白质、其他矿物质的饮食模式,血清锌浓度,均和 ADHD 发病率呈负相关[2]。富含锌的食物主要有生蚝、红肉类、山核桃、芝麻、谷物的胚芽、豆类、花生、乳制品等。

　　另外,还需注意避免含有铝和铅的食物,比如含有明矾的油条、含铅的皮蛋、爆米花等,避免使用含铅或含铝的餐具。

6. 必要时补充维生素 D

　　维生素 D 和 ADHD 有潜在关联。研究发现,维生素 D 参与多巴胺能神经元的发育和成熟[3],而且维生素 D 缺乏导致的大脑 5-羟色胺水平下降可能与 ADHD 发生有关[4]。在药物治疗 ADHD 的同时给予维生素 D 补充剂,可以辅助改善 ADHD 症状[5]。

(五) 食谱举例

　　红枣夹核桃、黑芝麻花生核桃糊、桂圆莲子红枣粥、百合莲子羹、西芹炒百合、清蒸生蚝、香煎三文鱼、清蒸黄花鱼、豆腐炒河虾、花甲炒鸡心、海带小排汤、鸭血豆腐汤、菠菜猪肝汤、蘑菇豆腐肉末羹。

食谱举例

桂圆莲子红枣粥

食材:桂圆 20 g,莲子 20 g,红枣 20 g,糯米 40 g,冰糖适量。

做法:1. 桂圆、莲子洗净,红枣洗净去核。

2. 糯米洗净,加入清水浸泡 1 小时。加入莲子,大火煮沸,文火继续炖煮 45 分钟左右,至糯米软烂,莲子酥软。

① Scassellati C, Bonvicini C, Faraone S V, et al. Biomarkers and attention-deficit/hyperactivity disorder: a systematic review and meta-analyses [J]. *Journal of the American academy of child & adolescent psychiatry*, 2012,51(10): 1003—1019.

② Zhou F, Wu F, Zou S, et al. Dietary, nutrient patterns and blood essential elements in Chinese children with ADHD [J]. *Nutrients*, 2016,8(06): E352.

③ Moretti R, Morelli M E, Caruso P. Vitamin D in neurological diseases: a rationale for a pathogenic impact [J]. *International journal of molecular sciences*, 2018,19(08): 2245.

④ Patrick R P, Ames B N. Vitamin D and the omega-3 fatty acids control serotonin synthesis and action, part 2: relevance for ADHD, bipolar disorder, schizophrenia, and impulsive behavior [J]. *The FASEB journal*, 2015,29(06): 2207—2222.

⑤ Dehbokri N, Noorazar G, Ghaffari A, et al. Effect of vitamin D treatment in children with attention-deficit hyperactivity disorder [J]. *World journal of pediatrics*, 2019,15(01): 78—84.

3. 加入红枣、桂圆和冰糖,继续文火煲15—20分钟,拌匀,盛出适量装碗。

功效:1. 桂圆,性温,味甘,含有糖类、腺嘌呤、胆碱、蛋白质、脂肪和B族维生素。有补益心脾、养血安神的作用。

2. 莲子,性平,味甘、涩,含有碳水化合物、蛋白质、膳食纤维、钙、磷和铁,以及多种维生素等。有健脾止泻、养心安神、补虚、益肾固精的功效。

3. 红枣,性温,味甘,含有蛋白质、脂肪、糖类、有机酸、维生素A、维生素C等营养成分。有补脾益气、生津和胃、养血安神、滋心润肺的作用。

4. 糯米,性平,味甘,含有淀粉、蛋白质、脂肪、有机酸、钙、磷、铁、B族维生素等营养成分。有补中益气、健脾和胃、除烦渴、止泻、敛汗的效用。

豆腐炒河虾

食材:绢豆腐200g,河虾100g,料酒、生姜、葱、盐、生抽、白胡椒粉适量。

做法:1. 河虾洗净,沥干水分备用。

2. 豆腐切小块备用。

3. 锅中放油,倒入河虾和姜丝,翻炒至河虾变成红色。

4. 倒入料酒,翻炒数下,加入豆腐、盐、生抽、糖、白胡椒粉调味,翻炒至豆腐熟后,撒入葱花,出锅装盘。

功效:1. 河虾,性温,味甘,有蛋白质、脂肪、维生素A、B族维生素、钙、磷、铁等营养成分。有补肾壮阳、强身健体的作用。

2. 豆腐,性凉,味甘,含有蛋白质、脂肪、碳水化合物、钙、铁、磷、镁和维生素等。有清热泻火解毒、补中益气、生津润燥的效用。

五、性早熟

(一) 基本概念

女孩在8周岁以前出现青春期的第二性征发育,或者在10岁之前出现月经来潮;男孩在9周岁以前出现青春期的第二性征发育,统称为性早熟。

性早熟是儿童期常见的内分泌发育异常疾病,常发生于幼儿到学龄儿童阶段。近年来,性早熟的发病率明显上升。对我国六大城市的18 707名中小学生的流行病学调查发现,8岁以前女童乳房发育的有2.91%,9岁以前男童睾丸发育的比例是1.74%[1]。而近年来在上海

---

① 朱铭强,傅君芬,梁黎,等. 中国儿童青少年性发育现状研究[J].浙江大学学报: 医学版,2013,42(04):396—402,410.

开展的一项对 15 937 名 6—12 岁儿童的横断面研究发现,性早熟的患病率高达 9.53%[1]。性早熟的女孩比例高于男孩,约为男孩的 5—10 倍[2]。

性早熟儿童受体内性激素的影响,身高增长过早出现加速,生长期缩短,骨骺闭合过早,最终导致成年身材反而矮小,身高低于青春期正常发育的同龄儿童。而且过早的性征出现和生殖器官发育,与实际的心理、智力发育水平不一致,会给生活带来诸多不便。同时也容易导致未成熟孩子出现心理障碍,比如外形上的差异导致不合群、自卑、紧张、抑郁等情绪,以及早恋、性行为过早等现象,影响孩子的身心健康。另外,性早熟可能还会和成年期的激素相关癌症、代谢综合征和心血管系统的发生风险相关。

(二) 主要症状

一般来说,女孩表现为在 8 岁以前出现乳房发育,有硬结、肿痛;逐步出现乳晕、乳头增大、隆起、着色,然后出现阴毛腋毛,阴道分泌物增多;或者在 10 岁之前出现月经来潮。男孩在 9 岁以前出现睾丸增大、阴囊颜色改变增大,继之阴茎增长、增粗,出现胡须和阴毛,然后进一步出现喉结及变声等。

(三) 发病原因

临床上把性早熟分为中枢性性早熟、不完全性性早熟、外周性性早熟三类[3]。女孩性早熟的 80%—90% 是属于中枢性性早熟中的特发性性早熟,由下丘脑对性激素的负反馈的敏感性下降,促使性腺素释放激素过早、增加分泌引起。这类性早熟的发育过程和真正的青春期一样,不仅表现为内、外生殖系统的成熟,而且伴有生长的突增、骨龄的成熟。

性早熟的病因复杂,目前认为除了与遗传、中枢神经系统疾病等相关外,同时也存在由生活水平提高后的饮食营养问题、环境污染、外界压力等多种外在因素综合作用导致[4][5],即下丘脑-垂体-性腺轴之间的负反馈机制提前解除,下丘脑分泌促性腺激素释放激素,从而促使性腺发育。

国内多项研究发现,特发性性早熟目前与多项风险因素有关,比如肥胖、饮食因素(滋补保健品,含激素类食品,含糖饮料,零食及高热量油炸食品,含防腐剂色素食品等)、接触环境内的分泌干扰物质、学业压力及家庭情感环境不良、开灯睡觉、睡眠时长不足、运动不足、过

[1] Chen C, Zhang Y, Sun W, et al. Investigating the relationship between precocious puberty and obesity: a cross-sectional study in Shanghai, China [J]. *BMJ open*, 2017,7(04): 104.

[2] Tirumuru S S, Arya P, Latthe P, et al. Understanding precocious puberty in girls [J]. *The obstetrician & gynaecologist*, 2012,14: 121—129.

[3] 梁雁,杜敏联,罗小平. 中枢性性早熟诊断与治疗共识(2015)[J]. 中华儿科杂志,2015,53(06): 412—418.

[4] Latronico A C, Brito V N, Carel J C. Causes, diagnosis, and treatment of central precocious puberty[J]. *Lancet diabetes endocrinol*, 2016, 4(03): 265—274.

[5] Buluş A D, Aşci A, Erkekoglu P, et al. The evaluation of possible role of endocrine disruptors in central and peripheral precocious puberty [J]. *Toxicology mechanisms and methods*, 2016,26(07): 493—500.

早接触性信息、成人洗护及化妆用品、母亲初潮时间等①②③④⑤。

（四）营养和膳食指导原则

如前所述，营养和饮食中有较多因素与儿童性早熟之间存在密切的关系。从婴幼儿时期到学龄期阶段，重视营养和膳食的指导与管理，培养儿童良好的饮食习惯，规避性早熟的风险因素，对预防和控制儿童性早熟有重要的意义。

1. 注重富含膳食纤维的食物摄入

目前发现膳食纤维可能是减少性早熟风险的保护因素。膳食纤维可以抑制雌激素结合物的解离，并增加粪便雌激素排泄，从而影响人体内雌激素水平，起到影响青春期启动的作用⑥。研究发现，摄入富含膳食纤维食物较多的女童，青春期较晚发育，月经初潮年龄较晚⑦。丰富的膳食纤维存在于蔬菜、水果以及谷类食物中。所以要鼓励儿童不挑食不偏食，膳食均衡，每天摄入适量的蔬果和谷类食物。

2. 避免高糖、高脂、高热量及含有高添加剂的食品

比如蛋糕饼干等甜点，糖果，碳酸饮料，含糖量高的鲜榨果汁，冰激凌，炸薯条、炸鸡翅、炸鸡腿、炸鸡排等油炸食品，薯片等膨化食品，都应尽量避免。

3. 避免营养滋补品

比如含有激素类或激素样作用成分的滋补品：蜂王浆、花粉、人参、鸡胚、小公鸡、蚕蛹、胎盘、雪蛤、牛初乳、蛋白粉、三七、虫草等；号称增高或健脑益智的儿童补品等。

4. 避免含激素类食品

比如用含雌激素和用促生长激素饲料喂养的鸡鸭等。

5. 饮食营养均衡，避免过多地摄入肉类等动物性食品

有研究发现，儿童的饮食中摄入肉类食品较多可能和性早熟相关⑧。婴幼儿期到学龄期

---

① 顾秋云，谢璐遥，沈秀华.饮食与儿童性早熟的研究进展[J].中国儿童保健杂志，2020，28(06)：642—644，688.

② 李长春，郑永华，沈红蕾，等.上海金山区儿童性早熟发病情况及影响因素研究[J].中国妇幼健康研究，2020，31(10)：1301—1307.

③ 薄婷婷，杨萃，王艳，等.天津市滨海新区1260名小学生性早熟流行病学调查及相关因素分析[J].中国妇幼保健，2020，35(09)：1715—1718.

④ 陈娴，孙飞，夏克惜，等.嘉兴地区2013—2018年儿童性早熟537例病因分析[J].中国乡村医药，2019，26(21)：54—55.

⑤ 王琰华，赵忻，刘冀琴.天津市女童单纯乳房早发育及特发性中枢性性早熟发病危险因素的分析[J].中国儿童保健杂志，2018，26(04)：444—447.

⑥ Cheng G, Buyken A E, Shi L, et al. Beyond overweight：nutrition as an important lifestyle factor influencing timing of puberty [J]. *Nutrients review*，2012，70(03)：133—152.

⑦ 田果，刘言，薛红妹，等.成都市儿童青少年膳食纤维摄入情况与青春期发育的关系[J].四川大学学报：医学版，2016，47(02)：244—247.

⑧ 杨博，刘琴，刘舒丹，等.青春发动时相提前影响因素的系统评价[J].中国循证医学杂志，2018，18(12)：1337—1351.

是生长发育的高峰期,在保证充分营养素摄入的同时也须注重均衡膳食,避免儿童偏食肉类、挑食蔬菜引起肥胖以及性早熟问题。

6. 避免使用含有环境内分泌干扰物的食品包装材料和餐具

邻苯二甲酸酯类(PAEs)和双酚 A(BPA)等物质有类似雌激素样作用,可以作用于雌激素受体,激发雌激素效应,引起性早熟[1]。所以要避免使用含有此类成分的食品包装材料和餐具。

(五) 食谱举例

绿豆百合莲子汤、薏仁芡实山药粥、荷叶茯苓粥、麦冬莲子粥、苦瓜芡实羹、凉拌莴笋、丝瓜炒蛋、香菇丝瓜汤、西红柿冬瓜汤、苦瓜肋排汤、冬瓜薏仁莲子肋排汤。

食谱举例

薏仁芡实山药粥

食材:芡实 30 g,薏仁 30 g,山药 30 g,冰糖适量。

做法:1. 芡实洗净加入清水浸泡过夜。

2. 薏仁清洗后浸泡半小时。

3. 山药清洗,去皮,切小块备用。

4. 上述食材加入豆浆机打成糊煮熟,盛出适量装碗。

功效:1. 薏米性凉,味甘、淡。归脾、胃、肺经,具有健脾益气、利水渗湿、清热消肿之功效。

2. 芡实,性平,味甘、涩,含有淀粉、蛋白质、脂肪、钙、磷和铁,以及多种维生素等。有补脾祛湿、止泻的作用。

3. 山药,性平,味甘,含有山药碱、糖蛋白、多种氨基酸、多糖和矿物质。有补脾养胃、生津益肺、补肾涩精的作用。

麦冬莲子粥

食材:麦冬 10 g,莲子 10 g,鲜淡竹叶心 15 根,粳米 50 g,冰糖适量。

做法:1. 麦冬和鲜淡竹叶心洗净,加水熬汁,去渣留汁备用。

2. 粳米洗净,加入清水浸泡 1 小时。

---

[1] Buluş A D, Aşci A, Erkekoglu P, et al. The evaluation of possible role of endocrine disruptors in central and peripheral precocious puberty [J]. *Toxicology mechanisms and methods*,2016,26(07):493—500.

3. 加入麦冬竹叶心汁和莲子，大火煮沸，文火继续炖煮至粳米软烂，莲子酥软。

4. 加入冰糖调味，拌匀，再煮片刻即可，盛出适量装碗。

功效：1. 麦冬，性微寒，微苦。含有多种甾体皂苷、氨基酸、葡萄糖、葡萄糖苷等。有滋阴益精、养阴益气、润肺益胃、生津、清心除烦的功效。

2. 莲子，性平，味甘、涩，含有碳水化合物、蛋白质、膳食纤维、钙、磷和铁，以及多种维生素等。有健脾止泻、养心安神、补虚、益肾固精的功效。

3. 鲜淡竹叶心，性寒，味甘、淡，含三萜类和甾类物质。有清热除烦、利尿的功效。

4. 粳米，又名大米，性平，味甘，含有淀粉、蛋白质、脂肪、维生素等营养成分。有健脾和胃、补中益气、除烦渴、渗湿止泻的效用。

第三节 特殊教育学校的膳食原则

一、特殊教育学校简介

特殊儿童也是祖国的花朵、未来和希望。特殊教育旨在最大程度地满足特殊儿童的教育需要，发挥他们的潜能，使他们能获得知识和技能，完善人格，增强社会适应能力和生活能力，融入社会，成为对社会有用的人才。

发展特殊教育，不仅要全面普及涵盖学前教育、义务教育、高中阶段教育、高等教育和继续教育的终身教育体系；而且要发展融合教育，培养残障学生融入社会和终身发展的能力，完善投入保障机制，给孩子更多的关爱。

目前特殊教育的对象已经从早先的盲聋，扩大到目前的盲聋智障、孤独症、多重残疾，以及重度肢体残疾等[1]。婴幼儿时期是儿童神经系统发展的重要阶段，年龄越小，可塑性越大，早期教育可以起到及早地保护听障和视障儿童的听力与视力，发展儿童的智力和语言交流能力的作用，有利于儿童缺陷的补偿，以帮助他们在成年期最大程度地发挥潜力，从而获得身心发展，融入社会。而健康营养的饮食是保证孩子生长发育的基本保障和先决条件。保障特殊儿童营养合理的膳食，根据儿童的情况给予特殊的支持和投入是实现特殊教育高质量发展的基础。

---

[1] 李天顺. 面向"十四五"，深化特殊教育供给侧改革[J]. 现代特殊教育，2021(01)：4—5.

二、特殊教育学校儿童的营养和膳食指导原则

（一）听障及视障儿童的营养和膳食指导原则

1. 良好饮食习惯的培养

调查发现，有不少特殊教育学校的盲聋儿童在入学时存在不良饮食习惯、生活自理能力差、对外界环境不适应等问题，比如不会自己吃饭、挑食偏食、大量吃糖，或者暴饮暴食、不讲卫生等[1][2]。究其原因，儿童自身的听障或是视障等特殊情况导致了其社会交往的障碍和限制，加上家庭的过度保护和溺爱造成了不良的生活习惯，而且没有锻炼生活自理能力的机会[3]。家校联合，培养科学合理的良好饮食习惯，可以促进儿童身心健康，有效预防疾病，使儿童更好地投入康复治疗和训练中。

2. 听障儿童的营养和膳食指导原则

（1）补充富含矿物质铁、锌、镁以及维生素的食物

近年的研究发现，血清铁、锌、镁水平降低，自由基损伤内耳毛细胞，与听障密切有关，是感音神经性耳聋的原因之一[4][5]。

缺铁会引起内耳毛细胞坏死，损伤耳蜗结构与功能，导致感音神经性耳聋。故在听障儿童的日常饮食中，要注意含铁食物的摄入，有铁缺乏的孩子需要及时补铁。富含铁的食物有黑木耳、紫菜、菠菜、鸭血、猪肝、鸡肝、鸡蛋、牛肉、猪肉、黑芝麻、花生等。可以参考的菜谱有红枣黑木耳粥、花生红枣汤、菠菜炒猪肝、黄瓜炒鸡肝、鸭血豆腐羹、黑木耳鸡汤等。

缺锌同样会影响耳蜗的有氧代谢，引起耳蜗细胞变性，影响耳蜗的诱发电位与耳蜗神经元传导功能失调，导致感音性耳聋。听障儿童的日常饮食中需要注重富含锌的食物的补充，比如生蚝、红肉类、鱼类、山核桃、芝麻、谷物的胚芽、豆类、花生、乳制品等。

微量元素镁的缺乏也会引起耳蜗细胞损伤，于膳食中获得镁对减少听力下降有帮助。紫菜的含镁量最高，100克紫菜中含镁460毫克。绿叶蔬菜、坚果、杂粮等也是含镁丰富的食物，比如苋菜、苔菜、松子、榛子、山核桃、芝麻、葵花籽、杏仁、大麦、黑米、荞麦、麸皮、蘑菇、木耳、香菇，儿童可多食用。

除了矿物质外，研究发现，丰富维生素和抗氧化膳食有益于听力健康[6]，而维生素 A、维生素 B、维生素 C、维生素 D、维生素 E 的缺乏和耳聋均有关[7]，提示了听障儿童的饮食结构中

---

① 刘妍祯. 爱他就教会他独立——浅谈听障幼儿良好行为习惯的培养[J]. 新课程(小学),2017(02)：190—191.

② 李学霞. 盲聋小学生的卫生保健指导[J]. 中国校医,2001(06)：479.

③ 刘妍祯. 爱他就教会他独立——浅谈听障幼儿良好行为习惯的培养[J]. 新课程(小学),2017(02)：190—191.

④ Jung S Y, Kim S H, Yeo S G. Association of nutritional factors with hearing loss [J]. *Nutrients*，2019,11(02)：307.

⑤ 邓夏,骆文龙. 矿物质含量对感音神经性耳聋的影响分析[J]. 现代医药卫生,2015,31(13)：1940—1942.

⑥ 孙柳,祁承林,杨蕊,等.《饮食与耳鸣及听力障碍的关系》摘译[J]. 听力学及言语疾病杂志,2020,28(06)：741.

⑦ Jung S Y, Kim S H, Yeo S G. Association of nutritional factors with hearing loss[J]. *Nutrients*. 2019,11(02)：307.

要注重含有维生素和矿物质的蔬菜水果供给。

（2）避免高脂、高碳水化合物、低蛋白的饮食

研究发现，高饱和脂肪酸、高碳水化合物、低蛋白的饮食和听力下降相关[1][2]；而饮食中含有较多的长链多不饱和脂肪酸和较好的听力状态有关[3]。在已经存在听障的儿童的饮食中，需要家校结合，引入健康饮食的理念，避免高脂高糖食物，保证蛋白质和适当的长链多不饱和脂肪酸的摄入。

3. 视障儿童的营养和膳食指导原则

充足以及合理的膳食模式和营养素摄入对视网膜、视觉上皮细胞的发育很重要。最新的研究发现，视力不良的危险因素包括饮食中摄入较多的猪肉、牛肉、油炸食品和含糖饮料，以及摄入较少的红薯、豆腐、胡萝卜、菠菜、虾、蟹、软体动物等[4]。在考虑视障儿童的饮食结构时，需结合以下内容合理安排膳食。

（1）富含维生素、矿物质及多不饱和脂肪酸的食物

这些食物对保持眼睛的健康有很大帮助。

比如，维生素 A、类胡萝卜素、花青素、维生素 B_1、维生素 C、维生素 E、钙、锌、铜、硒和 omega - 3 多不饱和脂肪酸都是对眼睛健康有益的营养元素。

类胡萝卜素和维生素 A 含量丰富的食物有深红色、黄色、绿色蔬菜，比如甘蓝、菠菜、胡萝卜、西兰花、菠菜、西红柿，南瓜和西葫芦等；以及柑橘类水果、牛奶、鸡蛋、动物肝脏、虾、蟹、生蚝以及藻类食物。富含花青素的食物包括深红、紫色、黑色的蔬菜水果。维生素 B_1 丰富的食物包括有粮谷类、豆类、动物内脏、坚果等。维生素 C 则存在于各种新鲜的蔬菜水果中。维生素 E 含量较高的食物有植物油、麦胚和坚果。

奶制品、豆类及豆制品、芝麻、虾皮、海带等是含钙量较高的食物。微量元素锌、铜、硒存在于贝类、海鱼、蛋黄、动物内脏、坚果、豆类中。鱼油、三文鱼、亚麻籽、鳄梨和核桃则含有丰富的 omega - 3 多不饱和脂肪酸。此外，蓝莓富含维生素 A、维生素 C、维生素 E、花青素等抗氧化剂，也是对眼睛最为有利的食物之一。

（2）避免高脂食物、油炸食品、甜食及含糖饮料

过多食用这类食物是导致视力不良的危险因素之一。

---

① Jung S Y, Kim S H, Yeo S G. Association of nutritional factors with hearing loss[J]. *Nutrients*. 2019,11(02)：307.
② 孙柳,祁承林,杨蕊,等.《饮食与耳鸣及听力障碍的关系》摘译[J]. 听力学及言语疾病杂志,2020,28(06)：741.
③ Jung S Y, Kim S H, Yeo S G. Association of nutritional factors with hearing loss[J]. *Nutrients*. 2019,11(02)：307.
④ 杨春,邢杨,李菁菁,等. 中小学生膳食模式与视力不良相关性研究[J]. 中国食物与营养,2020,26(11)：74—79.

·拓展阅读·

视障儿童友好的餐盘设计[①]

学校使用的普通餐盘对于视障和弱视儿童来说存在较多不便。因为视觉的障碍，就餐时需要寻找碗筷和菜肴位置，端盘子时需要注意平衡，避免饭菜泼洒。再者，不锈钢材质的餐盘触觉冰冷，颜色单调，对弱视儿童的视力康复不利。

近年来的无障碍设计研究围绕了视障儿童的触觉与听觉优势，对普通餐盘做了改良。在餐盘的碗边缘制作方便端拿的凸嘴，餐盘与碗勺的外表面加上了指引性的小凸点，方便视障儿童顺着小凸点找到各个餐具和碗的位置，减少了手指烫伤的风险。同时，餐盘可以加入震动鸣叫监测，如果端盘子时有倾斜时，会发出鸣叫提示端盘者，防止饭菜泼洒或餐具跌落。另外，不锈钢材质可以更换为食品级的硬质有色塑料，加上有黏性的绿色硅胶，使餐具不易被打翻，减少了餐具的冰冷感，而且增强了使用者的视觉体验。

（二）智力障碍儿童的营养和膳食指导原则

1. 防止营养不良和超重肥胖问题

在一项对北京市的 11 所特殊教育学校的营养调查中发现，在智力落后的学生中，偏瘦的为 48%，偏胖和肥胖的占将近 30%，身体质量指数正常的只有 22%[②]。营养不良不仅会引起生长迟缓，免疫力低下，还会影响智能潜力的发掘，使落后的智力因为营养低下而更严重。而肥胖也会导致一系列身体、心理和行为问题，对智力落后儿童的发展不利。偏瘦与智力低下儿童的脑损伤、残疾和健康问题相关，而肥胖则与智力低下儿童自控力较差、多食、运动协调能力差、少运动有关。

美国智力与发展障碍协会在对智力障碍的定义中强调了"功能""支持""生活质量"的方向，而营养和健康状况直接关系到智障儿童的生活质量以及教育训练效果。在特殊教育学校的智障儿童的膳食管理中，要注重营养不良和超重肥胖的问题，纠正不合理的饮食习惯。

2. 采用多样化的方法进行包含合理营养知识的健康教育

除了在学校里的膳食干预外，在智力障碍儿童中普及基本的营养知识，帮助他们改变不良的饮食习惯和膳食结构，也是改善智力障碍儿童营养状况的措施之一。由于认知程度的局限性，他们对于新知识的接受能力与正常同龄儿童相比是低下的，除了采用循序渐进以及反复多次健康教育的方法外，需要设计多种方法，以不同形式开展活动，帮助其理解和接受

---

① 吴佳慧，倪欢，彭子珅，等. 运用感觉补偿法的盲童餐盘设计[J]. 科教导刊(上旬刊)，2015(02)：51—52.
② 王雁，杨丽，刘艳虹. 北京市智力落后学生营养问题的调查研究[J]. 中国特殊教育，2006(01)：23—28,51.

营养知识,比如观看仿真平衡膳食宝塔模型、食物模型、发放宣传资料等[①]。

另外,考虑到日常的饮食行为主要发生于家庭中,在对智力障碍儿童进行营养和膳食干预时,取得家长的支持和投入也很重要[②]。应对家长普及营养健康教育,帮助家庭搭建合理科学的饮食结构,引导孩子改变不良的饮食习惯,从而利用家校合作的机制全方位地干预儿童的营养状况,预防营养性疾病,促进健康,提高生活质量。

(三) 孤独症儿童的营养和膳食指导原则

1. 孤独症儿童的饮食行为问题

孤独症是一种脑发育功能障碍性疾病,社会交流沟通和交往互动障碍是其最常见的问题。同时,孤独症的孩子也经常会有异常的行为方式和兴趣活动,比如出现重复刻板的行为和狭隘的兴趣。另外,感知觉的异常是基本特征之一。

孤独症儿童常见有饮食行为问题,很多孩子有严重的偏食、挑食行为,不愿尝试新的食物,拒绝在餐桌上吃饭等[③],这常与其感知觉过度敏感或过度迟钝以及刻板行为有关。一项对上海的孤独症儿童饮食问题的研究发现,51%的孩子有挑食的问题,其他问题包括进餐时容易分心(35%),进餐时要看电视或玩玩具(26%),不愿在餐桌进食(19%),以及不吃蔬菜,不吃肉,不吃水果,食物种类小于 5 种[④]。

2. 孤独症儿童常见营养问题

孤独症儿童的饮食行为问题直接影响了其生长发育和营养状况。上文所述的研究结果显示,孤独症儿童体重过重和肥胖的比例为 22.8%[⑤]。近年来多项研究发现,与正常儿童相比,孤独症儿童营养素摄入不足,导致体内铁、钙、锌、维生素 A、维生素 D、维生素 B_6、维生素 C、维生素 B_9 以及多不饱和脂肪酸水平偏低[⑥⑦⑧⑨⑩]。

3. 孤独症儿童饮食行为干预

对于存在饮食行为问题的孤独症儿童,应采取积极干预的措施,鼓励摄入合理均衡的膳

① 刘莉. 食物模型结合膳食指南对智障人士的营养教育效果分析[J]. 中国妇幼健康研究,2016,27(S1):57—58.
② 刘莉. 食物模型结合膳食指南对智障人士的营养教育效果分析[J]. 中国妇幼健康研究,2016,27(S1):57—58.
③ Diolordi L, Del B V, Bernabei P, et al. Eating habits and dietary patterns in children with autism [J]. *Eat weight disorder*, 2014,19(03):295—301.
④ 刘杰,董萍,王怡,等. 孤独症儿童饮食行为问题及相关干预[J]. 中国儿童保健杂志,2020,28(01):6—9,14.
⑤ 刘杰,董萍,王怡,等. 孤独症儿童饮食行为问题及相关干预[J]. 中国儿童保健杂志,2020,28(01):6—9,14.
⑥ 方拴锋,王少雯,张赟,等. 郑州孤独症谱系障碍儿童营养状况[J]. 中国学校卫生,2020,41(11):1643—1645.
⑦ Guo M, Zhu J, Yang T, et al. Vitamin A and vitamin D deficiencies exacerbate symptoms in children with autism spectrum disorders [J]. *Nutritional neuroscience*, 2018:1—11.
⑧ 林丽丽,尹晓娜,高井全,等. 孤独症儿童营养及饮食行为问题干预的追踪研究[J]. 中国儿童保健杂志,2014,22(140):23—25.
⑨ 郭敏,李廷玉. 孤独症谱系障碍儿童饮食行为及营养素问题的研究进展[J]. 中国儿童保健杂志,2018,26(6):634—637.
⑩ 刘杰,董萍,王怡,等. 孤独症儿童饮食行为问题及相关干预[J]. 中国儿童保健杂志,2020,28(01):6—9,14.

食,减少体格发育问题和营养素缺乏的风险。采取家校联合的策略,开展父母课堂,给予家庭指导,提倡学校和家庭照顾者双管齐下,进行孤独症儿童的饮食行为干预。

可以使用的干预原则有:建立规律饮食习惯;限制进食频率;不吃零食;设置合适的就餐桌椅;给予愉悦的进餐环境;减少分散注意力的行为,比如看电视,玩玩具;将进食时间限制在半小时内;奖励积极的进餐行为;忽略消极的进餐行为;带动孩子参与餐食准备和制作;鼓励自主进食;增加食物种类时循序渐进,每次 1 种,从少量开始尝试,可以先把食物熬成汤,后至糊状、小丁、小块、正常大小,混合在喜欢的食物中;增加新食物在餐桌上出现的频率;进食新食物后给予鼓励和适当的奖励以强化。[①]

4. 孤独症儿童的食物选择

针对孤独症儿童中存在矿物质、维生素,以及多不饱和脂肪酸水平偏低的现象,在食物选择时,需要适当地侧重补充富含这些营养素的食材。同时,保证摄入营养的价值较高而且容易消化吸收,如蛋类、牛奶、家禽肉类食物,就是很好的选择。菜肴的烹饪要考虑色香味俱全,低盐低糖,避免刺激性的调味品。

 案例实践

引导孤独症儿童吃饭

去年,2 岁的轩轩被诊断为孤独症,今年到了星星幼儿园就读。爸爸妈妈告诉老师,轩轩有严重的挑食偏食,不愿意接受新的食物,蔬菜只吃黄瓜和西红柿两种,主食只吃面条,荤菜只吃鸡,而且只吃清蒸鸡翅。吃饭的时候,轩轩经常吃几口就下桌去玩了,有时还会哭闹。三餐也不能定时吃,过了餐点,饿了的时候就会闹着吃零食。为了让轩轩好好吃饭,妈妈试过给他禁食,想着饿了总会吃了吧,可是没有用;试过就每天按照他的喜好准备饭菜,也没有用。每天吃饭总是让爸爸妈妈一筹莫展。幼儿园老师有什么好办法吗?

分析: 孤独症儿童的饮食问题很常见,比如偏食、挑食、食谱狭窄、用餐时注意力不集中。这些问题不仅会引起营养和生长发育问题,而且还会影响认知和自理能力的发展。

挑食偏食问题是孤独症儿童刻板行为的一种表现。另外,孤独症儿童嗅觉敏感,味觉失调,对食物的质地敏感。如果就按照孩子的挑食偏食习惯来制作他喜欢的饭菜,而不去实施干预,不去引导孩子接受新的食物或烹饪方式,反而会加重刻板行为和不良习惯。

尝试增加食物时,可以一样一样来,从少量开始尝试。先把食物熬成汤,后至糊状、小丁、小块、正常大小,循序渐进,混合在喜欢的食物中,增加新食物在餐桌的频率,尝试不同烹饪方法,每次有进步要给予奖励。比如轩轩不吃猪肉,可以先从肉汤开始,让他不用吃肉但能

---

① 刘杰,董萍,王怡,等.孤独症儿童饮食行为问题及相关干预[J].中国儿童保健杂志,2020,28(01):6—9,14.

闻到肉汤又香又鲜的味道,一口一口来,第一次能接受就马上给予奖励来强化。几天后,给他吃清蒸的肉丸子,肉馅里混上豆腐,口感软糯,多尝试几次,一旦接受马上鼓励强化。接着尝试炖得软烂的小块的肉,哪怕孩子能吃进嘴里含一会都是进步,最后可以嚼几下,再到可以咽一口下去,循序渐进。再下一步,就是用同一种食物变化不同的烹饪方法、不同的进餐地点,比如学校、家里、朋友家、饭店等,予以强化巩固。在能接受猪肉以后,可以泛化到其他的动物性蛋白质食物,比如鸡肉、鸭肉、牛肉等。

在孩子挑食时,可以考虑在准备饭菜时,适当减少菜的个数,以免给孩子机会挑食。在考虑营养的同时,每顿都要兼有孩子喜欢的和不怎么喜欢的饭菜。如果孩子都吃了的话,要及时给予表扬以强化。

对于进食时注意力不集中、到处跑动的问题,可以考虑给以固定的进餐时间,形成生物钟。固定的进餐地点,比如靠墙的小桌子,可减少外界干扰、容易分心的机会。控制平时的零食,这样到了进餐时间就有饥饿感。进餐环境要安静、轻松、愉悦,这样有利于孩子情绪的稳定,同时可以放些轻松舒缓的音乐。

本章小结

幼儿和学龄前阶段是儿童时期中身心发展极为迅速的时期。虽然体格生长速度相对婴儿期有所放缓,但动作、语言、思维、社会交往能力迅速提高,活动范围渐渐增大。在这一期间,幼儿接触到外界环境的频率和范围增大,同时还会接触更多的人,感染病原体的机会也随之增多;加上自身的免疫系统尚未发育成熟,容易感染各种疾病。处于生长发育期的孩子本来就需要丰富的营养,在生病时机体更需要足够的营养与疾病对抗,但通常疾病期孩子的食欲都会受影响,吃不下饭,影响营养素的摄入。另外,不同疾病对饮食有不同的要求,有各自适合和禁忌的食物。合理的营养和膳食管理知识能保证在孩子生病的时候不仅营养摄入充足,还能起到缓解疾病、帮助恢复的作用。

本章结合幼儿及学龄前出发,儿童的常见疾病,从基本概念、主要症状,以及营养和膳食指导原则、食谱举例这几方面出发,重点介绍了常见的传染性疾病:流行性感冒、水痘、猩红热、手足口病和疱疹性咽峡炎、麻疹、风疹、流行性腮腺炎、病毒性胃肠炎。另外,从基本概念、主要症状、发病原因、营养和膳食指导原则、食谱举例等方面出发,重点介绍了常见的慢性病:支气管哮喘、湿疹、便秘、注意力缺陷多动障碍、性早熟。最后,还介绍了特殊教育学校中听障儿童、视障儿童、智力障碍儿童、孤独症儿童的营养和膳食指导原则。

通过本章的学习,学习者可以熟悉幼儿及学龄前儿童不同疾病的特点对饮食和营养的影响;掌握疾病期的营养和膳食管理的原则;并根据实际情况,结合幼儿的饮食习惯和口味,给予合理可行的饮食选择和进食指导。

本章的重点在于结合幼儿表现出的疾病的特点,掌握如何应对发热、咳嗽、鼻塞、流涕、口腔疼痛、呕吐、腹泻等急性症状对饮食的影响,给予迅速准确妥善的处理;在幼儿有慢性咳嗽、皮疹、便秘、多动症、性早熟,以及残障问题时在饮食营养方面能精准有效地照护。本章的难点在于根据各个疾病特点和幼儿自身情况,将理论知识和实践操作相结合,给出有效且切实可行的膳食管理方案,进行饮食营养调护,帮助幼儿从疾病中早日恢复,健康成长。

思考与练习

1. 患有手足口病的幼儿在家不肯吃饭喝水,请给予家长膳食指导。

2. 如何通过改善饮食来帮助幼儿缓解便秘的问题?

3. 结合本章的学习内容,观察并记录有支气管哮喘或湿疹病史幼儿的饮食情况,列出适宜的食物,并制定相应的食谱。

第七章
婴幼儿营养状况调查评价与膳食指导

本章导语

近年来,随着我国经济的飞速发展,人民生活水平不断得到提高。在物质生活日益丰富的当下,我国居民的膳食结构和饮食习惯也在逐渐发生改变:肉类、奶制品等动物性食物的消费量不断上升,谷类食物的消费量却呈下降趋势。膳食结构日渐由低热量、低脂肪、低蛋白和高碳水化合物的传统膳食结构转向高能量、高脂肪、高蛋白和低碳水化合物的方向。与此同时,无论是成人,还是儿童、青少年,生活中的不良饮食习惯都日益增多,普遍存在着偏食、挑食、缺食、厌食等现象。

婴幼儿时期是个体生长发育的关键时期,也是养成良好饮食习惯的重要阶段。因此,引导婴幼儿树立科学的饮食观和健康观,减少或纠正不良的饮食行为,有利于其从小建立平衡膳食、合理营养的理念,形成良好的饮食习惯,健康成长,受益终身。本章将从婴幼儿营养现状、饮食行为原则、饮食习惯教育指导、家长在婴幼儿喂养中的误区与对策、机构予以指导这五个方面进行阐述。

学习目标

1. 了解我国婴幼儿的营养现状。
2. 掌握婴幼儿的饮食行为原则、饮食习惯培养的方法。
3. 运用所学到的知识,结合婴幼儿的实际情况,纠正家长的喂养误区并将正确的喂养方法予以示范。

本章导览

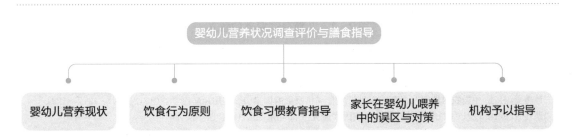

婴幼儿营养状况调查评价与膳食指导

| 婴幼儿营养现状 | 饮食行为原则 | 饮食习惯教育指导 | 家长在婴幼儿喂养中的误区与对策 | 机构予以指导 |

> **案例导入**

　　妞妞是阳光幼儿园的一名小班幼儿,入园已经 1 个多月。入园前,其母亲就向老师反映,妞妞的饮食习惯不好:不喜欢蔬菜,喜欢吃肉;平时偏爱零食,尤其是甜食……妞妞进入幼儿园后,老师发现,每到午餐时间,她都不太愿意就餐。就算坐到餐桌旁,对于盘中的菜也提不起兴趣,吃了没几口便起身离开,嘴里还嚷着"我要玩玩具"。老师再次与家长沟通后,发现妞妞吃零食的频率较高,家里有其他人在吃零食时,她通常也会去蹭一口。在家就餐时,每当妞妞表示已吃饱想离开,家长便认为妞妞在为吃零食找借口,对妞妞的要求不予理睬,依旧让她坐好,并要求她将剩下的饭菜吃完。

　　从案例中,你发现了哪些问题呢? 妞妞的情况是个案还是普遍情况? 妞妞的饮食行为习惯存在哪些问题呢? 家长平日的喂养存在哪些误区呢? 幼儿园老师是否能帮助妞妞改正这些不良的习惯呢? 相信在学习完本章节的内容后,以上的诸多问题都能得到解答。

第一节　婴幼儿营养现状

　　营养(nutrition),从字义上讲,"营"是"谋求","养"是"养生","营养"就是"谋求养生",即指人类从外界摄取维持生长发育等生命活动所需要的养料并加以利用的过程。因此,可将"营养"看作一种"作用""行为""生物学过程"[1]。妇女与儿童的营养状况是衡量一个国家经济发展水平和社会文明程度的重要指标[2],儿童营养问题更是世界范围内的重大公共卫生问题。婴幼儿处于旺盛的生长发育阶段,为了满足自身的生长发育需要,必须不断从外界摄取足够的热能和各种营养素。否则,营养不良等问题会降低儿童对疾病的抵抗力,影响其体格乃至智力发育,长期来看,还可能会增加其成年后某些慢性病的潜在发病风险[3]。因此,提高儿童的营养水平将为其整个生命周期的身心健康奠定良好基础[4],提高生存质量,进而在代际之间形成良性循环。

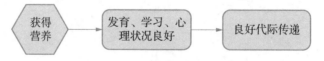

图 7-1　儿童获得营养的意义

---

① 石瑞. 食品营养学[M]. 北京:化学工业出版社,2012:9—13.

② 姚楠,王芳,刘晓曦,等. 我国妇幼健康状况的国内外比较分析[J]. 中国初级卫生保健,2011,25(11):42—44.

③ 计美美,林茜. 中国农村留守儿童营养与生长发育现状及影响因素[J]. 实用预防医学,2018,25(10):1277—1281.

④ 蔡佳音. 我国 5 岁以下儿童营养问题及影响因素研究[D]. 北京:北京协和医学院,2013.

在了解中国乃至全球儿童的营养现状前,我们不妨了解几个概念:

表 7-1　营养的相关概念

营养不良三重负担	营养不足	儿童摄入的食物或吸收的营养素不足,无法满足其生长需要。
	隐性饥饿	儿童没有获得足够的生长所必需的维生素和矿物质。
	肥胖	最严重的超重形式。
食物体系		涉及食物生产、加工、分配、准备、消费的所有要素和活动。
食物环境		影响儿童和家庭饮食方式的混合因素,包括食品的可获得性、可及性、可负担性和偏好。
食品荒漠		很少或根本没有机会选择健康食品的地区或社区。
食品沼泽		可选择的快餐和垃圾食品远远多于健康食物的地区或社区。
健康成长		不出现生长迟缓、消瘦、超重的状况。
营养银行①		儿童期获得充足营养素,于生活后期保持良好营养状况的生命现象,是保持健康水平的生态学内结构平衡。

一、中国儿童发展纲要(2011—2020 年)中国婴幼儿营养现状

2021 年,国家统计局根据《中国儿童发展纲要(2011—2020 年)》监测指标数据和相关资料,对《中国儿童发展纲要(2011—2020 年)》在健康、教育、福利、环境和法律保护等五个领域的实施情况进行了终期统计监测。在儿童健康状况方面,结果显示:儿童健康状况持续改善。

具体来说,儿童生长发育持续改善。自该纲要实施以来,扎实推进儿童营养改善行动,更加注重婴幼儿科学喂养,儿童尤其是贫困地区儿童营养状况持续改善。2020 年,全国儿童低出生体重发生率为 3.25%,实现"低于 4‰"的目标。5 岁以下儿童贫血患病率、生长迟缓率和低体重率分别为 4.51%、0.99% 和 1.19%,分别比 2010 年下降 0.87 个、0.13 个和 0.36 个百分点,均实现"低于 12%""低于 7%""低于 5%"的目标。②

另外,在母乳喂养方面,2017 年的统计监测已显示,0—6 个月婴儿纯母乳喂养率达75.4%,远超《中国儿童发展纲要(2011—2020 年)》中 50% 的目标③。在医疗保健方面,2016 年的监测表明中央财政安排资金用于加强儿童医院或综合医院儿科建设,儿童医疗卫生服务体系日益完善,为儿童健康成长提供了有力保障④。终期监测同样显示:《中国儿童发展纲

---

① 丁宗一. 食物形态的生态学特征与儿童早期发展和终身健康[C]//达能营养中心第八次学术年会会议论文集.[出版者不详],2005:8.

② 中华人民共和国国家统计局.《中国儿童发展纲要(2011—2020 年)》终期统计监测报告[EB/OL]. (2021-12-21) [2022-04-07]. http://www. gov. cn/xinwen/2021-12/21/content_5663694. htm.

③ 中华人民共和国国家统计局. 2017 年《中国儿童发展纲要(2011—2020 年)》统计监测报告[EB/OL]. (2018-11-09) [2020-12-20]. http://www. stats. gov. cn/tjsj/zxfb/201811/t20181109_1632517. html.

④ 中华人民共和国国家统计局. 2016 年《中国儿童发展纲要(2011—2020 年)》统计监测报告[EB/OL]. (2017-10-27) [2020-12-20]. http://www. stats. gov. cn/tjsj/zxfb/201710/t20171026_1546618. html.

要(2011—2020 年)》实施以来,儿童医疗保健服务能力全面提升[①]。

(一) 政策与法规

继《九十年代中国儿童发展规划纲要》和《中国儿童发展纲要(2001—2010 年)》之后,国务院于 2011 年颁布了《中国儿童发展纲要(2011—2020 年)》,于 2021 年颁布了《中国儿童发展纲要(2021—2030 年)》,以维护儿童权益,促进儿童全面发展。

· 拓展阅读 ·

《中国儿童发展纲要（2021—2030 年）》中儿童与健康的主要目标

(1) 覆盖城乡的儿童健康服务体系更加完善,儿童医疗保健服务能力明显增强,儿童健康水平不断提高。

(2) 普及儿童健康生活方式,提高儿童及其照护人健康素养。

(3) 新生儿、婴儿和 5 岁以下儿童死亡率分别降至 3.0‰、5.0‰和 6.0‰以下,地区和城乡差距逐步缩小。

(4) 构建完善覆盖婚前、孕前、孕期、新生儿和儿童各阶段的出生缺陷防治体系,预防和控制出生缺陷。

(5) 儿童常见疾病和恶性肿瘤等严重危害儿童健康的疾病得到有效防治。

(6) 适龄儿童免疫规划疫苗接种率以乡(镇、街道)为单位保持在 90%以上。

(7) 促进城乡儿童早期发展服务供给,普及儿童早期发展的知识、方法和技能。

(8) 5 岁以下儿童贫血率和生长迟缓率分别控制在 10%和 5%以下,儿童超重、肥胖上升趋势得到有效控制。

(9) 儿童新发近视率明显下降,小学生近视率降至 38%以下,初中生近视率降至 60%以下,高中阶段学生近视率降至 70%以下。0—6 岁儿童眼保健和视力检查覆盖率达到 90%以上。

(10) 增强儿童体质,中小学生国家学生体质健康标准达标优良率达到 60%以上。

(11) 增强儿童心理健康服务能力,提升儿童心理健康水平。

(12) 适龄儿童普遍接受性教育,儿童性健康服务可及性明显提高。

《中国妇幼健康事业发展报告(2019)》中指出,为改善儿童营养状况,我国实施改善婴幼儿喂养状况、改善贫困地区儿童营养状况、加强儿童肥胖监测、预防并不断完善儿童食品安

[①] 中华人民共和国国家统计局.《中国儿童发展纲要(2011—2020 年)》终期统计监测报告[EB/OL].(2021 - 12 - 21)[2022 - 04 - 07]. http://www.gov.cn/xinwen/2021 - 12/21/content_5663694.htm.

全标准^①等策略,主要有以下举措。

1. 大力提倡母乳喂养

目前,全社会都在提倡、促进和支持母乳喂养,加强母乳喂养宣传。数据显示,我国0—6个月婴儿纯母乳喂养率逐年增加,已由2014年的73.9%上升至2017年的75.4%。同时,国家为加强婴幼儿科学喂养指导,强化医疗保健人员和儿童养护人员的婴幼儿科学喂养相关知识与技能,创新全国7 036家爱婴医院的管理,促进医疗机构开展母婴同室和科学母乳喂养指导。此外,在国家10部门对公共场所和用人单位母婴设施建设的加快推进下,2018年底,在应配置母婴设施的公共场所中,母婴设施配置率达到80%以上。

2. 实施营养改善项目

贫困地区儿童营养改善项目于2012年启动实施,目的是加强对家长科学喂养的指导和健康教育,截至2018年底,已覆盖715个国家级贫困县,受益儿童累计722万。该项目每天免费将1包辅食营养补充品提供给国家集中连片特殊困难地区的6—24月龄的婴幼儿,监测地区2017年6—24个月婴幼儿的平均贫血率和生长迟缓率与2012年相比,分别下降了46.5%和36.6%,有效改善了贫困地区儿童的营养状况。

3. 实施综合干预项目

实施儿童营养综合干预项目,研究开发儿童肥胖预防和干预适宜技术。引导儿童科学均衡饮食,强化个性化营养指导,开展儿童生长发育监测和评价,加强体育锻炼,预防和减少儿童肥胖的发生。

4. 完善国家标准

国家高度重视儿童食品安全,制定并发布了《食品安全国家标准　婴儿配方食品》《食品安全国家标准　较大婴儿配方食品》《食品安全国家标准　特殊医学用途婴儿配方食品通则》《食品安全国家标准　婴幼儿谷类辅助食品》《食品安全国家标准　婴幼儿罐装辅助食品》《食品安全国家标准　辅食营养补充品》等。在《食品安全国家标准　营养强化剂使用标准》《食品安全国家标准　预包装食品营养标签通则》等基础性标准中,充分考虑儿童等特殊人群的生长发育、食品安全与营养特点,全力保障婴幼儿的食品安全。

(二) 机遇与挑战

中国作为世界上最大的发展中国家,有着世界上最大的妇女儿童群体,全面保障妇幼健康还面临着发展不平衡、服务不充分等诸多挑战,特别在儿童营养方面,全球化及工业化虽然让食品的种类日益丰富、食品的获得更加便利,甚至使食品的保质期限更长;但这也意味着在现

---

① 中华人民共和国妇幼健康司. 中国妇幼健康事业发展报告(2019)[EB/OL]. (2019 - 05 - 27)[2020 - 12 - 20]. http://www.nhc.gov.cn/fys/s7901/201905/bbd8e2134a7e47958c5c9ef032e1dfa2.shtml.

代膳食取代传统膳食的过程中,能量密度较大,含有精制淀粉、不健康脂肪、游离糖和盐等特点的"垃圾食品"的可获得性增大,更多的儿童处于这样的食品沼泽,甚至是食品荒漠之中。如若婴幼儿只能从这些食品中摄入较差的蛋白质、膳食纤维以及必需维生素和矿物质,其营养状况势必不容乐观。在食品销售领域,过度包装带来的环境污染问题也引发了对于食品安全问题的担忧,塑料消费的不断增长和塑料的持久性特点导致人类接触微塑料(环境中粒径小于 5 mm 的塑料纤维、颗粒或薄膜)的机会越来越多[1]。目前,海洋生物、食盐调味料和塑料制品中均检出了微塑料。据估算,中国人通过食盐摄入的微塑料量为 1 000 个粒子/(人·年)[2]。

我国幅员辽阔,随着经济的高速发展,人们的生活水平也日益提高,一些传统的婴幼儿营养性疾病,如营养不良、佝偻病的发生率逐渐呈下降趋势,但超重/肥胖问题却有上升趋势,婴幼儿缺铁性贫血也逐渐成为主要的营养性疾病。以上海市为例,研究发现[3],上海 3—6 岁城市低保儿童存在营养不足和营养过剩的双重营养问题,虽然营养不足的问题得到逐步改善,但较之营养不良问题,营养过剩的状况更加严重。在上海市低保儿童与非低保儿童之中,低保儿童的整体营养状况比非低保儿童差,究其原因,低保儿童及其家长缺乏营养知识、不合理的儿童膳食结构、不良饮食习惯(如,挑食、不吃早餐、爱吃零食等)、进食时长过长、看电子设备时间长、运动量有限等均可带来影响。

因此,面对上述种种挑战,改善儿童营养状况仍要继续采取综合措施,可进一步从国家的营养干预政策、宣传、社会的支持系统、幼儿园给予营养教育与干预、家长的主观能动性等方面着手,着眼于全球化、工业化与现代化的时代背景,确保儿童的食品安全,让儿童营养的相关问题转"挑战"为"机遇"。

二、全球婴幼儿营养现状

三十多年前,世界各国领导人为全世界儿童作出了历史性承诺——通过了联合国《儿童权利公约》这一国际公约。自 1990 年以来,儿童的营养不良率几乎减半,但仍有数百万儿童的童年生活面临着巨大的挑战。全球儿童正面临这样一个问题:为什么许多儿童几乎没法吃到他们需要的食物,而越来越多的儿童却摄入太多他们根本不需要的食物?

(一) 儿童营养不良人口数量庞大

全球仍有数以亿计的儿童营养不良。在许多国家,甚至在家庭环境内,营养不足、隐性饥饿和超重的"营养不良三负担"可能是同时存在的。这些负担威胁着儿童的生存、成长与发展,并且据预期,这些负担只会越来越严重,许多国家也因此面临儿童生长迟缓、微量营养

---

① 高向荣,侯乐莹,盛静浩. 微塑料健康危害效应的研究进展[J]. 预防医学,2020(08):800—804.
② Yang D Q, Shi H H, Li L, et al. Microplastic pollution in table salts from China [J]. *Environmental science & technology*, 2015,49(22):22—27.
③ 陈梦婷. 上海 3—6 岁城市低保儿童营养状况、原因及教育对策研究[D]. 上海:华东师范大学,2016.

素缺乏以及肥胖问题高发的三重挑战。现实是,包括非洲在内的全球范围内,超重与肥胖问题愈演愈烈,没有任何一个国家在过去20年中能够遏制儿童超重与肥胖的增长趋势。中国儿童的肥胖率也呈增长趋势,七至十八岁的儿童中有五分之一患有超重或肥胖[①]。除非洲外,世界其他地区生长迟缓儿童的数量正在减少。与普遍看法不同的是,世界上大多数消瘦的儿童都生活在亚洲,并且不是生活在存在紧急情况的环境中。整体看来,至少半数五岁以下儿童正在遭受着"隐性饥饿",每三名儿童中就有一名儿童的健康成长因营养不良而受到阻碍[②]。

(二) 全球化及现代化极大地改变了儿童的生活习惯

过去数十年内,贸易全球化让更多的人更加紧密地联结在了一起,人们从农村地区迁移到了人口密度更大的城市中。如今,超过半数的全球人口都生活在城市中。气候变化对人类的生活方式产生了巨大影响,也给人类对自然资源的利用方式造成了越来越大的压力……这些都在改变着我们的饮食之道:世界各地的人们在获取更多种类的高质量食品的同时,也让垃圾食品和快餐遍地开花,针对儿童的食品营销更是铺天盖地。人们开始转而投向现代膳食的怀抱、抛弃过往相对更加健康的膳食,而现代膳食通常是饱和脂肪酸、糖类和钠含量高的加工食品,这类食品中的必需营养素和膳食纤维的含量很低。在生活习惯上,人们吃的过度加工食品越来越多,运动量却越来越少。据预计,到2050年,全球70%的青少年将居住在城市中,而城市居民的超重和肥胖的患病率往往较高,糖尿病、高血压和心血管疾病的发病率也较高,居住在城市中的青少年将更多地接触到不健康食物的营销,面临前所未有的罹患膳食相关疾病的风险。

我国曾有相关研究表明,学前儿童营养素摄入和低收入家庭母亲的收入水平之间的关系为明显正相关[③]。如今女性劳动力占全球正式劳动力的40%,但整体而言,绝大部分孩子的喂养及照料工作依然由身为母亲的女性负责,但是母亲能够从家庭、雇主或社会处所得到的支持仍有待加强。因此,许多女性在妥善喂养孩子和获得稳定收入之间不得不进行抉择,这也影响了她们对下一代生活习惯的培养。

案例实践

同岁但不同样的小茗和小清

小茗和小清来自同一地区两个不同的家庭,她们于同一年在小星星医院出生。小茗的妈

---

① Song Y, Agardh A, Ma J, et al. National trends in stunting, thinness and overweight among Chinese school-aged children, 1985—2014. [J]. *International journal of obesity*, 2019,43(02): 402—411.
② 陈梦婷. 上海3—6岁城市低保儿童营养状况、原因及教育对策研究[D]. 上海:华东师范大学,2016.
③ 翟凤英,吕冰,金水高,等. 母亲的收入水平对学龄前儿童膳食摄入的影响—中国八省实例研究[J]. 卫生研究,1998,27(04): 269—272.

妈很重视孕期的营养搭配及补充,公司也有孕产假的支持,因此小茗在出生至 6 个月期间都能够得到充足的母乳喂养。小清的妈妈在孕期吃得更多的是各类"补品",小清出生后妈妈更是顿顿有高汤,但是还是乳汁不足,并且因为工作不得不在小清 3 个月后用母乳代用品来喂养她。到需要添加辅食的 6 月龄时,小茗的妈妈准备了多种食物,如肉类、鱼类、水果、蔬菜、蛋奶等,从少到多、由一种到多种喂养,让小茗逐渐适应,并且注重适度的户外活动。小清的妈妈更多时候选择用粥进行喂养,且没有固定的户外活动安排。3 岁后,小茗就读的幼儿园为小朋友提供健康午餐,小茗营养充足,智力发育水平让她能够很好地适应幼儿园中的学习。小清依旧每顿能吃饱,但吃得很单一,营养素的缺乏让她看起来很瘦小,注意力也不能够很好地集中,在幼儿园中学习时,接受新事物的速度比别的小朋友慢,慢慢地还越来越不愿意开口,成为家长口中"认生"的小孩。小清的妈妈很奇怪,自己瘦不下来,小清"胖"不上去,为什么会这样呢?

　　分析: 婴幼儿的先天营养状况受母亲孕期的影响,小茗妈妈能够在孕期注意营养均衡搭配,而不是一味"进补",避免了因脂肪堆积而加重分娩困难。在婴幼儿后天营养中,添加辅食时应遵循的原则有[1]:适时,合理,优质,多样,量足,应做到:①从少到多;②由稀到稠;③由粗到细;④由一种到多种;⑤天气炎热暂缓添加。小清的母亲选择母乳代用品等只考虑了吃饱的问题,没有充分考虑必需营养素等的补充,人为地使小清处于"食品沼泽"中,并且忽视了营养的获取并非只有饮食这一途径。由于喂养方式的差异,最终小茗和小清虽然是同地区同年出生,但因为营养状况不同而在身体发育及心理成长上产生了截然不同的表现。

(三) 极端气候事件对食物体系形成冲击

　　近年来,洪水等极端气候事件出现的次数日益增多,儿童最容易受到水媒疾病的影响。在一些地区,人们的食物主要依赖如玉米等单一作物,极端气候事件一旦给食物生产带来冲击,整体食物供应都会受到波及,随着时间的推移,会使许多家庭受到影响,儿童尤甚。

第二节　饮食行为原则

　　婴幼儿及学龄前时期是儿童生长发育的关键时期,此时的营养状态对培养儿童的良好体格、智力及健康的心理具有重要作用。"原则"指经过长期经验总结所得出的合理化的现象,饮食行为原则是指当进行饮食时应该遵守而不应违反的行为准则。婴幼儿时期是形成和培养饮食行为原则的关键时期,幼儿园和家庭需要为儿童提供合理准确的饮食行为原则,

---

① 王雪峰,郑健. 中西医结合儿科学[M].北京:中国中医药出版社,2016:16—18.

才能为后续形成良好的饮食行为提供坚实的基础[1]。

一、饮食行为总则

儿童饮食行为总则是根据婴幼儿自身机体特点总结得出的,即应坚持"六个提倡"和"四不"原则。"六个提倡"原则具体为:提倡保证丰富多样的营养物质,提倡平衡饮食、荤素搭配、粗细有致,提倡规律健康地进食,提倡注意卫生及食物质量,提倡三因制宜,提倡动静结合。"四不"原则则是由不嗜甜食及零食,不挑食,不贪食,不乱服保健品组成。

二、"六个提倡"原则

(一)提倡保证丰富多样的营养物质

营养是指机体从食物及外界获得并加以利用的,以维持和支撑生命活动的整个过程的物质。幼儿处在生长发育的关键时期,产能营养素的供给不足会导致营养不良、生长发育迟缓等现象,足够的营养摄取是保证幼儿生长发育良好的重要因素。研究表明,早期的营养补给对于儿童的智力发展有着决定性作用;特别是在出生前 3 个月至出生后 6 个月,营养不良将会影响大脑的正常发育,甚至对后期的学习及生活能力发展也会造成较大影响。充足的营养有利于对脑中神经递质组织的提取,能够促进脑发育,为幼儿的生长发育提供物质基础。碳水化合物、蛋白质、脂类等产能营养素,以及矿物质及维生素等为生长发育所必需的成分,对幼儿的生长发育有着至关重要的作用。

1. 产能营养素

碳水化合物、蛋白质、脂类均是重要的产能营养素,能够为机体提供维持生命活动的基本热量。婴幼儿时期由于生长迅速,对能量供给的要求较高,同时因婴幼儿胃肠功能尚未发育成熟,对营养物质存在吸收利用率不高的问题,所以为婴幼儿提供足够的产能营养素是饮食原则中最关键的部分。

2. 非产能营养素

非产能营养素有常见的维生素及微量元素等。它们作为维持人体生命活动和健康必需的一类有机物质,虽然在人体内含量极低,但对机体的新陈代谢、生长发育、健康等起着极其重要的作用。通过食物的供给补充,能够为机体的生命活动提供基本的非产能营养素。

3. 食物品种的丰富性

儿童胃壁较薄,分泌的盐酸及各种酶均较成人更少,因而消化能力较弱,对营养素的消

---

[1] 陈丽雯,夏经炜,曹丽娟. 儿童饮食行为问题及干预措施的研究进展[J]. 中外妇儿健康,2011,19(08):98—100.

化吸收较差;同时儿童的基础代谢率较成人更高,但随着年龄增长逐渐减少;儿童活动所需的能量还随着年龄增长而增加。由以上内容总结可知,婴幼儿处在生长发育阶段,新陈代谢旺盛,对营养的需求量较大,但胃肠功能较弱,影响着其对营养物质的消化吸收,所以需要为婴幼儿提供足够的营养物质,保证食物品种的多样性。其中,对于2周岁内的婴幼儿,应仍以母乳为最重要的营养来源,但对于大于6月龄小于2周岁的婴幼儿,必须引入其他营养丰富的辅食。而对于大于2周岁的幼儿,应以提供碳水化合物的谷类为主,谷类包括大米、小麦面粉、杂粮等,这样才能够提供稳定的能量供给。

4. 食物形式的多样性

婴幼儿及学龄前儿童的神经系统、视觉系统处在快速生长发育的阶段,对周边的各种事物充满着好奇心,同时对于周围环境色彩的感知特别敏感。在6个月至1岁这一阶段,是嗅觉、味觉发展最灵敏的时期,这一时期也为后期发展锻炼嗅觉、味觉提供着有力的准备。婴幼儿添加辅食、接触固体食物是从6个月开始的,在为其添加辅食的时候,需要等他们接受了一种食物之后再添加另外一种食物,在婴幼儿时期接触的口味、气味、质地不同的食物越多,对他们将来接受不同食物的帮助更大。所以,为婴幼儿及学龄前儿童准备食物时,应尽可能保证色香味俱全,丰富食物的品种及色彩等,使食物更加具有吸引力,从而提高婴幼儿的食欲,减少偏食、挑食等不良饮食习惯。

人类的食物是多种多样的,任何一种天然食物都不能含有人类生命活动所必需的全部营养素,所以儿童在生长发育的过程中需要摄入广泛的食物,才能满足对多种营养素的需求。

(二)提倡平衡膳食、荤素搭配、粗细有致

婴幼儿及学龄前儿童处在生长发育的关键时期,提供充足的能量及营养支持是饮食行为原则的核心。但婴幼儿的消化系统尚未发育成熟,当过多的高脂、高蛋白、高热量食物为其提供的热量超过自身机体所能消化吸收的水平时,就容易造成肥胖、性早熟的问题。所以,在进行膳食准备时应遵循膳食平衡的原则,更加重视荤素均衡、粗细有致,在减少高脂肪、高热量、高胆固醇食物摄入的同时,增加绿色蔬菜和新鲜水果的摄入,帮助婴幼儿获得更高的健康营养价值,提高膳食水平,满足其所需要的营养种类、数量以及相应的比例[1]。

一项就幼儿园一周的膳食调整对儿童身高、体重的影响的研究显示,平衡膳食对于学龄前阶段儿童的身体素质具有更显著的促进作用[2]。学龄前儿童在饮食结构上基本完成了从乳及乳制品转向以谷物为主的过渡。在针对我国婴幼儿的平衡膳食推荐中,倡导在为学龄

---

① 张晋春. 如何建立合理健康的幼儿饮食习惯[J]. 现代农村科技,2016(06):70—71.
② 文海花. 平衡膳食对学前儿童营养状况指标的影响[J]. 饮食科学,2017(18):7.

前儿童选择主食时,应适量搭配品类丰富的谷物,同时在食用时注重粗粮的摄入,粗细结合,构建合理的膳食搭配,如在以大米为主食的时候可以选择搭配加入其他谷类或者豆类食物,如玉米、绿豆、红豆等①。在每日进食中建议安排一定量的牛奶和相应的乳制品,动物性蛋白质、豆类及其制品的总量最好不少于当日获取的蛋白质总量的 $1/2$,同时在膳食准备时应将各种肉类轮换食用,保证丰富多样的蛋白质摄入②③。

(三) 提倡规律健康地进食

研究报告显示,大部分婴幼儿的饮食习惯中,都存在饮食不规律的问题,其中包括用餐时间及用餐次数的不规律。婴幼儿时期,由于在家中喂养,部分家长对孩子每天的饮食次数没有明确安排,随意性很大,只要孩子想吃就给他们喂食,而不是按照固定的一日三餐及两顿点心进行合理饮食。在该环境下,婴幼儿通常会养成不良的饮食习惯。这一时期婴幼儿的饮食安排应大致由一日三餐两点组成,每次每餐应定时、定点、定量,食物供给可以根据多样性原则经常更换,同时兼顾各种营养素的比例,将食物合理分配入五次进餐中。按时按规律地进餐有助于婴幼儿形成良好的人体生物钟,有助于构建和维持儿童消化系统的稳定,养成健康规律的饮食习惯。

如奶制品营养成分齐全,是优质蛋白质和钙的最佳来源,坚持每日饮奶对于生长发育迅速的婴幼儿是至关重要的。我们可以培养婴幼儿养成每日饮奶的习惯,使其成为生活中的一个必要部分。同理,也可培养儿童养成多吃新鲜蔬菜和水果的好习惯。

(四) 提倡注意卫生及食物质量

饮食卫生问题是全球性问题,保证饮食卫生是幼儿进行饮食行为的最基本原则。儿童活泼爱玩闹,通过双手接触的物体较多,在饭前饭后、游戏活动或者大小便之后洗手有助于减少细菌、病毒等有害物质的残留,从而避免病从口入。

从家长与园方的角度来看,应保证食物来源的可靠性和稳定性,尽可能为儿童提供健康、绿色、新鲜的食材。水果蔬菜上可能残留着一些农药、重金属等,所以在食用前应充分浸泡冲洗。另外,家长及幼儿园应重视食物及商品的安全有效期,不购买过期商品食物,在购买前应认真辨识核检,在发现过期或霉变等食品时应及时处理,在不确定的情况下不应给儿童食用④。

(五) 提倡三因制宜

三因制宜即因时、因地、因人而施以不同的方法。婴幼儿之间存在着明显的个体差异,同等月龄、年龄之间可能因为出生基础和后期喂养方式的不同,而使儿童在体重、身高、体质

---

① 朱玲,李建霞.中国学龄前儿童平衡膳食宝塔科普解读[J].食品安全导刊,2020(30):32—33.
② 姚蓓喜,曾云皓.2—6 岁幼儿平衡膳食的探索[J].早期教育,2003(04):18—20.
③ 江艳芳.幼儿食谱搭配要讲究科学性和合理性[J].教育导刊,2004(06):48.
④ 孙莹莹.关于幼儿食品卫生安全教育知识的探讨[J].山西青年,2019(17):280.

方面存在差异；此外，有些儿童的味觉、嗅觉较为发达，对食物天生很感兴趣，有些儿童则对食物没有足够的兴趣，无法保持对食物的持续性的关注，这也是导致儿童之间食量差异巨大的原因所在。从中医角度而言，小儿体质是在先天禀赋及后天多种影响因素基础上形成的阴阳消长的特殊状态[①]，不仅应在临床诊治时因时、因地、因人不同予以诊治，供给食物时也应根据儿童的年龄、体质、所处地点、季节、时间等不同而区别对待，如对胃肠道不好的儿童，应尽量减少生冷食物的摄入，幼儿园等应根据季节的不同制定相应的膳食食谱；如在易发生传染病的冬春季应提供更多的热能和蛋白质，从而增强儿童的体质；如宜食用温补的冬令季节可煲萝卜汤以清热生津，顺气消食，而在炎热夏季时则可食用绿豆、冬瓜等解热解暑之品，同时也能为儿童提供必要的营养支持等，但萝卜、绿豆和冬瓜都是寒凉之品，脾虚肠胃不佳的儿童不宜多吃[②]。

每个儿童的独特性也表现为其具有的气质特点是与生俱来的，因此应根据儿童表现出的不同特质进行相应的引导，如当教养困难的儿童出现良好的饮食行为时，要予以充分的表扬和鼓励，甚至可以给予一定的奖励，增强他们的自信心[③]。

（六）提倡动静结合

儿童在就餐时存在不专心、被动就餐等问题。儿童天性好动贪玩，喜欢边看电视边吃饭，边跑动玩耍边喂饭，这些行为不仅会影响进食的速度和质量，对其消化吸收状态也有着不利影响，还容易造成食物误入气管、腹痛等危急情况。同时，部分幼儿已经具有独立进餐的能力，但仍在被动就餐，这样的情况也很常见。这类儿童对外界有强大的依赖，或家长对儿童的关注度过高。这种情况下应要求孩子动静结合，即尽可能地吸引他们的注意力，让他们把注意力集中在饭桌上，想尽方法让他们静下来，认真进食。另外，家长应该放手让儿童真正独立自主地参与进食的过程，让他们动起来，这不仅能克服儿童的"惰性"，而且还能调动他们的"主人翁精神"，让其有更强的体验感和满足感。

三、"四不"原则

（一）不嗜甜食及零食

零食是指非正餐外的额外食物摄入。随着经济的发展，人们的物质生活更加丰富，我国2岁及以上人群的零食消费率从90年代的11.2%上升至近期的56.7%，我国城乡3—17岁儿童青少年的零食消费率和平均零食消费量均呈上升趋势，其中学龄前儿童的上升更为突出。零食能够提供的能量占每日总能量的10%左右，产商在生产零食时为保证足够的吸引

① 吕凯峰,张伟,陈宏.小儿体质的中医研究进展[J].安徽中医药大学学报,2020,39(03)：84—87.
② 文海花.平衡膳食对学前儿童营养状况指标的影响[J].饮食科学,2017(18)：7.
③ 周群.小班幼儿健康饮食习惯的养成探讨[J].教学管理,2020(16)：111.

力,常常添加过量的调味剂或者采用煎炸、烧烤等方式加以处理。过多摄入或不合理的零食消费行为可能会增加肥胖和一些慢性病的发生率,所以建议儿童在零食方面优先选择水果、奶制品和坚果等能够提供足够营养素的食品作为正常膳食中的必要补充,同时少吃高糖、高脂、高盐的零食,减少含糖量高的饮料的摄入。同时,当要进食零食时,应注意食物的安全卫生。

(二) 不挑食

近年一项对我国 7 个区域中 22 个城市 1—3 岁儿童的饮食行为问题的调查研究显示,34.7％的儿童存在一项或者多项饮食行为问题[1],家庭和幼儿园对婴幼儿的管理以及婴幼儿自身因素使得挑食成为严重问题[2]。婴幼儿挑食习惯的养成会造成某些营养素的摄入不足,无法保证均衡的膳食,从而导致儿童营养不良、免疫力降低、体质虚弱、易患病。

(三) 不贪食

婴幼儿因自我控制力弱,美味食物很容易吸引他们,故在进食的过程中容易出现无节制、过多摄入等问题,该行为不仅会造成婴幼儿的胃肠道压力负担增加,不利于生长发育,同时也有可能出现肥胖、影响大脑发育等问题。因高糖、高脂肪食物在进行加工制作后,在色、香、味等方面具有强烈的诱惑力,更加容易过多进食。

(四) 不乱服保健品

每个家长都希望孩子健康成长。但有些家长经常给自家孩子喂食过多的保健品,以期提高抵抗力,促进成长。但实际上,市场上很多保健品在不同程度上都含有激素或过量添加剂等,盲目进补易导致性早熟、生长发育异常等问题;同时有些保健品里含有一定的药物成分,摄入过多易使儿童产生抗药性,长时间的服用也易产生依赖性,反而易造成儿童免疫力下降等问题。

第三节　饮食习惯教育指导

饮食习惯,是指人们对食品和饮品的偏好,通过长时间的饮食行为逐渐养成。学龄前期是培养儿童饮食习惯的关键时期[3]。儿童饮食行为问题不仅会降低其身体健康水平,且对儿

---

① 李湘珺. 我国婴幼儿饮食行为问题的研究进展[J]. 医学理论与实践,2017,30(10):1438—1440.

② 郑珺. 关于幼儿不良饮食习惯的教育研究[J]. 海峡科学,2015(08):93—96.

③ Ashcroft J, Semmler C, Carnell S, et al. Continuity and stability of eating behaviour traits in children [J]. *European journal of clinical nutrition*, 2008,62(08):985—990.

童认知水平和行为发育会造成一定的不良影响,致使儿童生存质量下降[1][2][3]。儿童时期的饮食行为问题如果持续,将影响成年后饮食行为习惯的养成[4]。健康的饮食习惯是指摄取充足而均衡的营养素,并使其有利于身体吸收和利用,包括：健康食物的选择、饮食行为方式、饮食自理、文明卫生习惯等。

婴幼儿期是儿童生长发育、智力发展的重要时期。培养儿童在婴幼儿期形成良好的饮食习惯,不仅有助于促进儿童的生长发育,保障其健康发展,对于预防儿童期及成人期肥胖、营养不良等疾病均有重要的作用,而不良的饮食习惯会影响儿童的身体健康、生长发育和智力发展。

一、婴幼儿常见的不良饮食习惯

(一) 偏食、挑食

上文中已有论述,偏食、挑食是常见的饮食行为问题,也是婴幼儿喂养困难、营养元素缺乏的主要原因,本节中将主要介绍其纠正方法。对于婴幼儿来说,偏食主要指只喜欢吃某几种食物的不良习惯,如只喜欢吃肉,而不喜欢吃蔬菜；挑食主要指对某些食物挑剔或仅吃几种自己喜欢及习惯吃的食物,如不喜欢某种特定颜色的蔬菜水果,或者不能接受某种性状的食物,如糊状。随着儿童的成长,偏食、挑食的不良习惯若不及时纠正和引导,很容易影响儿童对营养素的获取,影响其正常的生长发育。

帮助婴幼儿纠正偏食、挑食的不良习惯,不能操之过急,如采取打、骂等过激手段,反而会引起孩子的逆反心理,达不到理想效果。纠正婴幼儿的偏食及挑食的习惯,可以采用以下几种方法。

1. 成人的榜样作用, 必要的鼓励

家长应言传身教,起到良好的榜样示范作用。父母的饮食习惯和饮食态度会在家庭的一日三餐中影响婴幼儿,最终让其在潜移默化之中形成良好的饮食习惯[5]。家长、教师希望婴幼儿改正偏食、挑食的不良饮食习惯,自己就应该在婴幼儿面前作出表率,并及时地对婴幼儿的进步予以表扬和鼓励,必要的鼓励能帮助婴幼儿改正偏食、挑食的习惯。

---

① 张安慧,朱敏,王幼玲,等.芜湖市学龄前儿童饮食模式与情绪行为问题的关联研究[J].实用预防医学,2019,26(03)：285—289.

② Mallan K M, Daniels L A, Nicholson J M. Obesogenic eating behaviors mediate the relationships between psychological problems and BMI in children [J]. *Obesity (silver spring)*, 2017(25)：928—934.

③ 祁华南,马永红,谭姣,等.学龄前儿童饮食行为与生存质量相关性研究[J].中国妇幼健康研究,2017,28(04)：361—365.

④ Chatoor I, Ganiban J, Surles J, et al. Physiological regulation and infantile anorexia：a pilot study [J]. *Journal of the American academy of child & adolescent psychiatry*, 2004(43)：1019—1025.

⑤ 庄思微,蔡棉娟.推行园本食育课程,培养幼儿健康饮食习惯[J].学生·家长·社会:学校教育,2021(07)：2.

2. 少盛多添，因人而异

男孩子和女孩子的食量存在差异，即使同一年龄同一性别的孩子，食量也存在个体差异。教师在给孩子盛饭时，可以不用盛得太多太满，一次性给孩子盛过多的饭菜，容易导致孩子产生恐惧，加重孩子的心理负担，长此以往容易产生抵触心理。有的孩子对于添饭比较感兴趣，每添一次就会觉得很自豪。因此，在给孩子盛饭时，不用盛太多太满，鼓励吃完再添的行为，这样对于胃口较好的孩子不会减少食量，而对于胃口一般的孩子也不会产生畏惧，还能减少因盛太多太满而造成的食物浪费。

对于挑食、偏食的不良习惯，很难让幼儿在短时间内进行改正。在排除食物过敏的情况下，可循序渐进地添加"不吃"的食物。例如，有些婴幼儿不喜欢吃胡萝卜，开始时可少盛点，后续再逐渐加量，让幼儿慢慢适应。在逐步添加的过程中，家长的及时鼓励也必不可少："今天学会吃胡萝卜啦，可真了不起！"反复的鼓励可以激起孩子对食物的兴趣，减少对食物的不喜爱，最终达到接受某种食物的目的。

3. 适当的餐前引导

根据幼儿喜欢模仿的特点，在幼儿园中，教师可利用集体氛围和情绪感染幼儿，为孩子们树立榜样。餐前可进行有关饮食的游戏或者儿歌活动，营造轻松愉快的就餐氛围。教师也可采用情境带入等生动的形式介绍菜名，再形象地说说这些菜对人体的益处，激发孩子对食物的兴趣。

例如，进餐前，教师可以有意识地吸吸鼻子，并做出很陶醉的样子说："哇！今天的饭菜好香啊！看，有番茄炒蛋，颜色很漂亮，肯定很好吃！"教师的行为会激发孩子对于食物的兴趣，孩子也会学着教师的样子，认真品尝食物。再比如，吃菠菜时，有的小朋友不爱吃，教师就通过提问来激励幼儿："你们知道大力水手爱吃什么？"很多小朋友马上回答是菠菜。教师说："没错，大力水手吃了菠菜后变得力大无穷，打败了比他高大许多的坏人，保护了朋友和家人的安全！你们想不想像大力水手一样厉害？"听了这番话，孩子可能已经心动了，教师再进一步介绍菠菜的味道鲜美、吃了后会对身体有什么帮助，孩子还没听完可能已经迫不及待想吃了。利用婴幼儿爱模仿等心理特点，激励孩子尝试各种食物，保证均衡的饮食。

4. 家园同步，共同促进

单纯依靠学校或家庭的教育是远远不够的，要让两方共同参与，使得家园同步，对幼儿的饮食情况进行教育和引导，以收获预期的甚至更好的效果。家长的习惯对幼儿的饮食习惯有着直接的影响。学校可以通过微信公众号、微博、科普小视频等向家长说明在学校进餐时，幼儿身上普遍存在的问题，以及不良饮食习惯带来的后果，引起家长的关注和重视。同时，教师也可经常与家长进行交流，寻找原因，共同解决问题。作为家长，要以身作则，当好榜样，与学校配合，教育和引导幼儿改正不良饮食习惯。

案例实践

我不爱吃蔬菜

　　蔬菜是幼儿每天都要接触的食物，但是幼儿对很多蔬菜并不熟悉。许多幼儿在刚入园时，通常都有挑食的问题：大部分幼儿只爱鸡翅、鸡腿、肉丸等荤菜，盘子里的蔬菜则需要教师鼓励后才尝试，而有的小朋友进食蔬菜后会出现恶心、干呕，甚至有些幼儿看到蔬菜就开始紧张，认为吃蔬菜是一件非常痛苦的事。

　　分析：肉类中含有丰富的优质蛋白质，是儿童生长发育必需的食物，但一味偏好肉类而放弃其他食物，容易导致营养方面的问题。幼儿园食堂在准备餐食时，建议少用大块的肉，如整块的猪排、鸡排等；可将肉与蔬菜混合，例如用胡萝卜与肉混合做成肉饼来代替单纯的炸鸡翅、炸鸡腿等。对于一些相对较大块的蔬菜，如青菜等，可考虑将蔬菜切成小段，方便幼儿吞咽。同时，教师可进行适当的餐前引导，激发孩子对蔬菜的兴趣，引导孩子改正偏食的坏习惯。盛饭盛菜时，考虑到孩子个体差异，如男孩与女孩之间的食量差异，应采用"少盛多添"的原则，避免让一些孩子因食物量过大而压力倍增，反而导致对食物产生厌恶等。

（二）偏爱零食

　　零食指三餐之外摄入的除水之外的各种食物和（或）饮料。我国儿童及青少年的零食摄入在逐年上升，在学龄前儿童身上表现得尤为突出。"味道好"是婴幼儿选择零食最常见的原因[1]，而味道好通常意味着食品中含有较多的糖、盐等调味剂及添加剂，过度摄入易转化为脂肪。第四次全国口腔健康流行病学调查显示，5岁儿童乳牙龋齿的患病率已上升至70.9%[2]。研究指出，经常食用甜食、饮料是儿童龋齿的危险因素[3]。过多地摄入零食，尤其是高糖高盐的零食，不仅会影响正餐的摄入，导致营养素摄入不足，还可能增加超重肥胖及慢性病的发生风险[4][5]。

　　从另一方面来说，"都快吃饭了，还吃什么零食""这零食是垃圾食品，没有营养的，以后少吃点"，长时间以来，人们习惯给零食贴上"不健康""没营养""肥胖""龋齿"等标签。由中国疾控中心营养与食品安全所和中国营养学会编写的《中国儿童青少年零食消费指南2018》

① Pries A M, Filteau S, Ferguson E L. Snack food and beverage consumption and young child nutrition in low- and middle-income countries: a systematic review [J]. *Maternal & child nutrition*, 2019(06)：1—11.

② 中国网. 卫生计生委就第四次全国口腔健康流行病学调查等情况举行发布会[EB/OL]. (2017-9-19)[2020-12-20]. http://www.gov.cn/xinwen/2017-09/19/content_5226124.htm#1.

③ 周月华，张燕飞. 儿童早期龋齿患病影响因素及预防措施分析[J]. 中国妇幼保健，2020，35(21)：4093—4096.

④ Pereira M A. Sugar-sweetened and artificially-sweetened beverages in relation to obesity risk [J]. *Advances in nutrition*, 2014，5(06)：797—808.

⑤ Malik V S, Pan A, Willett W C, et al. Sugar-sweetened beverages and weight gain in children and adults: a systematic review and meta-analysis. [J]. *The American journal of clinical nutrition*, 2013(98)：1084—1102.

中提出：正餐是儿童青少年营养的主要来源，如果只吃正餐，不适当增加一些零食，同样可能会导致儿童营养不良。由此可见，零食对我们也是有益的，关键在于选什么、怎么选、怎么吃。

1. 如何为幼儿选择合适的零食

随着科技的发展，零食的品类也越来越细致，人们对于零食的看法从开始的一边倒地反对趋于从更多元的角度看待零食。弗洛伊德认为，在心理发展的各个阶段，儿童都面临着自我身体满足需要与服从社会需要之间的冲突[①]。当社会允许适当的身体满足时，冲突可获得解决。而当这种身体需要得不到满足时，个体就会在之后的生活中表现出遗留行为。例如，一个孩子在幼年时没有得到足够的食物，长大后可能就表现出追求权力的特点。因此，怎样选择既能满足婴幼儿需要，又能达到营养要求的零食，是选择零食时应重点考虑的问题。

（1）多吃新鲜天然的蔬菜水果、奶制品、坚果，避免油炸食品、甜食等

新鲜的蔬菜水果富含大量的膳食纤维，能帮助婴幼儿的肠道蠕动，防止便秘；奶制品，如鲜牛奶、不调味的酸奶等，在富含优质蛋白质的同时又能补钙，有助于婴幼儿的生长发育。坚果可提供幼儿生长所需的脂肪酸，每日坚果总量以个体自身手掌一把的量为宜，过多易造成热量过剩，同时应选择未经过调味的原味坚果。蜜饯、糖果、冰激凌等含糖量过高的零食，食用过多容易引起龋齿、肥胖、诱发糖尿病，还会导致幼儿情绪易激动，表现为烦躁易怒、爱哭、多动好动[②]。此外，油炸、腌制、膨化等的食品也不适合作为幼儿的零食，如方便面、火腿肠、薯片，这些食品在加工过程中，其本身所含的营养成分被破坏，还可能会产生亚硝酸盐、丙烯酰胺等致癌或有毒物质[③]。

（2）选择质地细软、好消化的零食

《中国儿童青少年零食消费指南 2018》中将零食分为可经常食用、适当食用、限制食用几种类型，并指出幼儿的消化系统发育还未完善，需要选择一些容易消化吸收并能充分补偿主食中所缺营养素的食物，来满足婴幼儿生长发育的需要。婴幼儿的乳牙虽然已经萌出，消化能力却仍不能和成人相比。且其胃黏膜柔软、血管丰富，胃壁较薄，肌肉及神经组织发育尚未完善，胃肠蠕动能力差。同时，婴幼儿的消化酶酸度较低，含量较成人也少，消化能力较弱。因此，应选择细软、好消化的食物作为婴幼儿的零食。

2. 如何引导幼儿正确吃零食

（1）专心致志，细嚼慢咽，切勿一口吞食

食物在未经过充分咀嚼的情况下吞咽，容易加重胃肠道负担，诱发消化道溃疡，故教师及家长应引导幼儿在进食时细嚼慢咽。细嚼还可以使牙龈表面的角质变化，加速牙龈周围

[①] 林菁. 弗洛伊德的人格发展理论对儿童心理健康教育的启示[J]. 福建师范大学学报（哲学社会科学版），2001(02)：133—136.

[②] 李冬华，赵丽云，于冬梅. 添加糖摄入状况及与健康关系的研究进展[J]. 卫生研究，2014,43(02)：328—331.

[③] 刘荟萃. 油炸食品加工与贮藏过程中晚期糖基化末端产物的形成分析及抑制[D]. 杨凌：西北农林科技大学，2014.

的血液循环,提高牙龈的抵抗力。幼儿在吃零食时应专心,如果进食时嬉笑打闹,容易导致食物漏到气管中,引起剧烈咳嗽、呕吐,甚至窒息。

（2）零食时间需合理

三餐之间安排婴幼儿适当食用零食,可以减少孩子的饥饿感,避免在正餐时暴饮暴食,有助于预防肥胖。通常建议在饭前 2—2.5 小时吃零食,既不会影响下一顿正餐的食欲,也不会影响前一顿正餐的消化。婴幼儿面对零食,通常自制力较差。即使有"零食时间",也要注意时间和量的限制,做到不影响正餐的食欲和食量。

·拓展阅读·

影响婴幼儿食物偏好的影响因素

早在胎儿发育的过程中,食物偏好就已开始形成,并受生物、社会和环境因素的影响。另外,婴幼儿期所形成的食物偏好可持续至成年期。婴幼儿期形成的健康的食物偏好,对良好饮食习惯的培养具有促进作用。

1. 婴幼儿自身因素

婴幼儿对甜味、鲜味、咸味有着先天的偏好,但对苦味和酸味是抵触的。因此,先天的食物偏好会导致婴幼儿拒绝一些健康的食物,如苦瓜等带有苦味的蔬菜等。而个体基因的不同也会导致个体对食物偏好的不同。

2. 喂养者的喂养习惯

喂养者对于食物的选择和搭配,会对婴幼儿的食物偏好产生重要的影响,尤其是在婴幼儿时期,这种影响作用更加突出。同样,食物所包含的情感和社会因素也会影响孩子的饮食偏好。如强迫孩子吃不喜欢的食物,会增加其厌恶程度;愉快的用餐范围则会增加孩子对食物的喜爱。父母的生活习惯影响着婴幼儿的食物偏好,良好的表率作用有助于婴幼儿形成健康的食物偏好。

3. 社会环境

婴幼儿所处的社会环境会影响其食物偏好。如电视中的食品广告,家附近商店里接触到的零食、饮料等,都会影响婴幼儿的食物偏好。

（三）吃饭用时长

在幼儿刚入园时,用餐时间经常需要教师喂食,但随着时间的推移,孩子们逐渐可以自己吃饭,但有的吃得快,有的还是比较慢,可能与以下原因有关。

1. 边吃边玩

有些幼儿吃饭慢是因为好动。进餐时,时常喜欢玩餐具,和旁边的孩子说话,或者时不时走出座位,甚至影响其他孩子吃饭。边吃边玩不利于婴幼儿的身心发展,因为此时婴幼儿思绪不集中,容易导致胃肠道的血液供给减少,从而导致胃液和消化酶的分泌减少。同时还会让幼儿养成做事不专心、不认真等坏习惯。对于这样的孩子,教师要及时予以提醒。必要时以其他吃饭表现好的小朋友为榜样来暗示他们,比如"某小朋友吃饭很认真,没有一边吃一遍玩,老师觉得这样很棒,还有谁能一样棒",很多孩子为了得到教师的表扬,专心吃饭,此时教师应予以表扬。长此以往,孩子就能逐渐克服边吃边玩的坏习惯了。

2. 动作迟缓

有些孩子的"慢"不仅表现在吃饭上,还表现在其他方面,如做手工、打扫卫生、穿衣服等。这样的孩子通常性格上比较内向、动手能力比较差。对于这样的孩子,教师可在平时多组织一些与生活技能相关的小游戏,如"比谁鞋子穿得又快又好""看谁能最快把被子叠整齐"等,鼓励孩子参与,通过游戏逐步克服因动作慢而导致的吃饭问题。

案例实践

为了小红星,拼了

亮亮是某幼儿园中班的一名幼儿,是班级里出了名的"皮大王"。每天午餐时,他在餐桌旁没坐多久,就开始和旁边的小朋友嬉笑打闹,有时候还会去打扰别人吃饭。通常要等老师反复催促,亮亮才囫囵将饭吃完。近日,老师在班级里开展"吃饭谁最棒"的活动,根据吃饭时的表现(光盘行动、按时吃完、吃饭时保持安静)赢取小红星,每月获得星星最多的小朋友当选"每月之星"。看着别人的小红星,亮亮很是羡慕,想和其他小朋友一较高下。这几天,亮亮一反往日的表现,拿到饭回到座位,就开始狼吞虎咽,光盘后迅速将桌面收拾干净。有一天添了饭,还受到老师的表扬。看着自己日渐增多的小红星,亮亮很是自豪。这天,亮亮为和好朋友中午多玩一会儿,嘴里的饭还没咽下去,就跑去追人了。不一会儿,亮亮就被嘴里的饭呛到了,一阵剧烈咳嗽后,将午餐全吐了,最后在大家的注视下被送去了医务室。

分析:　幼儿在进食的同时嬉笑打闹,容易导致食物漏入气管,引起剧烈咳嗽,甚至窒息。剧烈的咳嗽还会刺激咽部反射,使腹内压升高,这些都会引起呕吐。对于亮亮来说,采取小红星的方法鼓励其认真吃饭是好事。但要注意,狼吞虎咽的进食行为,让食物在未经过充分咀嚼的情况下就被吞咽,容易造成积食,增加脾胃的负担。同时,饭后剧烈地奔跑也会引起胃部不适,影响消化功能。长此以往,亮亮的脾胃功能定会受损,影响其今后的生长发育。因此,解决边吃边玩、吃饭过慢问题的方法并不是一味让幼儿加快速度、狼吞虎咽攀比最快吃完饭。在引导孩子认真吃饭的同时,要注意教其细嚼慢咽。

二、良好饮食习惯的培养

为使幼儿得到全面均衡的营养,除注重膳食搭配、烹饪方式和食品卫生外,良好的饮食习惯也对幼儿的生长发育起着重要作用。

1. 日常生活中引导幼儿养成良好的饮食习惯

在日常用餐时,有些幼儿的食物浪费现象比较严重,常因吃不完或者不爱吃,把剩下的大部分饭菜倒掉。为避免这种现象,教师可在午休时,播放与进餐有关的科普视频或者动画,向孩子展示正确的吃饭方法,通过生动的情节让孩子明白偏食挑食等不良饮食习惯的危害。进餐前盛饭盛菜时,尽量让孩子做到"少盛多添",做到不浪费粮食,珍惜农民伯伯和食堂工作人员的劳动成果。

2. 教学活动中引导幼儿养成良好的饮食习惯

教师应根据幼儿的年龄和兴趣开展教学活动,让幼儿参与到活动中,切实感受良好饮食习惯的重要性。例如,小班幼儿可通过儿歌或者简易的活动知道偏食、挑食对身体的危害,明白不偏食、不挑食才会身体棒;中班幼儿可通过认识不同的食物,了解食物中的营养素,养成良好的饮食习惯;而大班的小朋友可以通过参观农作物基地,参与粮食、蔬菜的种植过程中,如给农作物浇水,甚至可以小组为单位种植小番茄等较简单的蔬果,记录其生长过程,了解食物的来之不易,学会珍惜食物。

3. 家园联合,共同培养婴幼儿良好的饮食习惯

幼儿园应与婴幼儿家庭合作,开展有关良好饮食习惯的宣传活动,与家长共同助力婴幼儿良好饮食习惯的养成。家长的良好饮食习惯会直接影响婴幼儿,从而促进婴幼儿也养成良好的饮食习惯。教师可通过微信公众号、微博、知识竞答小游戏、健康讲座等形式,向家长及婴幼儿宣传健康饮食的重要性和必要性。教师与家长应做好双向的交流沟通工作,做到有问题早发现、早解决。

· 第四节　家长在婴幼儿喂养中的误区与对策 ·

婴幼儿期是儿童生长发育中最重要的时期,在此期间婴幼儿生长发育迅速,是生长发育中第一个高峰期[1][2]。从胎儿期至出生后 2 岁,即儿童早期(生命早期 1 000 天),是决定人一生营养与健康状况最为关键的时期。婴幼儿期的营养不良可能导致儿童生长和认知发育迟

---

① 王卫平,孙锟,常立文. 儿科学(第 9 版)[M].北京:人民卫生出版社,2018:7.
② 胡敏,刘海江. 新编营养师手册(第三版)[M].北京:化学工业出版社,2015:187.

缓的不可逆转性[①]，故在此期间，家长需要格外注意婴幼儿营养的均衡补充。

一、家长在婴幼儿喂养中的困境

当今社会，生活节奏日益加快，年轻家长可能因为工作忙碌或经验不足，在婴幼儿的喂养方面不甚了解，又或交给家中老人代为照顾。相关研究指出，当婴幼儿的父母因工作就业等问题而无法充分照顾下一代时，隔代照顾可以作为替代方式来解决这个问题[②]，但祖辈在喂养上可能存在一些"偏见"或"不良"习惯，导致在喂养婴幼儿上出现误区。倘若祖辈与父辈家长不注意了解和学习正确的喂养方法，就很容易引起小儿的不良饮食习惯以及营养不均衡，导致诸如腹泻、便秘、厌食、挑食等问题的出现；更有甚者，会影响小儿日后的身体健康和智力发育。因此，及时纠正错误的喂养观念和做法，增强婴幼儿日常喂养方面的健康教育是非常关键的。

二、婴幼儿喂养中的常见误区与纠正

(一) 食物选择上的误区

1. 认为奶粉比母乳好

由于目前信息传播便捷迅速，铺天盖地的广告宣传随之而来，一些婴幼儿配方奶粉可能夸大宣传，声称其中含有各种婴幼儿成长必需的"氨基酸"、DHA、ARA 成分等，让家长误以为比母乳更好。其实不然，母乳在婴幼儿 6 月龄之前是完全可以满足其各种身体发育需要的，因为其中营养丰富，易被婴儿利用，并且很少有过敏发生。母乳中丰富的免疫物质，如乳铁蛋白、溶菌酶、淋巴细胞、抗体 IgA、抗体 IgM 等，可以增加婴儿的抵抗力[③]，这些成分是配方奶粉很难比拟的。所以，母乳是最适合婴幼儿的食品。

2. 不吃水果，改喝果汁

有些家长在喂养中发现有些婴幼儿不愿意吃水果，但是愿意接受果汁，于是想着用果汁来替代水果给孩子吃，这种做法也是不妥的。因为新鲜水果中不仅含有完善的营养成分，而且婴幼儿在咀嚼水果时，可锻炼咀嚼肌及牙齿的功能，刺激唾液分泌，促进食欲。而果汁即便是 100％"零添加"，其营养成分在加工过程中也必然有所损失，膳食纤维含量几乎为零；而且大多数果汁或多或少都添加糖分以改善口感，添加防腐剂以延长保质期，因此婴幼儿长期过多地饮用会给健康带来危害。

---

① 中华人民共和国卫生部. 中国 0—6 岁儿童营养发展报告(节录)[J]. 营养学报,2013,35(01)：1—4.
② 江川. 对隔代抚养的思考[J]. 老年人,2005(4)：1—8.
③ 王卫平,孙锟,常立文. 儿科学(第 9 版)[M]. 北京：人民卫生出版社.2018：59.

3. 家长垄断选择饮食的权利或完全按孩子喜好选择食物

部分家长不考虑孩子的营养需求和口味,按照自己的饮食偏好给孩子准备膳食,比如家长不喜欢吃青椒,孩子的餐桌上出现青椒的概率也很低。久而久之,会导致孩子营养不均衡,发育不健全。又或是家长过于疼爱孩子,完全根据孩子的喜好来选择食物。久而久之,孩子会养成偏食、挑食、爱吃零食的习惯,膳食营养摄入同样不均衡,影响身体健康发育。

4. 盲目迷信婴幼儿专用食品

很多产品打着"婴幼儿专用""宝宝专用"等旗号,但其中大部分却未必有相应和科学依据。我国有多项针对婴幼儿配方食品、辅助食品的食品安全国家标准,但也有一些食品标准是未细分人群或年龄的。家长在购买时,应结合相关膳食指南,阅读食品的营养标签和配料表,而不盲目购买所谓的"儿童专用"。

5. 盲目给孩子喂食"补品"

家长都特别关注孩子的营养问题,但是如何做到科学均衡,很多家长却总把握不好。有时家长会因怀疑自己的孩子缺钙、缺锌、缺铁等,而自发盲目地购买一些营养品,如人参、西洋参、蜂王浆、桂圆等,家长认为能促进孩子生长发育,提高免疫力。殊不知这些营养品的营养价值虽然可观,却不适合婴幼儿服用,而且很多营养品中含有激素成分,易导致儿童性早熟的发生[①]。又或者,购买多种维生素、微量元素补充剂,钙、铁、锌、硒、维生素乱补一通,严重者可能会发生微量元素中毒,最终折腾良久,营养状况反而日渐下滑。其实,营养均衡是由日常饮食均衡决定的,食物选择是否全面,种类是否多样,烹调是否合理,搭配是否科学,饮食习惯是否正确,诸如此类的问题才是保证孩子营养均衡的关键。若要选择营养品、使用营养品,需要询问专业医师的建议,之后再进行合理的补充。

(二) 传统观念上的误区

1. 不注重辅食添加方式

辅食添加是引导婴儿从以乳制品为主过渡到家庭饮食的重要过程,因为在 6 月龄后,母乳已经无法供给足够的能量与锌、铁、维生素等营养物质。同时,相关研究表明,及时的辅食添加可能会减少食物过敏的发生[②]。中国营养学会在《中国居民膳食指南(2022)》中,建议满6 月龄开始添加辅食。欧洲儿科胃肠肝病和营养学会推荐从 4—6 个月开始添加辅食,不应该早于 4 个月也不能晚于 6 个月添加[③]。早期准备可以从日常的餐具入手,可以让婴儿提前

---

① 董薇,姜世斌. 婴幼儿营养补充之误区[J]. 医学信息,2013,26(6):441—442.
② 程娟,申昆玲,段红梅. 婴幼儿辅食添加与食物过敏关系的研究进展[J]. 中国儿童保健杂志,2019(7):737—740.
③ Fewtrell M, Bronsky J, Campoy C, et al. Complementary feeding: A position paper by the European Society for Paediatric Gastroenterology, Hepatology, and Nutrition (ESPGHAN) Committee on Nutrition [J]. *Journal of pediatric gastroenterology and nutrition*, 2017,64(01):119—132.

适应新餐具,以便日后辅食的喂养;同时,新食物的加入,可以使婴幼儿的饮食习惯更进一步。在低级别的"喝"迈入高级别的"嚼"的阶段,辅食日渐增多,要注意减少奶量,防止婴儿过饱,影响对于新食物的感受。辅食的硬度也需阶梯上升,不可一直很软、很烂,这样无法锻炼婴幼儿的咀嚼功能,咀嚼训练应当从辅食添加期就开始。用牙齿或牙床练习研磨食物,可充分锻炼宝宝的面部和口腔肌肉,也有利于宝宝乳牙的发育,能让牙齿萌出更整齐,对日后语言能力的发展大有帮助。每餐前先喝奶,后辅食,从婴幼儿自己熟悉的食物开始进食,更易于其接受新的辅食。

2. 强迫婴幼儿进食,认为孩子吃得越多越好

很多家长希望孩子可以健康苗壮成长,其衡量指标是每日的食量。婴幼儿的食量因人而异.受性别和活动量的影响,也和遗传因素有关。强迫进食不仅会导致婴幼儿消化功能障碍,长期还可形成精神性厌食,引发营养性疾病[1]。同时,过度进食会导致幼儿肥胖,为成人肥胖埋下隐患,由此发生的各种并发症或心理异常也不少见。最为常见的为哮喘、脂肪肝、内心自卑、暴饮暴食、不合群等现象[2]。因此,要根据实际情况制定膳食安排。

3. 孩子不吃盐就没有力气

在孩子1岁前,钠的摄取完全可以从母乳、配方奶粉,以及自然获取食物中完成。如果给孩子额外补充盐,会影响婴幼儿口味的建立,易造成偏食或挑食。早期婴儿对食盐高度敏感,咸味可增加食物的口感和香味,过早添加盐或其他调味品,会使小儿对普通淡味食物失去应有的兴趣,造成偏食,以致成年后患上高血压的风险加大[3]。所以,孩子不吃盐就没有力气的说法是错误的。

4. 忽视了"铁"的补充

缺铁性贫血仍是婴儿期高发的营养性疾病之一。缺铁性贫血在6个月—3岁的婴幼儿中较为常见[4]。6个月后,婴幼儿体内的铁元素耗尽,此时单纯的母乳喂养已经无法满足婴幼儿对于铁元素的需求,因此需要及时补充外源性铁。此时如果没有及时补充含铁丰富的辅食,则会引起机体中血红蛋白合成不足,继而引发缺铁性贫血[5][6]。所以在婴儿期应该大力提倡母乳喂养,但适龄时应及时添加富含铁、铁吸收率高的辅食[7]。

补充铁元素较好的辅食大致分为两类:一种含血红素铁,例如瘦肉、动物肝脏、动物血和

① 袁爱梅. 小儿喂养中的误区及对策[J]. 中国妇幼保健,2005,20(13):1684—1685.

② 冯莉娟. 婴幼儿喂养中的误区与对策[J]. 中国医药导报,2007(29):128—128.

③ 金春华. 婴幼儿喂养[J]. 中华实用儿科临床杂志,2012(11):13—15.

④ 钟日英、陈叶静、曾援,等. 婴幼儿营养性缺铁性贫血影响因素分析[J]. 中国妇幼保健,2012,27(13):2002—2003.

⑤ Rocha D S, Capanema F D, Netto M P, et al. Effectiveness of fortification of drinking water with iron and vitamin C in the reduction of anemia and improvement of nutritional status in children attending day care centers in Belo Horizonte, Brazil [J]. *Food and nutrition bulletin*, 2011,32(04):340—346.

⑥ 柴淑绒. 儿童保健门诊婴幼儿营养性缺铁性贫血分析[J]. 基层医学论坛,2013,17(35):4773—4775.

⑦ 王菲. 婴幼儿缺铁性贫血相关因素分析[D]. 苏州:苏州大学,2017.

鱼等,这些食物不仅含铁量高,而且在吸收过程中不受其他食物的影响;另一种含非血红素铁,如谷物、蔬菜等植物性食物[①]。

很多家长认为鱼虾价格稍贵,而且肉质柔软干净,营养丰富。而瘦肉的来源可能不能保证,担心其中含有激素、瘦肉精等,会影响孩子健康。动物肝脏颜色不鲜亮,又是解毒器官,小孩子吃多了不好。诸如此类的误区,导致家长在选择辅食时无形中避开了这些"补铁佳品",使铁元素摄入不足。为了预防婴幼儿缺铁性贫血,应在 6 个月后逐步添加瘦肉、动物肝脏等以补充铁元素,另外还可以积极补充富含维生素 C 的水果或蔬菜,如猕猴桃、橙子、海带、紫菜、木耳等。但缺乏明显、需要治疗的患儿,可以选择口服铁剂补充。

(三) 喂养方式上的误区

1. 母乳经常备用喂养

在日常生活中,有些母亲由于种种原因,比如奶量过多,或因乳头吮吸疼痛等,导致婴儿不能通过直接吮吸母乳来喂养。人工将母乳挤出放置在奶瓶中保存备用,这样虽然解决了一些问题,但是若母乳保存环境不稳定,卫生情况难以保证,将增加母乳污染的风险;同时待用的母乳再次加热食用时,可能会破坏母乳中的各种营养物质、维生素、免疫抗体等,降低母乳的营养价值。因此,若无特殊情况,不建议将母乳挤出后另行保存喂养,建议让孩子直接吮吸母乳。

2. 经常嚼饭喂婴儿

在生活中,有些家长喜欢把饭放进自己嘴里,嚼碎之后再喂给婴儿吃。出现这种行为是因为家长认为婴儿没有牙齿,咀嚼能力差,喂嚼碎后的食物更有利于婴儿消化与吸收,但实际上这种行为万万不可取。首先,这种行为不卫生,成人口腔中有各种细菌和有害物质,但因其免疫力较强,抵抗能力强,故不受侵害,但经其咀嚼的食物会沾染细菌和有害物质,并随着这种喂养方式进入婴儿口中,而婴儿的免疫系统尚不健全,抵抗能力差,很容易受到细菌和有害物质的侵害。其次,经过咀嚼后的食物,味道会改变,营养必会有所流失,会影响婴儿对于食物的感受与营养吸收。最后,嚼碎嚼软的食物,婴儿无需咀嚼,这样就无法刺激婴儿锻炼口腔唾液分泌及口腔肌肉,导致咀嚼能力得不到发展,久而久之,会影响婴儿牙齿的萌发、语言系统的建立[②]。所以,一定要摒弃嚼饭喂婴儿的习惯。

3. 不给孩子自我进食的机会

有的家长总感觉孩子的小手抓来抓去不干净,所以在吃饭的过程中全程由自己喂给孩子,阻止孩子抓取食物,这种做法其实剥夺了婴儿自我进食和自我服务的需求。在进食时不允许婴幼儿手抓食物,1 岁时不用杯或碗给婴儿喝水的行为,会让孩子的自主意识受挫,进食

---

① 董薇,姜世斌. 婴幼儿营养补充之误区[J]. 医学信息,2013,26(06):441—442.
② 彭永强. 不要嚼饭喂婴儿[J]. 中华养生保健,2016,(10):55.

体验变差,影响孩子对于食物的味觉感受。对于小月龄的婴儿,正确做法是在辅食中适当地给孩子添加一些可以用手抓着吃的食物,如黄瓜条、苹果块、土豆条等。这样既可以锻炼其手眼协调的能力,也可以为今后的独立自主进食做准备[①]。

4. 喂养环境太嘈杂

婴幼儿在进餐时需要专注,这样才可以体会食物带来的满足和快乐。有研究表明[②],"吃饭分心"是 0.5—3 岁婴幼儿最易发生的不良饮食行为,如果在喂养过程中家长看电视、大声说话,或多人围观、多人参与喂食,就会过度分散婴幼儿对食物的体验和专注程度,降低由食物带来的满足和快乐。同时,这样既有可能因喂养过多而导致婴幼儿积食,又有可能忽略婴幼儿在进食过程中的异常反应而发生危险,所以在喂养过程中,应该保持环境相对安静,避免多人喂食。固定座位和餐具容易让婴幼儿形成条件反射,比如把孩子放在固定的宝宝椅上吃饭,这样每次把孩子放在这个椅子上时,孩子的大脑就会形成进食的愉悦,唾液腺也会加快分泌,为下一步进食和消化做好准备。认真仔细观察喂养时婴幼儿的反应,如果孩子出现强烈反抗时,家长应该慎重对待,认真思考孩子反抗的原因。

5. 轻视餐桌教育

在喂养的过程中,经常出现孩子在吃饭时注意力不集中,吃一口饭就跑去玩玩具、看电视等现象。有研究表明,有 45.9% 的幼儿不能独立进餐[③]。家长担心孩子吃不饱饭影响健康,常常追在后面喂饭,一顿饭下来,孩子吃得也累,家长跑得也辛苦,但孩子的自理能力没有得到锻炼。另外,不要在吃饭的过程中批评孩子,吃饭时受到批评,孩子会因为伤心害怕而失去吃饭的胃口。无论孩子是因为"玩"得过头而忘记吃饭,还是因被批评而伤心难过,都会影响食物的消化与吸收,久而久之,孩子就会产生腹胀厌食等问题,还易导致胃病。最危险的情况是在跑动或哭泣中进食时,发生呛到食物引起窒息的情况。

案例实践

我家孩子怎么总是营养不良

豪豪从一出生开始,就被家里人捧在手心里。父母平时工作忙,大部分时间都是由祖辈带着豪豪。妈妈因为工作问题,不能及时哺乳,只好将母乳放在奶瓶中储存于冰箱里,时间久了,储存多了,都忘记了储存时间,有时候豪豪喝了加热的母乳后会出现拉肚子的症状。后来豪豪长大了点,父母就高价买一些"补品"给孩子吃,希望孩子可以长身体。同时,祖辈因担心

① 乌焕焕,康松玲.0—3岁婴幼儿饮食习惯问题分析与培养建议[J].早期教育(教科研版),2018(03):35—38.
② 鲍雪梅.婴幼儿早期喂养行为特点分析及其对婴幼儿饮食行为的影响[J].中国妇幼保健,29(10):1581—1583.
③ 敖春美.3—6岁幼儿饮食习惯调查研究[J].延安职业技术学院学报,2010,24(04):37—38,46.

孩子吃不了硬的东西,会自己先嚼一嚼再给孩子吃,后来发展成能喂则喂,豪豪跑出去玩,家长都要跟着喂饭,有时豪豪会因为来不及下咽而呛到咳嗽流泪。在体检时,豪豪的身高落后于同龄人,微量元素也有所缺乏。豪豪父母很困惑,这究竟是为什么?

分析: 孩子在生长发育的过程中,应注意营养均衡,适量运动,避免一些盲目跟风的进补,孩子其实并不需要这些所谓的营养品。在喂养过程中,家长应该做到注意卫生,创造良好的饮食环境,饮食搭配合理,荤素结合适当,注重培养孩子良好的饮食习惯,不能过度宠溺孩子。对于孩子在生长发育过程中出现的一些问题,可以及时去当地医院就医或找相关专业人士咨询。亦可通过互联网、微信等新媒体平台加以学习,从而做到"养娃不盲目"。

三、家长在日常生活中如何避开喂养误区

婴幼儿喂养是一门学问,其中蕴含着很多有关营养学、教育学等的知识,没有人生来就会,所以家长应该尽可能地去学习喂养方面的知识,从而避免误区,让孩子健康快乐地成长。如今是信息技术飞速发展的时代,在日常生活中,家长可以通过各种新闻媒体了解一些婴幼儿喂养方面的知识,也可以直接前往附近医院就医或者找相关医学专业人士进行咨询,获得科学、专业的喂养指导。对于孩子在喂养过程中出现的问题,家长要做到牢记不忽视,重视不慌张,为孩子的成长保驾护航。

第五节 机构予以指导

目前,我国有超过 86% 的乡镇及以上的幼儿园、托育机构为儿童提供膳食,除疾病等特殊情况,学龄前儿童每周在园 5 天,1 年中约有 9 个月在园就餐[1]。因此,机构的膳食供给状况直接关系到学龄前儿童的营养状况和生长发育。幼儿园、托育机构除了为幼儿提供营养、卫生、规律的膳食,促进其德智体美劳的全面发展外,还涉及能否正确引导家长合理喂养,使儿童在园内和园外均具备良好的膳食环境、膳食质量,养成良好的饮食习惯,这将是未来儿童健康成长的重要内容之一。

一、膳食营养搭配的对与错

正确的儿童膳食营养搭配不是以量取胜,而是需要从质、量、色、类等角度进行诠释。在

---

① 刘霞,樊欣.重庆市托幼机构儿童膳食营养调查[J].中国当代儿科杂志,2017,19(01):64—67.

搭配膳食时,应根据相关的膳食指南搭配食物,要注意选择营养丰富的食品,多吃时令蔬菜、水果;配餐要注意搭配;避免油腻、质硬或刺激性强的食品;经常变换食物的种类;烹调方法多样化、艺术化。① 机构是儿童生长发育的守护者,要充分发挥为儿童健康保驾护航的职责,促进儿童德智体美劳全方面发展。

(一) 机构膳食搭配之正确示范

一个合格正规的机构为幼儿准备膳食时,不仅要做出营养全面的食物,而且最好要在制作上保证食物色香味俱全。同时,机构还要执行带量食谱计划。

除了0—6个月的婴儿仅需母乳之外,任何一种天然食物都不能提供人体所需的全部营养素。正规的机构三餐包括主食、蔬菜、肉类、鱼虾类、蛋类、豆类及其制品、奶类及其制品②。机构在制定计划时应注重搭配:动物性食物与植物性食物均有;荤菜与素菜搭配,每餐有荤也有素;每天粗粮与细粮搭配;干稀搭配(早、午、晚有干粮,也有汤和粥);咸、甜搭配,儿童以少食甜食为佳,亦不可过咸。

食物的种类丰富多彩,可以按照营养成分、保存方法、原料种类、食用人群等划分,在颜色上可以分为黄、红、绿、白、黑五种颜色③。①黄色食物:含膳食纤维、B族维生素较多。粮食类如黄豆、玉米、小米;鱼虾类如黄鱼、黄鳝;油脂类如花生油、芝麻油;水果类如橘子、柠檬、杨桃。②红色食物:含维生素A、铁元素较多。粮食类如红豆、红米;蔬菜有胡萝卜、红辣椒、番茄;肉类如牛肉、羊肉、猪肉;水果有草莓、圣女果、西瓜。③绿色食物:含维生素C较多。粮食类如绿豆;蔬菜如韭菜、苦瓜;海产品类有海带、海藻;水果如青苹果、青枣。④白色食物:含碳水化合物、蛋白质比较多。粮食类有大米、燕麦;肉类有猪脑、羊肾;蔬菜如白菜、白萝卜;水果如梨、荔枝。⑤黑色食物:不单指绝对黑色,通常是指颜色较深的食物,含有较丰富的蛋白质。如粮食类如黑米、黑麦、黑芝麻,鱼虾类如泥鳅、乌贼;蔬菜如蘑菇、黑木耳;水果有蓝莓、桂圆、葡萄等。④ 婴幼儿每天的餐桌上若"五彩缤纷",不仅可提高食欲,同时将摄入其所需的各种营养素,真正做到营养均衡。

每日计划是周计划和月计划的基础。幼儿的三餐搭配可以从以下要点入手:早餐要注重质量,安排蛋白质含量较高的食物,如鸡蛋、牛奶、豆浆等;午餐需要营养最全面,以碳水化合物为主,荤素搭配,种类齐全;晚餐要提供清淡、易消化的食物,如谷类、蔬菜、水果等,睡前一小时不再进食。每周膳食则需要根据不同年龄阶段,先算后吃,保证不同年龄幼儿的营养需求符合膳食的制作标准和膳食的营养质量。每月底进行汇总总结,反思不足之处,并制定下月的膳食计划,吸取上月的经验教训。

① 朱玲,李建霞.中国学龄前儿童平衡膳食宝塔科普解读[J].食品安全导刊,2020(30):32—33.
② 李荔,曹薇,许娟,等.2010—2012年中国6—17岁学龄儿童早餐食物种类调查[J].卫生研究,2019,48(03):395—398.
③ 洪昭光.合理膳食之黄红绿白黑[J].中外妇儿健康,2007(1):1.
④ 张默澜,李艳玲,林叶萍,等.食物性味与食物颜色的关联特征研究[J].时珍国医国药,2019,30(05):1270—1273.

（二）机构膳食营养搭配之错误示范

部分机构在营养膳食搭配上容易犯"懒"，不愿意制定详实的计划，随心所欲，总是临时思考和安排每一天的幼儿膳食搭配，故种类单一、搭配无章，还存在色调单一、外观欠佳等问题。

1. 种类单一、搭配无章

食物种类包含谷类、肉类及肉制品、蔬菜、水果、奶类及奶制品、豆类及豆制品等。长期种类单一，失于搭配，在膳食制定上忽视食物种类多样的搭配原则，未能按照幼儿生长发育指标进行评估，未制定详实的每日、每周、每月计划，或幼儿有将菜当饭、饭抵菜和汤泡饭等错误的饮食方式，均容易导致厌食、胃肠道疾病及营养不良问题的发生。例如机构为幼儿准备了大量豆制品，但不知食用过多豆制品时，容易产生饱腹感，幼儿的进食量就会减少，会让成人容易误以为孩子已经吃饱了。

 案例实践

营养不良的小亮

某市区幼儿园在 2020 年发生多起就读儿童营养不良的事件。调查发现，这一机构在幼儿的集体膳食中谷类、蔬菜摄入充足，但是肉类、蛋类摄入不足，奶制品、豆类、鱼虾类食物缺乏。在该园就读的 5 岁的小亮出生时身高体重都是正常的，之后几年均按照同龄人平均水平生长发育，但入园后身高体重逐渐落后于同龄人，肤色黯淡无光，精神相对萎靡，注意力不集中。到医院检查，医生发现小亮营养不良，经过长期中药调理，加之医师深入指导营养膳食管理，小亮的身高体重逐渐正常，并活泼起来。

分析：该幼儿园在膳食准备上，种类过于单一，搭配欠妥。人体需要的营养是由食物供给的，为了满足幼儿对营养的需求，必须调配合适的方案，忌种类单一，使幼儿无法获得所需的各种营养素。很多幼儿园在膳食管理上存在类似问题，如菜品多样性不足、未做到科学配餐、午餐价格偏低、从业人员缺乏专业培训等问题。幼儿园需要提升营养膳食搭配管理水平，也要重视对幼儿的生长发育进行监测。作为幼儿园，需要从业人员具备责任心、爱心、良心，幼儿的健康问题片刻不可怠慢。

2. 色调单一、外观欠佳

食物有五色，多种颜色搭配，不仅秀色可餐，更重要的是营养素充足。研究发现，部分幼儿园、托育机构为幼儿配餐时常有食物种类少，一顿甚至不足两种颜色。加之烹饪时不注意火候，例如青色蔬菜烧成"黄色"蔬菜，使食物的营养有所流失。幼儿园、托育机构既要提倡"营养色"搭配，也要注意烹饪方式。食堂营养员应该提升烹饪水平，将食材进行合理加工，以适宜儿童的咀嚼和吞咽[1]。但值得注意的是,提倡美观色调,不是拒绝营养成分高但是外观欠佳的食物,两者不可混淆。

二、膳食质量卫生保障

机构需要保障幼儿膳食的质量卫生,这既是法律法规中的规定,又是幼儿健康成长的基本保证。

(一) 机构膳食质量卫生管理之正确示范

良好的机构膳食质量卫生管理应具备食材优质,安全新鲜;环境整洁,干净卫生;制作规范,安全可验等条件。

1. 食材优质,安全新鲜

幼儿稚嫩,保证选择安全、优质的食材非常重要。这类食材必须要具备 3 个条件:应季、自然成熟、产自当地。幼儿园、托育机构所采用的所有食材购进渠道,应符合以上要求。所谓应季水果蔬菜往往是菜市场里最便宜最大量的食材,肉类要讲究新鲜;自然成熟的蔬菜水果具备独特香气,选用食材时可以通过颜色、光泽、气味等方式辨别;产地食物具有当地特色,采购时因时间、地域、风土人情不同进行选择。[2]

2. 环境整洁,干净卫生

在幼儿园、托育机构中,不仅仅要在可见空间,如游戏室、休息室、户外活动场地做到干净卫生,更要做到后厨的干净卫生。餐厅厨卫环境的规范如下:食物保存时为防止出现腐败变质,注意温度、水分、时间、通风等,不为利益私自延长食物使用期限;重视餐具消毒和水杯消毒,厨房用具生熟分开,洗刷干净,厨房食具一餐一消毒,切断常见消化道传染病的传播渠道;从业人员规范操作,定时定点更换工作服,勤洗手。

3. 制作规范,安全可验

幼儿园、托育机构应制定餐饮许可、食物留样、采购验证等制度。营养员会正确有序烹制食物,拥有相应的资格证书,在操作过程中严格遵守行业规范,避免毒性食材的使用。注意食物之间的相互克制,避免产生毒副反应。食品留样柜符合标准要求,留样量达标,留样记录规范,留存时长达到 48 小时以上,经得起检验。[3] 采购环节也应遵守相关规范。

(二) 机构膳食质量卫生管理之错误示范

如果机构不注意食品卫生,所提供的食品受到有毒、有害物质的污染,就会对幼儿的健

① 陈思佳,陈波,李帆,等. 上海市托幼机构学生午餐供餐现况调查[J]. 中国妇幼保健,2019,34(10):2355—2358.
② 蒲慧. 浅谈幼儿园膳食营养[J]. 当代教育,2019,(2):23.
③ 谢洁妍,严学勤,曾洁. 中山市托幼机构卫生保健现况调查[J]. 中国校医,2019,33(09):659—662.

康造成危害。

1. 食材劣质，清洗不净

原材料购进渠道不规范，查验记录不全，索证索票制度落实不到位，未按要求备案，购进使用三无产品及过期变质食品的现象在部分幼儿园、托育机构中仍然存在。后厨营养员在清洗食材时操作不规范的现象时有发生：食材烂损未及时处理，继续存放甚至削去坏的部分继续使用。劣质食材、不洁操作会让幼儿出现腹痛、腹泻等胃肠道症状，严重者出现集体食物中毒，威胁生命。

案例实践

不可食用变质食物

小明的家长发现小明所在幼儿园给孩子吃的鸡腿发臭，大米已霉变生虫，食堂用的调料过期。同期，有家长举报多所幼儿园配送的营养餐存在大量腐败变质的问题，导致孩子食用午餐后疑似患上胃肠道疾病，造成 12 名儿童住院治疗。两起案件中的相关工作人员漠视幼儿健康，存在严重违纪违法行为，严重威胁幼儿的生命健康，最终被立案侦查，相关人员遭到处罚。

分析：食品腐败变质的原因是多方面的，其中微生物的繁殖可引起食品腐败变质，昆虫的侵蚀繁殖和有害物质的间接与直接污染也会使食品腐败。在由各种原因引发食物变质后，会引起细菌进一步繁殖生长。若不慎食用，细菌进入胃肠道后会侵袭胃肠道黏膜，扰乱肠道正常菌群，还有潜在的慢性毒性。

2. 餐厅及厨房环境恶劣

配餐厨房面积小，且无防蝇设备；餐饮具消毒设施不符合要求；清洗消毒制度不落实，清洗、消毒操作不规范，无消毒记录；库存食品保存不规范；部分产品堆在地上发霉腐烂；与影响食品安全的其他产品，如 84 消毒液、洗洁精等混放在一起；生熟分类存放不规范，交叉污染现象存在。在存在上述现象的后厨环境中配备出来的食物卫生堪忧，存在化学污染等情况，对幼儿成长非常不利。

部分从业人员入职前未经过专业培训，卫生意识淡薄，上卫生间不更换工作服、不洗手、留长指甲、蔬菜清洗不干净直接加工的行为时有发生。厨房废弃物处理不规范，无人管理，废弃物流向不清，无登记。食品留样柜不符合要求，留样量达不到 100 g，留样无记录或记录不规范，留存时间不足 48 小时。这些都会给幼儿健康留下隐患，无论是托育机构还是幼儿园，都要求从业人员有安全卫生意识，按时打扫收拾，定时留存样品。

三、养成良好习惯

机构在教育孩子学习知识的同时,也要教导幼儿养成良好的行为与生活习惯。不少家长反映,孩子在园很听教师的话,但是回到家中就不听话了。因此,机构人员需要在园中纠正孩子错误的饮食习惯等,鼓励儿童回到家中之后自觉遵守。

(一)机构培养良好习惯之正确示范

幼儿良好的饮食习惯主要是从准时准点、适量适度、保证良好就餐环境做起。

1. 准时准点

良好的饮食习惯要从准时准点开始培养。三餐两点是机构的常规安排,正常三餐时间为早餐时间为 7:00—8:00(但大多机构不提供早餐),午餐时间为 11:00—12:00,晚餐时间为 17:00—18:00。早点时间可选 9:00—10:00,加餐内容为各式饼点与牛奶/豆浆,补充能量。午点可选 14:30—15:00,选择容易消化的面点、安排适量水果。机构对于建立幼儿规律的进食习惯具有重要作用,规律的饮食可以使消化活动有节奏地进行,使人体按时分泌消化液和消化酶。

2. 适量适度

先算后吃的带量食谱模式,是根据幼儿每日所需营养素,制定出全园每周、每月食物种类及其重量的食谱,做到平衡膳食,保证儿童每天的营养供给。部分幼儿园、托育机构已经使用了幼儿营养配餐系统,结合小朋友的年龄、性别和性格等特点计算个体数量,按需给予,既保障了每位小朋友获得适量食物,也避免了浪费。

3. 保证良好就餐环境

良好的就餐环境,能够帮助幼儿建立更好的饮食习惯,同时有利于幼儿食欲的增加,有利于幼儿产生进餐的兴趣。幼儿园、托育机构通常会在餐前通过小活动或者小故事适当调整幼儿的心理状态,播放轻松的音乐营造愉悦的进餐氛围,少盛多添,在进餐过程中采用榜样示范法、奖励法、座位安排法等多种方法,营造一个良好的就餐环境。

(二)机构现存饮食习惯之错误示范

部分机构忽视良好饮食习惯的重要性,主要表现在进食时间错乱不固定,饮食不节,或者进食氛围紧张。

1. 进食时间错乱不固定

幼儿园、托育机构如果忽视时间的管理,会影响消化器官的工作节律,引起消化液分泌不足,分泌活动进行缓慢,导致胃肠道疾病。例如,就餐时间间隔过短时,婴幼儿容易出现反酸、腹胀、腹痛、腹泻,甚至呕吐等现象;而就餐时间间隔过长,容易出现呃逆、腹痛、腹泻,甚至发生低血糖晕倒等情况;婴幼儿饥饱不均容易损伤脾胃,影响后续生长发育,所以规律的时间节点非常重要。

2. 饮食不节

婴幼儿自身尚不能对食物的量有较好的把握,如果家长及机构忽视科学喂养的量,出现过量、过少过多交替或者过少的情况,容易引起各种疾病,如经常的过量容易出现营养过剩的情况,发生诸如肥胖、脂肪肝等疾病;过少容易出现营养不良的情况,造成体形消瘦,身材矮小,免疫力下降等。

3. 进食氛围紧张

幼儿本身就易出现进食专注性较差的现象,容易边吃饭边玩,或是边吃饭边看电视,或是边吃饭边讲话。不少教师带领幼儿进食的方法也有误,一味过分强调幼儿的进餐速度,如提出看谁第一个吃完的比赛,该方式会营造紧张不适的进餐氛围,导致幼儿在紧张的环境中不能体会吃饭的快乐,仿佛在完成任务[1]。部分教师还会过度苛责幼儿进食量的多少。

·拓展阅读·

关注幼儿园菜单

对于幼儿园、托育机构提供的每日菜单,家长应留意以下几点,为幼儿的健康重点把关。如有不符合饮食要求之处,应跟园方及时沟通解决。

首先,少用现成商品做点心,如市售小餐包、起酥小饼干等,也不宜提供市售饮料、饮品,如奶茶、乳酸菌饮料等,含有咖啡因的饮品更不宜,鲜奶和豆浆可以饮用。

其次,烹调方式应健康,正餐中的煎炸类食物比例不能太多,蔬菜和水果的整体使用比例要高,冷冻食品或半加工品(如薯饼、薯条、热狗等)尽量不要使用。

再次,如今过敏体质的小朋友越来越多,家长应提醒园方,不宜让幼儿食用容易发生过敏的食物及冷饮。例如,鲜奶应加热后再饮用,冰箱里取出的水果应恢复常温后再食用。

最后,幼儿园、托育机构应有专业餐饮人员为餐点把关,如由有营养师执照的教师和行政人员及厨师一起商定菜单。

本章小结

随着科学技术的进步,人们认识水平的提高,近年来我国婴幼儿的营养状况得到显著改善。但在婴幼儿的营养膳食中仍存在不少问题,如从事婴幼儿膳食管理专业人员的缺乏;机

---

[1]　蔡雄英.小班幼儿进餐习惯培养的行动研究[D].成都:成都大学,2020.

构管理水平的参差不齐,存在营养不均衡、卫生环境尚需改进等问题;家庭膳食计划存在误区;等等。本章的主要知识点在于掌握目前我国现阶段婴幼儿膳食的实际情况,掌握饮食行为原则,以进一步正确指导婴幼儿养成良好的饮食习惯,纠正家长喂养的误区,指导机构进行膳食管理。

思考与练习

1. 目前,我国婴幼儿营养膳食管理存在哪些机遇和挑战?

2. 家长和机构应注意哪些幼儿饮食行为原则?

3. 幼儿常见的不良饮食习惯有哪些? 该如何培养幼儿良好的饮食习惯?

4. 生活中常见的喂养误区有哪些? 如何正确引导家长进行正确合理的喂养?

5. 机构正确搭配膳食营养需做到哪些?

6. 结合本章内容,调查并记录幼儿在家中及幼儿园、托育机构中的饮食情况,列出家庭、机构在幼儿膳食搭配上存在的优缺点,并调查其原因,共同探讨和制定改进方案。

参考文献

1. 马冠生.中国儿童肥胖报告[M].北京：人民卫生出版社,2017.

2. 李云捷,黄升谋.食品营养学[M].成都：西南交通大学出版社,2018.

3. 马仁杰,王荣科,左雪梅,等.管理学原理[M].北京：人民邮电出版社,2013.

4. (唐)王冰.黄帝内经[M].北京：中医古籍出版社,2021.

5. (唐)孙思邈.千金要方[M].北京：中国经济出版社,2011.

6. (唐)王冰.黄帝内经素问[M].北京：人民卫生出版社,2005.

7. (清)黄元御.玉楸药解[M].北京：中国医药科技出版社,2017.

8. (唐)孙思邈.备急千金要方[M].北京：人民卫生出版社,2011.

9. (清)陈复正.幼幼集成[M].北京：人民卫生出版社,1988.

10. 李海芸,江琳.幼儿营养与幼儿园膳食管理[M].北京：北京师范大学出版社,2015.

11. 何宏.中国传统营养学[M].北京：中国轻工业出版社,2011.

12. 李海芸,江琳.婴幼儿营养与膳食管理(第2版)[M].北京：北京师范大学出版社,2020.

13. 林美慧.宝贝,回家吃饭啦：3—6岁幼儿园阶段家庭饮食规划书[M].北京：东方出版社,2013.

14. 毛萌,江帆.儿童保健学[M].北京：人民卫生出版社,2020.

15. 王卫平,孙锟,常立文.儿科学(第9版)[M].北京：人民卫生出版社,2018.

16. 杨月欣,葛可佑.中国营养科学全书(第2版)[M].北京：人民卫生出版社,2019.

17. 中国营养学会.中国居民膳食营养素参考摄入量(2013版)[M].北京：科学出版社,2014.

18. 中国营养学会.中国居民膳食指南(2022)[M].北京：人民卫生出版

社,2022.

19. 苏祖斐.实用儿童营养学[M].北京：人民卫生出版社,1964.

20. 王其梅.营养配餐与设计[M].北京：中国轻工业出版社,2010.

21. 张婷婷,刘芳,刘欣.幼儿营养与膳食管理[M].北京：中国人民大学出版社,2020.

22. 郑玉荣.儿童健康食谱[M].延吉：延边大学出版社,2011.

23. 陈鹤琴.陈鹤琴教育文集(下)[M].北京：北京出版社,1985.

24. (美)克雷曼.儿童营养学[M].申昆玲,译.北京：人民军医出版社,2015.

25. 杨月欣,等.中国学龄前儿童膳食指南(2016)[J].中国儿童保健杂志,2017,25(04)：325—327.

26. 杨月欣,等.7—24月龄婴幼儿喂养指南[J].临床儿科杂志,2016(05)：381—387.

27. (美)B. Koletzko.临床儿科营养(第2版)[M].王卫平,译.北京：人民卫生出版社,2016.

28. 中华预防医学会儿童保健分会,婴幼儿喂养与饮食指南[J].中国妇幼健康研究,2019,30(4)：392—417.

29. 王晓莉,王燕,婴幼儿喂养习惯研究现状[J].中国儿童保健杂志,2002,10(3)：189—190.

30. 荫士安.婴幼儿营养方案[M].上海：第二军医大学出版社,2001.

31. 毛萌,李廷玉,儿童保健学(第3版)[M].北京：人民卫生出版社,2014.

32. 王卫平.儿科学(第8版)[M].北京：人民卫生出版社,2013.

33. 江载芳,申昆玲,沈颖.褚福棠实用儿科学(第8版)[M].北京：人民卫生出版社,2015.

34. 胡敏.新编营养师手册[M].北京：化学工业出版社,2015.

35. 许尤佳.小儿常见病调养[M].广州：广东科技出版社,2019.

36. 王新良.儿童常见病家庭养护[M].北京：人民军医出版社,2009.

37. 翁维健.中医饮食营养学[M].上海：上海科技出版社,2018.

38. 方峰,俞蕙,等.小儿传染病学[M].北京：人民卫生出版社,2020.

39. 陈云英.中国特殊教育学基础[M].北京：教育科学出版社,2004.

40. 金星明,静进.发育与行为儿科学.[M].北京：人民卫生出版社,2020.

41. 翟凤英.中国儿童青少年零食消费指南[M].北京:科学出版社,2008.

42. 董薇,姜世斌.婴幼儿营养补充之误区[J].医学信息,2013,26(6):441—442.

43. 艾西丁.学校食堂食品安全存在的问题及建议[J].中国食品药品监管,2015(09):56—57.

44. 顾荣芳.幼儿饮食行为与健康教育[M].北京:人民教育出版社,2015.

45. 周忠蜀.婴幼儿全程营养饮食方案[M].北京:中国人口出版社,2011.

46. 李长明,王凤兰.全国托幼机构保健义务人员岗位培训教材[M].北京:中国中医药出版社,1999.

47. 眭红卫.烹饪营养学[M].武汉:华中科技大学出版社,2017.

膳食搭配推荐举例

1. 吞咽期(满 6 月龄)宝宝的一月饮食举例

2. 蠕嚼期(满 7—8 月龄)宝宝的一月饮食举例

3. 细嚼期(满 9—10 月龄)宝宝的一周饮食举例

4. 咀嚼期(满 11—12 月龄)宝宝的一周饮食举例

5. 咀嚼期(13—18 月龄左右)宝宝的一周饮食举例

6. 成长期(19—24 月龄左右)宝宝的一周饮食举例

7. 2—3 岁宝宝的一周饮食举例

8. 3—4 岁宝宝的一周饮食举例

9. 4—5 岁宝宝的一周饮食举例

10. 5—6 岁宝宝的一周饮食举例

表附 1-1　吞咽期(满 6 月龄)宝宝的一月饮食举例[1]

时间		08:00—08:30 奶类	10:30—11:00 奶类	13:00—13:30 辅食或辅食 + 奶类	16:30—17:00 奶类	19:30—20:00 奶类	20:30— 睡觉 + 夜奶
第一周	周一	母乳或配方奶约 150 ml	母乳或配方奶约 150 ml	1 勺十倍粥 + 奶类[2]	母乳或配方奶约 150 ml	母乳或配方奶约 150 ml	可有若干次夜奶
	周二	母乳或配方奶约 150 ml	母乳或配方奶约 150 ml	1 勺十倍粥 + 奶类	母乳或配方奶约 150 ml	母乳或配方奶约 150 ml	可有若干次夜奶
	周三	母乳或配方奶约 150 ml	母乳或配方奶约 150 ml	2 勺十倍粥 + 奶类	母乳或配方奶约 150 ml	母乳或配方奶约 150 ml	可有若干次夜奶
	周四	母乳或配方奶约 150 ml	母乳或配方奶约 150 ml	2 勺十倍粥 + 奶类	母乳或配方奶约 150 ml	母乳或配方奶约 150 ml	可有若干次夜奶
	周五	母乳或配方奶约 150 ml	母乳或配方奶约 150 ml	3 勺十倍粥 + 奶类	母乳或配方奶约 150 ml	母乳或配方奶约 150 ml	可有若干次夜奶
	周六	母乳或配方奶约 150 ml	母乳或配方奶约 150 ml	3 勺十倍粥 + 1 勺南瓜泥 + 奶类	母乳或配方奶约 150 ml	母乳或配方奶约 150 ml	可有若干次夜奶
	周日	母乳或配方奶约 150 ml	母乳或配方奶约 150 ml	3 勺十倍粥 + 1 勺南瓜泥 + 奶类	母乳或配方奶约 150 ml	母乳或配方奶约 150 ml	可有若干次夜奶

[1] 不同的婴幼儿有自己的饮食规律,本附录中的内容仅作参考之用。家长或教师可根据实际情况酌情调整。

[2] 在此时间段,可根据婴幼儿吃辅食的实际情况,考虑是否仍需添加适量母乳或配方奶。后同。

（续表）

时间		08:00—08:30 奶类	10:30—11:00 奶类	13:00—13:30 辅食或辅食 + 奶类	16:30—17:00 奶类	19:30—20:00 奶类	20:30— 睡觉 + 夜奶
第二周	周一	母乳或配方奶约 150 ml	母乳或配方奶约 150 ml	3 勺七倍粥 + 1 勺南瓜泥 + 奶类	母乳或配方奶约 150 ml	母乳或配方奶约 150 ml	可有若干次夜奶
	周二	母乳或配方奶约 150 ml	母乳或配方奶约 150 ml	3 勺七倍粥 + 1 勺苹果泥 + 奶类	母乳或配方奶约 150 ml	母乳或配方奶约 150 ml	可有若干次夜奶
	周三	母乳或配方奶约 150 ml	母乳或配方奶约 150 ml	3 勺七倍粥 + 1 勺苹果泥 + 奶类	母乳或配方奶约 150 ml	母乳或配方奶约 150 ml	可有若干次夜奶
	周四	母乳或配方奶约 150 ml	母乳或配方奶约 150 ml	3 勺七倍粥 + 1 勺苹果泥 + 奶类	母乳或配方奶约 150 ml	母乳或配方奶约 150 ml	可有若干次夜奶
	周五	母乳或配方奶约 150 ml	母乳或配方奶约 150 ml	3 勺七倍粥 + 1 勺红薯泥 + 奶类	母乳或配方奶约 150 ml	母乳或配方奶约 150 ml	可有若干次夜奶
	周六	母乳或配方奶约 150 ml	母乳或配方奶约 150 ml	3 勺七倍粥 + 1 勺红薯泥 + 奶类	母乳或配方奶约 150 ml	母乳或配方奶约 150 ml	可有若干次夜奶
	周日	母乳或配方奶约 150 ml	母乳或配方奶约 150 ml	3 勺七倍粥 + 1 勺红薯泥 + 奶类	母乳或配方奶约 150 ml	母乳或配方奶约 150 ml	可有若干次夜奶
第三周	周一	母乳或配方奶约 150 ml	母乳或配方奶约 150 ml	适量七倍粥 + 1 勺尖鱼肉泥 + 奶类	母乳或配方奶约 150 ml	母乳或配方奶约 150 ml	可有若干次夜奶
	周二	母乳或配方奶约 150 ml	母乳或配方奶约 150 ml	适量七倍粥 + 适量鱼肉泥 + 奶类	母乳或配方奶约 150 ml	母乳或配方奶约 150 ml	可有若干次夜奶
	周三	母乳或配方奶约 150 ml	母乳或配方奶约 150 ml	适量七倍粥 + 适量鱼肉泥 + 奶类	母乳或配方奶约 150 ml	母乳或配方奶约 150 ml	可有若干次夜奶
	周四	母乳或配方奶约 150 ml	母乳或配方奶约 150 ml	适量七倍粥 + 1 勺香蕉泥 + 奶类	母乳或配方奶约 150 ml	母乳或配方奶约 150 ml	可有若干次夜奶
	周五	母乳或配方奶约 150 ml	母乳或配方奶约 150 ml	适量七倍粥 + 适量香蕉泥 + 奶类	母乳或配方奶约 150 ml	母乳或配方奶约 150 ml	可有若干次夜奶
	周六	母乳或配方奶约 150 ml	母乳或配方奶约 150 ml	适量七倍粥 + 适量香蕉泥 + 奶类	母乳或配方奶约 150 ml	母乳或配方奶约 150 ml	可有若干次夜奶
	周日	母乳或配方奶约 150 ml	母乳或配方奶约 150 ml	适量七倍粥 + 1 勺尖牛肉泥 + 奶类	母乳或配方奶约 150 ml	母乳或配方奶约 150 ml	可有若干次夜奶

（续表）

时间		08：00—08：30 奶类	10：30—11：00 奶类	13：00—13：30 辅食或辅食 + 奶类	16：30—17：00 奶类	19：30—20：00 奶类	20：30— 睡觉 + 夜奶
第四周	周一	母乳或配方奶约 150 ml	母乳或配方奶约 150 ml	适量七倍粥 + 适量牛肉泥 + 奶类	母乳或配方奶约 150 ml	母乳或配方奶约 150 ml	可有若干次夜奶
	周二	母乳或配方奶约 150 ml	母乳或配方奶约 150 ml	适量七倍粥 + 适量牛肉泥 + 奶类	母乳或配方奶约 150 ml	母乳或配方奶约 150 ml	可有若干次夜奶
	周三	母乳或配方奶约 150 ml	母乳或配方奶约 150 ml	适量七倍粥 + 1 勺胡萝卜泥 + 奶类	母乳或配方奶约 150 ml	母乳或配方奶约 150 ml	可有若干次夜奶
	周四	母乳或配方奶约 150 ml	母乳或配方奶约 150 ml	适量七倍粥 + 适量胡萝卜泥 + 奶类	母乳或配方奶约 150 ml	母乳或配方奶约 150 ml	可有若干次夜奶
	周五	母乳或配方奶约 150 ml	母乳或配方奶约 150 ml	适量七倍粥 + 适量胡萝卜泥 + 奶类	母乳或配方奶约 150 ml	母乳或配方奶约 150 ml	可有若干次夜奶
	周六	母乳或配方奶约 150 ml	母乳或配方奶约 150 ml	适量七倍粥 + 1 勺尖鸭肝泥 + 奶类	母乳或配方奶约 150 ml	母乳或配方奶约 150 ml	可有若干次夜奶
	周日	母乳或配方奶约 150 ml	母乳或配方奶约 150 ml	适量七倍粥 + 适量鸭肝泥 + 奶类	母乳或配方奶约 150 ml	母乳或配方奶约 150 ml	可有若干次夜奶
第五周	周一	母乳或配方奶约 150 ml	母乳或配方奶约 150 ml	适量七倍粥 + 适量鸭肝泥 + 奶类	母乳或配方奶约 150 ml	母乳或配方奶约 150 ml	可有若干次夜奶
	周二	母乳或配方奶约 150 ml	母乳或配方奶约 150 ml	适量七倍粥 + 1 勺鸭梨泥 + 奶类	母乳或配方奶约 150 ml	母乳或配方奶约 150 ml	可有若干次夜奶
	周三	母乳或配方奶约 150 ml	母乳或配方奶约 150 ml	适量七倍粥 + 适量鸭梨泥 + 奶类	母乳或配方奶约 150 ml	母乳或配方奶约 150 ml	可有若干次夜奶
	周四	母乳或配方奶约 150 ml	母乳或配方奶约 150 ml	适量七倍粥 + 适量鸭梨泥 + 奶类	母乳或配方奶约 150 ml	母乳或配方奶约 150 ml	可有若干次夜奶

表附 1-2　蠕嚼期(满 7—8 月龄)宝宝的一月饮食举例

时间		08:00—08:30 奶类	10:30—11:00 奶类	13:00—13:30 辅食或辅食 ＋奶类	16:30—17:00 辅食或辅食 ＋奶类	19:30—20:00 奶类	20:30— 睡觉＋夜奶
第一周	周一	母乳或配方 奶约 180 ml	母乳或配方 奶约 180 ml	适量五倍粥＋ 1 勺尖鸡(胸) 肉糊＋奶类①	适量五倍粥＋ 适量南瓜糊＋ 奶类	母乳或配方 奶约 180 ml	可有若干 次夜奶
	周二	母乳或配方 奶约 180 ml	母乳或配方 奶约 180 ml	适量五倍粥＋ 适量鸡(胸)肉 糊＋奶类	适量五倍粥＋ 适量南瓜糊＋ 奶类	母乳或配方 奶约 180 ml	可有若干 次夜奶
	周三	母乳或配方 奶约 180 ml	母乳或配方 奶约 180 ml	适量五倍粥＋ 适量鸡(胸)肉 糊＋奶类	适量五倍粥＋ 适量南瓜糊＋ 奶类	母乳或配方 奶约 180 ml	可有若干 次夜奶
	周四	母乳或配方 奶约 180 ml	母乳或配方 奶约 180 ml	适量五倍粥＋ 1 勺尖猪肉 (瘦)糊＋奶类	适量五倍粥＋ 适量苹果糊＋ 奶类	母乳或配方 奶约 180 ml	可有若干 次夜奶
	周五	母乳或配方 奶约 180 ml	母乳或配方 奶约 180 ml	适量五倍粥＋ 适量猪肉(瘦) 糊＋奶类	适量五倍粥＋ 适量苹果糊＋ 奶类	母乳或配方 奶约 180 ml	可有若干 次夜奶
	周六	母乳或配方 奶约 180 ml	母乳或配方 奶约 180 ml	适量五倍粥＋ 适量猪肉(瘦) 糊＋奶类	适量五倍粥＋ 适量苹果糊＋ 奶类	母乳或配方 奶约 180 ml	可有若干 次夜奶
	周日	母乳或配方 奶约 180 ml	母乳或配方 奶约 180 ml	适量五倍粥＋ 1 勺尖豆腐 糊＋奶类	适量五倍粥＋ 适量红薯糊＋ 奶类	母乳或配方 奶约 180 ml	可有若干 次夜奶
第二周	周一	母乳或配方 奶约 180 ml	母乳或配方 奶约 180 ml	适量五倍粥＋ 适量豆腐糊＋ 奶类	适量五倍粥＋ 适量红薯糊＋ 奶类	母乳或配方 奶约 180 ml	可有若干 次夜奶
	周二	母乳或配方 奶约 180 ml	母乳或配方 奶约 180 ml	适量五倍粥＋ 适量豆腐糊＋ 奶类	适量五倍粥＋ 适量红薯糊＋ 奶类	母乳或配方 奶约 180 ml	可有若干 次夜奶
	周三	母乳或配方 奶约 180 ml	母乳或配方 奶约 180 ml	适量五倍粥＋ 1 勺尖蛋黄 糊＋奶类	适量五倍粥＋ 适量香蕉糊＋ 奶类	母乳或配方 奶约 180 ml	可有若干 次夜奶
	周四	母乳或配方 奶约 180 ml	母乳或配方 奶约 180 ml	适量五倍粥＋ 适量蛋黄糊＋ 奶类	适量五倍粥＋ 适量香蕉糊＋ 奶类	母乳或配方 奶约 180 ml	可有若干 次夜奶
	周五	母乳或配方 奶约 180 ml	母乳或配方 奶约 180 ml	适量五倍粥＋ 适量蛋黄糊＋ 奶类	适量五倍粥＋ 适量香蕉糊＋ 奶类	母乳或配方 奶约 180 ml	可有若干 次夜奶
	周六	母乳或配方 奶约 180 ml	母乳或配方 奶约 180 ml	适量五倍粥＋ 1 勺尖鸭血 糊＋奶类	适量五倍粥＋ 适量胡萝卜 糊＋奶类	母乳或配方 奶约 180 ml	可有若干 次夜奶
	周日	母乳或配方 奶约 180 ml	母乳或配方 奶约 180 ml	适量五倍粥＋ 适量鸭血糊＋ 奶类	适量五倍粥＋ 适量胡萝卜 糊＋奶类	母乳或配方 奶约 180 ml	可有若干 次夜奶

① 在 13:00—13:30 及 16:30—17:00 两个时间段,可根据婴幼儿吃辅食的实际情况,考虑是否仍需添加适量母乳或配方奶。后同。

(续表)

时间		08：00—08：30 奶类	10：30—11：00 奶类	13：00—13：30 辅食或辅食 +奶类	16：30—17：00 辅食或辅食 +奶类	19：30—20：00 奶类	20：30— 睡觉+夜奶
第三周	周一	母乳或配方奶约180 ml	母乳或配方奶约180 ml	适量五倍粥+适量鸭血糊+奶类	适量五倍粥+适量胡萝卜糊+奶类	母乳或配方奶约180 ml	可有若干次夜奶
	周二	母乳或配方奶约180 ml	母乳或配方奶约180 ml	适量五倍粥+1勺尖新鱼肉糊+奶类	适量五倍粥+适量鸭梨糊+奶类	母乳或配方奶约180 ml	可有若干次夜奶
	周三	母乳或配方奶约180 ml	母乳或配方奶约180 ml	适量五倍粥+适量新鱼肉糊+奶类	适量五倍粥+适量鸭梨糊+奶类	母乳或配方奶约180 ml	可有若干次夜奶
	周四	母乳或配方奶约180 ml	母乳或配方奶约180 ml	适量五倍粥+适量新鱼肉糊+奶类	适量五倍粥+适量鸭梨糊+奶类	母乳或配方奶约180 ml	可有若干次夜奶
	周五	母乳或配方奶约180 ml	母乳或配方奶约180 ml	适量五倍粥+适量牛肉糊+奶类	适量五倍粥+1勺尖木瓜糊+奶类	母乳或配方奶约180 ml	可有若干次夜奶
	周六	母乳或配方奶约180 ml	母乳或配方奶约180 ml	适量五倍粥+适量牛肉糊+奶类	适量五倍粥+适量木瓜糊+奶类	母乳或配方奶约180 ml	可有若干次夜奶
	周日	母乳或配方奶约180 ml	母乳或配方奶约180 ml	适量五倍粥+适量牛肉糊+奶类	适量五倍粥+适量木瓜糊+奶类	母乳或配方奶约180 ml	可有若干次夜奶
第四周	周一	母乳或配方奶约180 ml	母乳或配方奶约180 ml	适量五倍粥+适量鸭肝糊+奶类	适量五倍粥+1勺尖土豆糊+奶类	母乳或配方奶约180 ml	可有若干次夜奶
	周二	母乳或配方奶约180 ml	母乳或配方奶约180 ml	适量五倍粥+适量鸭肝糊+奶类	适量五倍粥+适量土豆糊+奶类	母乳或配方奶约180 ml	可有若干次夜奶
	周三	母乳或配方奶约180 ml	母乳或配方奶约180 ml	适量五倍粥+适量鸭肝糊+奶类	适量五倍粥+适量土豆糊+奶类	母乳或配方奶约180 ml	可有若干次夜奶
	周四	母乳或配方奶约180 ml	母乳或配方奶约180 ml	适量五倍粥+适量鸡(胸)肉糊+奶类	适量五倍粥+1勺尖新水果糊+奶类	母乳或配方奶约180 ml	可有若干次夜奶
	周五	母乳或配方奶约180 ml	母乳或配方奶约180 ml	适量五倍粥+适量鸡(胸)肉糊+奶类	适量五倍粥+适量水果糊+奶类	母乳或配方奶约180 ml	可有若干次夜奶
	周六	母乳或配方奶约180 ml	母乳或配方奶约180 ml	适量五倍粥+适量鸡(胸)肉糊+奶类	适量五倍粥+适量水果糊+奶类	母乳或配方奶约180 ml	可有若干次夜奶
	周日	母乳或配方奶约180 ml	母乳或配方奶约180 ml	适量五倍粥+适量猪肉(瘦)糊+奶类	适量五倍粥+1勺尖新蔬菜糊+奶类	母乳或配方奶约180 ml	可有若干次夜奶

（续表）

时间		08:00—08:30 奶类	10:30—11:00 奶类	13:00—13:30 辅食或辅食 +奶类	16:30—17:00 辅食或辅食 +奶类	19:30—20:00 奶类	20:30— 睡觉+夜奶
第五周	周一	母乳或配方 奶约 180 ml	母乳或配方 奶约 180 ml	适量五倍粥+ 适量猪肉（瘦） 糊+奶类	适量五倍粥+ 适量蔬菜糊+ 奶类	母乳或配方 奶约 180 ml	可有若干 次夜奶
	周二	母乳或配方 奶约 180 ml	母乳或配方 奶约 180 ml	适量五倍粥+ 适量猪肉（瘦） 糊+奶类	适量五倍粥+ 适量蔬菜糊+ 奶类	母乳或配方 奶约 180 ml	可有若干 次夜奶

表附 1-3　细嚼期（满 9—10 月龄）宝宝的一周饮食举例

时间	07:30— 08:00 奶类	9:30—10:00 辅食+奶制品	12:00—12:30 辅食	14:30— 15:00 奶类	17:00—17:30 辅食	19:30— 20:00 奶类	20:30— 睡觉+ 夜奶
周一	母乳或配 方奶约 200 ml	强化铁营养米 粉（干重20 g） +西瓜（10 g） +奶酪（干5 g）	蔬菜粥（大米 10 g、菠菜 10 g、 水 80 ml） +清蒸鲈鱼（鲈 鱼 20 g、亚麻籽 油 1 g、水适量、 生姜适量、香葱 适量）	母乳或配 方奶约 200 ml	红枣馒头（中筋面粉 20 g、去核红枣 5 g、酵 母适量、温水适量） +彩蔬牛肉羹（牛肉 25 g、去皮胡萝卜 10 g、 西兰花 10 g、黄甜椒 5 g、去皮红番茄 5 g、芝 麻油 1 g、水适量、淀粉 适量）	母乳或配 方奶约 200 ml	可有若干 次夜奶
周二	母乳或配 方奶约 200 ml	强化铁营养米 粉（干重20 g） +木瓜（10 g） +奶酪（干5 g）	二米粥（大米 10 g、小米 10 g、 水 80 ml） +菠菜虾仁（虾 仁 20 g、菠菜 10 g、芝麻油 1 g）	母乳或配 方奶约 200 ml	紫薯花卷（中筋面粉 20 g、紫薯泥 10 g、酵母 适量、温水适量） +彩蔬鸭血羹（鸭血 25 g、去皮胡萝卜 10 g、 西兰花 10 g、黄甜椒 5 g、去皮红番茄 5 g、芝 麻油 1 g、水适量、淀粉 适量）	母乳或配 方奶约 200 ml	可有若干 次夜奶
周三	母乳或配 方奶约 200 ml	强化铁营养米 粉（干重20 g） +香蕉（10 g） +奶酪（干5 g）	烂面片（中筋面 粉20 g、西兰花 10 g、水适量） +胡萝卜牛肉 （牛肉25 g、胡萝 卜 10 g、亚麻籽 油 1 g）	母乳或配 方奶约 200 ml	香菇菜包（中筋面粉 15 g、油菜 10 g、香菇 5 g、 酵母适量、温水适量） +肉末鸡蛋羹（鸡蛋液 15 g、菠菜 10 g、猪肉 5 g、 芝麻油 1 g、温水适量）	母乳或配 方奶约 200 ml	可有若干 次夜奶
周四	母乳或配 方奶约 200 ml	强化铁营养米 粉（干重20 g） +苹果（10 g） +奶酪（干5 g）	烂面条（中筋面 粉20 g、西兰花 10 g、水适量） +甜椒鸭肝（甜 椒 10 g、鸭肝 5 g、 亚麻籽油 1 g）	母乳或配 方奶约 200 ml	白菜肉包（中筋面粉 15 g、白菜 10 g、猪肉 10 g、 酵母适量、温水适量） +肉末豆腐羹（豆腐 15 g、猪肉 10 g、芝麻油 1 g、水适量、淀粉适量）	母乳或配 方奶约 200 ml	可有若干 次夜奶

（续表）

时间	07:30—08:00 奶类	9:30—10:00 辅食+奶制品	12:00—12:30 辅食	14:30—15:00 奶类	17:00—17:30 辅食	19:30—20:00 奶类	20:30—睡觉+夜奶
周五	母乳或配方奶约200 ml	强化铁营养米粉(干重20 g)+橙子(10 g)+奶酪(干5 g)	小馄饨(中筋面粉15 g、猪肉10 g、葱花适量、水适量)+香菇肉糜(牛肉25 g、香菇5 g、香葱2 g、亚麻籽油1 g)	母乳或配方奶约200 ml	菠菜发糕(中筋面粉20 g、菠菜10 g、酵母适量、温水适量)+彩蔬鳕鱼羹(鳕鱼10 g、去皮胡萝卜10 g、西兰花10 g、黄甜椒5 g、去皮红番茄5 g、芝麻油1 g、水100 ml、淀粉适量)	母乳或配方奶约200 ml	可有若干次夜奶
周六	母乳或配方奶约200 ml	强化铁营养米粉(干重20 g)+牛油果(10 g)+奶酪(干5 g)	小饺子(中筋面粉15 g、牛肉10 g、葱花适量、水适量)+双色豆腐(鸭血25 g、豆腐10 g、芝麻油1 g、水适量、香葱碎适量)	母乳或配方奶约200 ml	南瓜米糕(大米粉20 g、去皮南瓜10 g、水适量)+彩蔬虾仁羹(虾仁10 g、去皮胡萝卜10 g、西兰花10 g、黄甜椒5 g、去皮红番茄5 g、芝麻油1 g、水适量、淀粉适量)	母乳或配方奶约200 ml	可有若干次夜奶
周日	母乳或配方奶约200 ml	强化铁营养米粉(干重20 g)+鸭梨(10 g)+奶酪(干5 g)	面疙瘩(中筋面粉20 g、去皮红番茄5 g、水适量)+菠菜鸡茸(鸡肉15 g、菠菜10 g、芝麻油1 g)	母乳或配方奶约200 ml	鸡蛋煎饼(中筋面粉15 g、鸡蛋液10 g、香葱2 g、水适量)+彩蔬鸭肝羹(鸭肝25 g、去皮胡萝卜10 g、西兰花10 g、黄甜椒5 g、去皮红番茄5 g、芝麻油1 g、水适量、淀粉适量)	母乳或配方奶约200 ml	可有若干次夜奶

表附 1-4 咀嚼期(满 11—12 月龄)宝宝的一周饮食举例

时间	07:30—08:00 奶类	9:30—10:00 辅食+奶制品	12:00—12:30 辅食	14:30—15:00 奶类	17:00—17:30 辅食	19:30—20:00 奶类	20:30—睡觉+夜奶
周一	母乳或配方奶约200 ml	强化铁营养米粉(干重20 g)+苹果磨牙棒(低筋面粉10 g、鸡蛋液10 g、苹果肉5 g)+奶酪(干5 g)	菠菜鸭肝拌面(中筋面粉25 g、鸭肝20 g、菠菜10 g、亚麻籽油1 g、水适量)+三鲜汤(香菇10 g、虾仁10 g、去皮黄瓜5 g、芝麻油1 g、水适量)+水果(15 g)	母乳或配方奶约200 ml	彩色春卷(鸡蛋液15 g、中筋面粉15 g、去皮胡萝卜10 g、卷心菜10 g、水10 g)+南瓜浓汤(去皮南瓜15 g、牛肉15 g、中筋面粉5 g、奶酪5 g、水适量)+水果(15 g)	母乳或配方奶约200 ml	可有若干次夜奶

（续表）

时间	07：30—08：00 奶类	9：30—10：00 辅食＋奶制品	12：00—12：30 辅食	14：30—15：00 奶类	17：00—17：30 辅食	19：30—20：00 奶类	20：30—睡觉＋夜奶
周二	母乳或配方奶约200ml	强化铁营养米粉(干重20g)＋香蕉可丽饼(低筋面粉10g、鸡蛋液10g、去皮香蕉5g、水适量)＋奶酪(干5g)	南瓜牛肉蒸面(中筋面粉25g、牛肉20g、去皮南瓜10g、亚麻籽油1g、水适量)＋丝瓜鱼茸羹(去皮丝瓜10g、鳕鱼10g、芝麻油1g、水适量)	母乳或配方奶约200ml	肉末肠粉(猪肉15g、鸡蛋液15g、大米粉8g、小麦淀粉5g、玉米淀粉2g、温水30ml)＋彩蔬豆花(豆腐15g、去皮胡萝卜10g、西兰花10g、黄甜椒5g、去皮红番茄5g、水适量)＋水果(15g)	母乳或配方奶约200ml	可有若干次夜奶
周三	母乳或配方奶约200ml	强化铁营养米粉(干重20g)＋西瓜西米露(西瓜肉25g、西米5g、水适量)＋奶酪(干5g)	胡萝卜牛腩烩面(中筋面粉25g、牛肉25g、去皮胡萝卜10g、亚麻籽油1g、水适量)＋秋葵炖蛋(鸡蛋液25g、秋葵5g、芝麻油1g、水适量)＋水果(15g)	母乳或配方奶约200ml	红枣窝窝头(玉米面粉10g、中筋面粉5g、去核红枣5g、水适量)＋彩蔬鸭血羹(鸭血25g、去皮胡萝卜10g、西兰花10g、黄甜椒5g、去皮红番茄5g、芝麻油1g、水适量、淀粉适量)＋水果(15g)	母乳或配方奶约200ml	可有若干次夜奶
周四	母乳或配方奶约200ml	强化铁营养米粉(干重20g)＋牛油果蛋卷(牛油果5g、低筋面粉10g、鸡蛋液10g、水适量)＋奶酪(干5g)	五彩焖饭(大米25g、猪肉10g、去皮胡萝卜10g、西兰花10g、黄甜椒5g、去皮红番茄5g、亚麻籽油1g、水120ml)＋白菜肉丝汤(牛肉20g、白菜10g、芝麻油1g、水适量)＋水果(15g)	母乳或配方奶约200ml	日式厚蛋烧(鸡蛋液25g、油菜5g、水适量)＋土豆浓汤(去皮土豆15g、牛肉15g、中筋面粉5g、奶酪5g、水适量)＋水果(15g)	母乳或配方奶约200ml	可有若干次夜奶
周五	母乳或配方奶约200ml	强化铁营养米粉(干重20g)＋香橙小蛋糕(鸡蛋液15g、低筋面粉10g、橙子肉5g、水适量)＋奶酪(干5g)	山药猪肝烩饭(大米25g、猪肝20g、去皮山药10g、亚麻籽油1g、水适量)＋油菜豆腐汤(油菜10g、豆腐10g、芝麻油1g、水适量)＋水果(15g)	母乳或配方奶约200ml	土豆虾球(去皮土豆15g、牛肉15g、中筋面粉5g、奶酪5g、水适量)＋蘑菇浓汤(蘑菇15g、牛肉15g、中筋面粉5g、奶酪5g、水适量)＋水果(15g)	母乳或配方奶约200ml	可有若干次夜奶

（续表）

时间	07:30—08:00 奶类	9:30—10:00 辅食＋奶制品	12:00—12:30 辅食	14:30—15:00 奶类	17:00—17:30 辅食	19:30—20:00 奶类	20:30—睡觉＋夜奶
周六	母乳或配方奶约200 ml	强化铁营养米粉(干重20 g)＋百合炖梨(去皮梨肉25 g、鲜百合5 g、水适量)＋奶酪(干5 g)	宫保鸡丁炒饭(大米25 g、鸡蛋液15 g、去皮黄瓜10 g、鸡胸肉10 g、亚麻籽油1 g、水60 ml)＋罗宋汤(去皮红番茄10 g、去皮土豆10 g、芝麻油1 g、水适量)＋水果(15 g)	母乳或配方奶约200 ml	鲈鱼饼(鲈鱼20 g、中筋面粉15 g、油菜10 g、水适量)＋西兰花浓汤(牛肉20 g、西兰花10 g、中筋面粉5 g、奶酪5 g、水适量)＋水果(15 g)	母乳或配方奶约200 ml	可有若干次夜奶
周日	母乳或配方奶约200 ml	强化铁营养米粉(干重20 g)＋草莓玛芬(鸡蛋液15 g、低筋面粉10 g、草莓肉5 g、水适量)＋奶酪(干5 g)	甜椒肉丁焗面(中筋面粉25 g、甜椒10 g、猪肉10 g、奶酪5 g、亚麻籽油1 g、水适量)＋冬瓜丸子汤(去皮冬瓜10 g，牛肉丸子20 g、水适量)＋水果(15 g)	母乳或配方奶约200 ml	枣泥山药糕(红枣10 g、去皮山药5 g、低筋面粉5 g)＋彩蔬鸭血羹(鸭血25 g、去皮胡萝卜10 g、西兰花10 g、黄甜椒5 g、去皮红番茄5 g、芝麻油1 g、水适量、水淀粉适量)＋水果(15 g)	母乳或配方奶约200 ml	可有若干次夜奶

表附1-5　咀嚼期(13—18月龄左右)宝宝的一周饮食举例[①]

时间	7:30—8:00 早餐	9:30—10:00 点心	12:00—12:30 午餐	14:30—15:00 奶类	17:00—17:30 晚餐	19:30—20:00 奶类	20:30—睡觉＋夜奶
周一	莴苣鸡肝粥(大米15 g、莴苣10 g、鸡肝10 g、水适量)	蓝莓甜甜圈(鸡蛋液25 g、全脂牛奶20 g、蓝莓20 g、低筋面粉10 g)＋酸奶100 g	杏鲍菇牛肉打卤面(中筋面粉25 g、牛肉25 g、杏鲍菇10 g、亚麻籽油1 g、淀粉适量)＋鲫鱼豆腐汤(鲫鱼15 g、豆腐15 g、亚麻籽油1 g、水适量、姜片适量)＋水果15 g	母乳或配方奶约200 ml	肉末花卷(中筋面粉25 g、牛肉20 g、酵母0.4 g、水适量)＋芦笋菌菇汤(芦笋15 g、香菇15 g、芝麻油1 g、水适量)＋水果15 g＋奶酪10 g	母乳或配方奶约200 ml	可有若干次夜奶

① 13月龄至24月龄,除奶类(母乳及配方奶)仍单独列举外,其他奶制品将归入三餐两点中,不再作为一种食物类别单独列出。

（续表）

时间	7:30—8:00 早餐	9:30—10:00 点心	12:00—12:30 午餐	14:30—15:00 奶类	17:00—17:30 晚餐	19:30—20:00 奶类	20:30—睡觉+夜奶
周二	豌豆牛肉馄饨（中筋面粉15、豌豆10g、牛肉10g、水适量）	水蜜桃双皮奶（全脂牛奶60g、水蜜桃肉20g、鸡蛋清20g）+奶酪10g	茭白虾仁炒饭（大米25g、虾仁25g、茭白15g、亚麻籽油1g、水50ml）+花菜牛肉汤（花菜15g、牛肉10g、芝麻油1g、水适量、淀粉适量）+水果15g	母乳或配方奶约200ml	洋葱圈蛋饼（中筋面粉25g、洋葱15g、鸡蛋液15g、亚麻籽油1g、水适量）+玉米排骨汤（排骨20g、玉米粒10g、水适量）+水果15g+奶酪10g	母乳或配方奶约200ml	可有若干次夜奶
周三	生菜牛肉疙瘩（小米10g、生菜10g、牛肉10g、中筋面粉5g、淀粉适量）	蜜柚纸杯蛋糕（鸡蛋液25g、蜜柚肉20g、低筋面粉10g、玉米油1g）+酸奶100g	芋头排骨焖饭（大米25g、排骨25g、去皮芋头10g、亚麻籽油1g、水50ml、淀粉适量）+羊肉萝卜汤（去皮白萝卜15g、羊肉10g、水适量、姜适量、淀粉适量）+水果15g	母乳或配方奶约200ml	玉米窝窝头（玉米粒20g、玉米粉15g、中筋面粉10g、水适量）+茼蒿鸭血汤（鸭血25g、茼蒿10g、芝麻油1g、水适量）+水果15g+奶酪10g	母乳或配方奶约200ml	可有若干次夜奶
周四	韭菜鸡蛋水饺（中筋面粉15g、韭菜10g、鸡蛋液10g、水适量）	荔枝布丁（全脂牛奶80g、鸡蛋液25g、荔枝肉20g）+奶酪10g	肉末茄子盖浇饭（大米25g、牛肉25g、茄子10g、亚麻籽油1g、水50ml、淀粉适量）+莴苣牛肉汤（去皮莴苣15g、牛肉15g、水适量、淀粉适量）+水果15g	母乳或配方奶约200ml	西葫芦汤包（中筋面粉25g、猪肉20g、西葫芦15g、芝麻油1g、水12g、酵母0.5g、高汤适量、水适量）+番茄三文鱼汤（去皮红番茄15g、三文鱼10g、芝麻油1g、水适量）+水果15g+奶酪10g	母乳或配方奶约200ml	可有若干次夜奶
周五	海带牛肉粥（大米15g、海带10g、牛肉10g、水适量）	火龙果班戟（鸡蛋液35g、火龙果肉20g、低筋面粉10g、水适量）+酸奶100g	西芹鸭肝拌面（中筋面粉25g、鸭肝25g、西芹10g、亚麻籽油1g、水适量）+百合瘦肉煲（百合15g、猪肉10g、水适量、淀粉适量）+水果15g	母乳或配方奶约200ml	莲藕肉饼（中筋面粉25g、去皮莲藕10g、牛肉10g、亚麻籽油1g、水适量）+蛤蜊杂蔬羹（蛤蜊10g、芥蓝10g、黑木耳10g、芝麻油1g、水100ml、水淀粉适量）+水果15g+奶酪10g	母乳或配方奶约200ml	可有若干次夜奶

（续表）

时间	7:30—8:00 早餐	9:30—10:00 点心	12:00—12:30 午餐	14:30—15:00 奶类	17:00—17:30 晚餐	19:30—20:00 奶类	20:30—睡觉+夜奶
周六	茭白鸭肉面线（面线15g、茭白10g、鸭肉10g、淀粉适量）	芒果奶昔（全脂牛奶80g、芒果肉20g）+奶酪10g	洋葱牛肉烩饭（大米25g、牛肉25g、洋葱15g、亚麻籽油1g、水适量、淀粉适量）+黑木耳鸭血汤（鸭血20g、黑木耳15g、芝麻油1g、水适量）+水果15g	母乳或配方奶约200ml	双菇肉包（中筋面粉25g、杏鲍菇10g、猪肉15g、香菇10g、酵母0.5g、水适量）+紫菜鸡蛋汤（鸡蛋液25g、紫菜5g、芝麻油1g、水适量、葱花适量）+水果15g+奶酪10g	母乳或配方奶约200ml	可有若干次夜奶
周日	芦笋鲜虾粥（大米15g、芦笋10g、虾仁10g、水适量）	橘子千层（鸡蛋液25g、橘子肉20g、低筋面粉10g、黄油1g、水适量）+酸奶100g	芥蓝牛肉蒸面（中筋面粉25g、牛肉25g、芥蓝10g、亚麻籽油1g、水适量）+板栗鸡汤（去壳板栗15g、鸡胸肉15g、水适量）+水果15g	母乳或配方奶约200ml	茼蒿发糕（中筋面粉25g、茼蒿20g、酵母0.5g、水适量）+苋菜瘦肉汤（猪肉20g、苋菜10g、芝麻油1g、水适量）+水果15g+奶酪10g	母乳或配方奶约200ml	可有若干次夜奶

表附1-6 成长期（19—24月龄左右）宝宝的一周饮食举例

时间	7:30—8:00 早餐	9:30—10:00 点心	12:00—12:30 午餐	15:00—15:30 点心+奶类	17:30—18:00 晚餐	19:30—20:00 奶类	20:30—睡觉+夜奶
周一	虾仁菌菇粥（大米15g、香菇10g、虾仁10g、水适量）	樱桃舒芙蕾（鸡蛋液35g、樱桃肉25g、低筋面粉10g、全脂牛奶10g、水适量）+酸奶100g	芥蓝猪肝饭团（大米25g、猪肝20g、芥蓝15g、亚麻籽油1g、水50ml、淀粉适量）+茭白排骨汤（排骨20g、茭白10g、水适量）+水果25g	蒸紫薯（紫薯30）+母乳或配方奶约200ml	小笼包（中筋面粉20g、白菜20g、猪肉15g、芝麻油1g、水12g、酵母0.5g、高汤适量、水适量）+香芋肉圆汤（去皮芋头15g、牛肉10g、芝麻油1g、水适量）+水果25g+奶酪10g	母乳或配方奶约200ml	可有若干次夜奶
周二	蛋黄茄子面疙瘩（中筋面粉15g、茄子10g、鸡蛋液10g、水适量）	桂圆奶冻（全脂牛奶80g、桂圆肉25g、吉利丁片3g）+奶酪10g	蛋包饭（牛肉25g、鸡蛋液25g、大米25g、洋葱10g、亚麻籽油1g、水50ml、淀粉适量）+莲藕牛肉汤（去皮莲藕15g、牛肉10g、芝麻油1g、水适量、淀粉适量）+水果25g	蒸南瓜（南瓜30g）+母乳或配方奶约200ml	宝宝烧麦（糯米20g、去皮胡萝卜15g、牛肉15g、中筋面粉10g、香菇10g、亚麻籽油1g、水适量）+百合鸡汤（鸡胸肉20g、百合5g、水适量）+水果25g+奶酪10g	母乳或配方奶约200ml	可有若干次夜奶

（续表）

时间	7:30—8:00 早餐	9:30—10:00 点心	12:00—12:30 午餐	15:00—15:30 点心+奶类	17:30—18:00 晚餐	19:30—20:00 奶类	20:30— 睡觉+夜奶
周三	杂豆粥（红豆10 g、绿豆10 g、水适量）	葡式奶条（全脂牛奶60 g、鸡蛋液30 g、葡萄肉25 g、玉米淀粉10 g、面包糠适量）+酸奶100 g	花菜牡蛎炒米粉（大米粉25 g、牡蛎25 g、花菜15 g、亚麻籽油1 g、水适量）+生菜肉羹汤（生菜15 g、牛肉15 g、水适量、淀粉适量）+水果25 g	蒸山药（山药30 g）+母乳或配方奶约200 ml	苋菜鸡丝凉皮（小麦淀粉22 g、鸡肉15 g、苋菜10 g、中筋面粉3 g、芝麻油1 g、水适量）+黑木耳鸭血汤（鸭血20 g、黑木耳15 g、芝麻油1 g、水适量）+水果25 g+奶酪10 g	母乳或配方奶约200 ml	可有若干次夜奶
周四	改良版羊肉泡馍（中筋面粉15 g、羊肉10 g、去皮白萝卜10 g、水适量、淀粉适量）	蜜瓜酸奶（全脂牛奶80 g、哈密瓜肉25 g、酸奶发酵剂0.1 g）+奶酪10 g	杏鲍菇滑鸡煲仔饭（大米25 g、鸡肉25 g、杏鲍菇15 g、亚麻籽油1 g、水50 ml）+萝卜排骨汤（排骨25 g、去皮白萝卜10 g、水适量）+水果25 g	蒸玉米（玉米30 g）+母乳或配方奶约200 ml	鸡蛋汉堡（鸡蛋液35 g、低筋面粉25 g、牛肉10 g、亚麻籽油1 g、水适量）+海带冬瓜汤（海带15 g、去皮冬瓜15 g、芝麻油1 g、水适量）+水果25 g+奶酪10 g	母乳或配方奶约200 ml	可有若干次夜奶
周五	西芹鸭肝粥（大米15 g、西芹10 g、鸭肝10 g、水适量）	菠萝华夫饼（菠萝肉25 g、全脂牛奶20 g、低筋面粉10 g、鸡蛋液5 g、玉米油1 g）+酸奶100 g	番茄三文鱼意面（意大利面25 g、三文鱼25 g、去皮红番茄15 g、亚麻籽油1 g、水适量）+奶香豌豆浓汤（全脂牛奶15 g、豌豆10 g、牛肉10 g、奶酪5 g、中筋面粉5 g、水适量）+水果25 g	蒸土豆（土豆30 g）+母乳或配方奶约200 ml	韭菜盒子（鸡蛋液25 g、中筋面粉20 g、韭菜15 g、猪肉10 g、亚麻籽油1 g、开水适量）+冬瓜鸭肉汤（鸭肉15 g、去皮冬瓜15 g、水适量、姜适量）+水果25 g+奶酪10 g	母乳或配方奶约200 ml	可有若干次夜奶
周六	西葫芦虾仁锅边糊（西葫芦10 g、虾仁10 g、面粉15 g）	枇杷撞奶（全脂牛奶80 g、枇杷肉25 g）+奶酪10 g	卤肉饭（大米25 g、牛肉20 g、猪肉10 g、洋葱10 g、油菜5 g、亚麻籽油1 g、水50 ml）+花菜丸子汤（花菜15 g、猪肉15 g、芝麻油1 g、水适量、淀粉适量）+水果25 g	蒸芋头（芋头30 g）+母乳或配方奶约200 ml	煎饼果子（中筋面粉25 g、鸡蛋液25 g、鸡肉15 g、生菜5 g、亚麻籽油1 g、水适量）+紫菜豆腐羹（豆腐15 g、紫菜5 g、芝麻油1 g、淀粉适量、水适量）+水果25 g+奶酪10 g	母乳或配方奶约200 ml	可有若干次夜奶

（续表）

时间	7:30—8:00 早餐	9:30—10:00 点心	12:00—12:30 午餐	15:00—15:30 点心＋奶类	17:30—18:00 晚餐	19:30—20:00 奶类	20:30— 睡觉＋夜奶
周日	木耳瘦肉粥（大米15 g、黑木耳10 g、猪肉10 g、水适量）	猕猴桃戚风（猕猴桃肉25 g、鸡蛋液25 g、低筋面粉10 g、黄油1 g）＋酸奶100 g	肉末四季豆焖面（中筋面粉25 g、猪肉20 g、四季豆15 g、亚麻籽油1 g、水适量）＋鲫鱼山药汤（鲫鱼15 g、山药15 g、亚麻籽油1 g、水适量、姜片适量）＋水果25 g	蒸红薯（红薯30 g）＋母乳或配方奶约200 ml	萝卜糕（大米粉25 g、去皮白萝卜15 g、牛肉5 g、水适量）＋茼蒿鸭血汤（鸭血25 g、茼蒿10 g、芝麻油1 g、水适量）＋水果25 g＋奶酪10 g	母乳或配方奶约200 ml	可有若干次夜奶

表附1-7　2—3岁宝宝的一周饮食举例[①]

时间	7:30—8:00 早餐	9:30—10:00 点心	12:00—12:30 午餐	15:00—15:30 点心	17:30—18:00 晚餐	19:30—20:00 牛奶
周一	紫薯燕麦粥（紫薯5 g、燕麦10 g）＋水煮鸡蛋（鸡蛋25 g）	蒸米糕（粘米粉10 g、糯米粉5 g、豆沙10 g、水适量）25＋水果100 g＋酸奶100 ml	杂粮米饭（大米30 g、杂粮10 g）＋蘑菇炖鸡（蘑菇35 g、鸡肉15 g、亚麻籽油2 g）＋蒜薹香干鸡蛋（蒜薹25 g、鸡蛋25 g、香干10 g、亚麻籽油2 g）＋菠菜猪肝汤（菠菜20 g、猪肝20 g、芝麻油2 g、姜片适量、水适量）	蒸南瓜（南瓜50 g）＋水果50 g＋牛奶200 ml	如意馒头（中筋面粉40 g）＋木耳炒肉（木耳40、牛肉20 g、亚麻籽油2 g）＋牡蛎花菜汤（花菜30 g、牡蛎20 g、芝麻油2 g、姜片适量、水适量）	牛奶约200 ml
周二	豆浆（干黄豆15 g、水适量）＋小笼包（中筋面粉20 g、猪肉10 g）	厚蛋烧（鸡蛋25 g、亚麻籽油1 g）＋水果100 g＋酸奶100 ml	荞麦饭（大米30 g、荞麦10 g）＋虾仁炒黄瓜（黄瓜20 g、虾仁15 g、亚麻籽油2 g）＋茄汁鸡蛋豆腐（番茄30 g、鸡蛋25 g、豆腐10 g、亚麻籽油2 g）＋排骨萝卜汤（排骨25 g、白萝卜20 g、姜片适量、水适量）	蒸紫薯（紫薯50 g）＋水果50 g＋牛奶200 ml	什锦水饺（中筋面粉40 g、胡萝卜20 g、木耳20 g、牛肉20 g、芝麻油2 g）＋清炒小白菜（小白菜30 g、亚麻籽油2 g）＋裙带菜丸子汤（牛肉10 g、裙带菜10 g、芝麻油1 g、水适量）	牛奶约200 ml

① 2—3岁儿童,男孩每天需要1100 kcal能量,女孩每天需要1000 kcal能量。每天保证350—500 ml奶量,谷类大约100 g,蔬菜大约150 g,水果大约150 g,蛋50 g,烹调油10 g,鱼虾蟹贝和禽畜肉类75 g,大豆、薯类若干,食盐小于2 g。

（续表）

时间	7:30—8:00 早餐	9:30—10:00 点心	12:00—12:30 午餐	15:00—15:30 点心	17:30—18:00 晚餐	19:30—20:00 牛奶
周三	玉米糊（玉米碎15 g、水适量）＋豆沙包（中筋面粉10 g、豆沙10 g）	南瓜饼（南瓜20 g、低筋面粉5 g、糯米粉5 g、水适量）＋水果100 g＋酸奶100 ml	白米饭（大米40 g）＋煎荷包蛋（鸡蛋50 g、亚麻籽油2 g）＋鱼香肉丝（猪肉20 g、黑木耳20 g、胡萝卜15 g、亚麻籽油2 g）＋枸杞叶鸭血汤（枸杞叶20 g、鸭血20 g、芝麻油2 g、水适量）	蒸山药（山药50 g）＋水果50 g＋牛奶200 ml	牛柳乌冬面（乌冬面40 g、上海青30 g、牛肉20 g、亚麻籽油2 g）＋茄子炒豆角（茄子20 g、豆角15 g、亚麻籽油2 g）＋老鸭茶树菇汤（鸭肉15 g、茶树菇10 g）	牛奶约200 ml
周四	奶香燕麦粥（牛奶50 ml、燕麦10 g）＋水煮鸡蛋（鸡蛋25 g）	紫薯包（中筋面粉10 g、紫薯15 g）＋水果100 g＋酸奶100 ml	二米饭（大米30 g、小米10 g）＋黄豆炖排骨（排骨25 g、黄豆10 g）＋素炒西兰花（西兰花40 g、鸡蛋25 g、胡萝卜20 g、亚麻籽油2 g）＋鱼丸鲜蘑汤（鲜蘑菇20 g、鱼肉10 g、芝麻油2 g、水适量）	蒸玉米（玉米50 g）＋水果50 g＋牛奶200 ml	青菜肉丝面（中筋面粉40 g、油菜心30 g、牛肉20 g、亚麻籽油2 g）＋红烧鸡丁（鸡肉20 g、胡萝卜20 g、亚麻籽油2 g）＋韭菜炒豆芽（韭菜10 g、豆芽10 g、亚麻籽油2 g）	牛奶约200 ml
周五	肉糜蒸蛋（鸡蛋25 g、猪肉5 g）＋小馒头（中筋面粉15 g、酵母适量）	烤鲜奶（牛奶30 g、玉米淀粉5 g）＋水果100 g＋酸奶100 ml	白米饭（大米40 g）＋滑蛋牛肉（鸡蛋25 g、牛肉20 g、亚麻籽油2 g）＋家常豆腐（豆腐20 g、彩椒20 g、木耳20 g、亚麻籽油2 g）＋冬瓜丸子汤（冬瓜30 g、猪肉15 g、芝麻油2 g、水适量）	蒸土豆（土豆50 g）＋水果50 g＋牛奶200 ml	花卷（中筋面粉40 g、小葱适量）＋番茄龙利鱼（龙利鱼20 g、番茄20 g、亚麻籽油2 g）＋西湖牛肉羹（芥菜30 g、香菇30 g、牛肉15 g、芝麻油2 g、水适量）	牛奶约200 ml
周六	豌豆肉末粥（大米10 g、牛肉5 g、豌豆5 g）＋水煮鸡蛋（鸡蛋25 g）	吐司卷（香蕉15 g、高筋面粉10 g）＋水果100 g＋酸奶100 ml	杂粮饭（大米30 g、杂粮10 g）＋爆炒鸭肝（彩椒20 g、鸭肝25 g、亚麻籽油3 g）＋清炒杂蔬（鸡蛋25 g、西兰花20 g、莴笋15 g、胡萝卜10 g、亚麻籽油2 g）＋海带豆腐汤（海带20 g、豆腐15 g、姜片适量、水适量）	蒸芋头（芋头50 g）＋水果50 g＋牛奶200 ml	海鲜炒面（中筋面粉40 g、虾仁20 g、花菜20 g、海蛎10 g、亚麻籽油3 g）＋清炒豆芽（豆芽25 g、亚麻籽油2 g）＋菌菇鸽子汤（草菇20 g、鸽子肉15 g、水适量）	牛奶约200 ml

（续表）

时间	7:30—8:00 早餐	9:30—10:00 点心	12:00—12:30 午餐	15:00—15:30 点心	17:30—18:00 晚餐	19:30—20:00 牛奶
周日	杂粮粥(黑米5g、红米5g、燕麦5g)＋奶酪蛋卷(鸡蛋25g、奶酪10g)	糯米豆沙卷(糯米粉15g、豆沙10g)＋水果100g＋酸奶100ml	营养焖饭(大米40g、包菜20g、胡萝卜20g、猪肉15g、虾仁10g、亚麻籽油2g)＋素炒三鲜(海鲜菇20g、黑木耳15g、芹菜10g、亚麻籽油2g)＋韭菜鸭血汤(韭菜20g、鸭血20g、水适量、芝麻油1g)	蒸红薯(红薯50g)＋水果50g＋牛奶200ml	肉卷(中筋面粉40g、猪肉10g)＋鲈鱼煲(番茄30g、鲈鱼20g、洋葱15g、亚麻籽油3g)＋鸡蛋豆腐汤(鸡蛋25g、豆腐15g、亚麻籽油2g)	牛奶约200ml

表附1-8　3—4岁宝宝的一周饮食举例[①]

时间	7:30—8:00 早餐	9:30—10:00 点心	12:00—12:30 午餐	15:00—15:30 点心	17:30—18:00 晚餐	19:30—20:00 牛奶
周一	黑豆豆浆(黑豆15g、水适量)＋煎饺(绿豆粉丝5g、鸡蛋25g、中筋面粉10g)55	舒芙蕾(鸡蛋25g、牛奶10g、低筋面粉10g)45＋水果100g＋酸奶100ml	杂粮饭(大米40g、杂粮10g)＋洋葱炒羊肉(洋葱40g、羊肉30g、亚麻籽油2g)＋咸蛋黄豆腐煲(豆腐30g、咸蛋黄5g、亚麻籽油2g)＋芙蓉鲜蔬汤(胡萝卜20g、木耳20g、山药15g、香菇10g、芝麻油2g、水适量)220	蒸紫薯(紫薯80g)＋水果100g＋牛奶200ml	吐司小披萨(中筋面粉50g、彩椒35g、牛肉25g、奶酪20g、亚麻籽油2g)＋韭菜炒虾仁(韭菜25g、虾仁10g、亚麻籽油2g)＋三文鱼蔬菜汤(菠菜30g、三文鱼10g、芝麻油2g、水适量)205	牛奶约200ml
周二	杂豆粥(大米5g、小米5g、红豆5g、绿豆5g、水适量)＋时蔬饼(上海青15g、中筋面粉10g、亚麻籽油2g)45	布丁(鸡蛋25g、牛奶25g、淡奶油适量)50＋水果100g＋酸奶100ml	藜麦饭(大米40g、藜麦10g)＋韭菜炒鸭肝(鸭肝20g、韭菜20g、亚麻籽油2g)＋豆皮炒木耳(木耳35g、豆皮35g、胡萝卜10g、亚麻籽油2g)＋小白菜丸子汤(小白菜30g、鲈鱼肉20g、芝麻油2g、水适量)220	蒸山药(山药80g)＋水果100g＋牛奶200ml	炸酱面(中筋面粉50g、黄瓜35g、胡萝卜15g、猪肉15g、亚麻籽油2g)＋卤牛肉(牛肉20g、酱油适量)＋鲜美杂菌鸡蛋汤(鸡蛋25g、草菇20g、香菇20g、芝麻油2g、水适量)200	牛奶约200ml

[①] 3—4岁儿童,男孩每天需要1250kcal能量,女孩每天需要1200kcal能量。每天保证350—500ml奶量,谷类大约120g,蔬菜大约200g,水果大约200g,蛋50g,烹调油12g,鱼虾蟹贝和禽畜肉类75g,大豆、薯类若干,食盐小于2g。

（续表）

时间	7:30—8:00 早餐	9:30—10:00 点心	12:00—12:30 午餐	15:00—15:30 点心	17:30—18:00 晚餐	19:30—20:00 牛奶
周三	红豆莲子羹（红豆5g、莲子5g、水适量）+早餐三明治（鸡蛋25g、中筋面粉10g、生菜5g）50	松饼（鸡蛋25g、低筋面粉10g、牛奶10g）45+水果100g+酸奶100ml	二米饭（大米40g、小米10g）+彩椒炒西兰花（彩椒30g、西兰花20、亚麻籽油3g）+家常豆腐（豆腐30g、木耳25g、胡萝卜20g、亚麻籽油3g）+虫草花炖鸡汤（虫草花20g、鸡肉25g、姜片适量、水适量）220	蒸南瓜（南瓜80g）+水果100g+牛奶200ml	蔬菜牛肉饭团（大米50g、西兰花20g、牛肉25g、豆干20g、胡萝卜10g、亚麻籽油2g）+香菇炒油菜（香菇20g、油菜20g、芝麻油2g）+鸭血菠菜汤（鸭血25g、菠菜10g、芝麻油2g、水适量）200	牛奶约200ml
周四	鸡汤猪肉馄饨（中筋面粉10g、猪肉15g）+水煮蛋（鸡蛋25g）	枣糕（牛奶20g、低筋面粉10g、红枣10g、亚麻籽油1g）40+水果100g+酸奶100ml	杂粮饭（大米40g、杂粮10）+鲈鱼蒸豆腐（豆腐30g、鲈鱼20g、亚麻籽油2g）+芦笋炒口蘑（芦笋40g、口蘑40g、亚麻籽油2g）+竹荪鸡汤（竹荪30g、鸡肉10g、姜片适量、水适量）220	蒸玉米（玉米80g）+水果100g+牛奶200ml	洋葱牛肉饼（中筋面粉50g、牛肉25g、洋葱20g、亚麻籽油3g）+彩椒时蔬盅（彩椒20g、鸡蛋25g、西芹10g、香菇10g、亚麻籽油2g）+白菜瘦肉汤（白菜30g、猪肉10g、芝麻油2g、水适量）200	牛奶约200ml
周五	青菜肉末粥（青菜15g、香菇5g、大米5g、猪肉5g）+葡萄米糕（大米粉10g、葡萄干5g）	水果糯米糍（芒果20g、牛奶15g、糯米粉5g、玉米淀粉5g、椰蓉适量）+水果100g+酸奶100ml	二米饭（大米40g、小米10g）+叉烧肉（猪肉20g、亚麻籽油3g）+芦笋炒鸡蛋（鸡蛋50g、芦笋45g、亚麻籽油2g）+番茄猪肝汤（番茄35g、猪肝25g、姜片适量、水适量）	蒸土豆（土豆80g）+水果100g+牛奶200ml	红烧牛肉米粉（米粉50g、牛肉30g、胡萝卜30g、西兰花30、亚麻籽油3g）+葱烧豆腐（老豆腐20g、葱花适量、亚麻籽油2g）+秋葵炒笋（秋葵20g、笋片20g、芝麻油2g）	牛奶约200ml
周六	罗宋汤（番茄10g、小白菜5g、土豆5g）+水煎包（中筋面粉10g、猪肉10g）	海绵蛋糕（鸡蛋25g、牛奶10g、低筋面粉10g、亚麻籽油1g）+水果100g+酸奶100ml	芝麻米饭（大米50g、芝麻5g）+雪菜炖黄鱼（黄鱼25g、雪菜10g、芝麻油2g）+西葫芦炒蛋（西葫芦40g、鸡蛋25g、芝麻油2g）+味噌汤（豆腐25g、裙带菜20g、金针菇20g、芝麻油2g）	蒸芋头（芋头80g）+水果100g+牛奶200ml	干炒牛河（河粉50g、芥蓝45g、牛肉25g、亚麻籽油2g）+空心菜炒百叶（空心菜50g、百叶15g、亚麻籽油2g）+海蛎汤（海蛎15g、葱花适量、姜片适量、水适量）	牛奶约200ml

（续表）

时间	7:30—8:00 早餐	9:30—10:00 点心	12:00—12:30 午餐	15:00—15:30 点心	17:30—18:00 晚餐	19:30—20:00 牛奶
周天	豆浆杂粮粥（杂粮 10 g、大豆 10 g、水适量）+ 鸡蛋芝士卷（鸡蛋 25 g、奶酪 10 g）	蔬菜小饼（牛奶 20 g、中筋面粉 10 g、生菜 10 g、亚麻籽油 1 g）+ 水果 100 g + 酸奶 100 ml	白米饭（大米 50 g）+ 照烧鸡腿丁（鸡腿丁 40 g、黄瓜 25 g、亚麻籽油 2 g）+ 彩椒炒茭白（彩椒 35 g、茭白 20 g、亚麻籽油 2 g）+ 口蘑豆腐汤（豆腐 30 g、口蘑 20 g、芝麻油 2 g、水适量）	蒸红薯（红薯 80 g）+ 水果 100 g + 牛奶 200 ml	剪刀汤面（中筋面粉 50 g、番茄 20 g、空心菜 30 g、牛肉 15 g、亚麻籽油 2 g）+ 蒜薹炒鸭血（鸭血 20 g、蒜薹 15 g、亚麻籽油 1 g）+ 菠菜拌鸡蛋（菠菜 25 g、鸡蛋 25 g、亚麻籽油 2 g）	牛奶约 200 ml

表附 1-9 4—5 岁宝宝的一周饮食举例①

时间	7:30—8:00 早餐	9:30—10:00 点心	12:00—12:30 午餐	15:00—15:30 点心	17:30—18:00 晚餐	19:30—20:00 牛奶
周一	燕麦杂粮糊（杂粮 15 g、牛奶 10 g、燕麦 5 g、水适量）+ 胡萝卜花卷（胡萝卜 20 g、中筋面粉 10 g）	草莓慕斯（草莓 20 g、淡奶油 20 g、吉利丁片 1 g）+ 水果 100 g + 酸奶 100 ml	二米饭（大米 50、小米 10）+ 肉末日本豆腐（日本豆腐 30 g、牛肉 30 g、亚麻籽油 5 g）+ 儿菜炒胡萝卜（儿菜 35 g、胡萝卜 20 g、亚麻籽油 3 g）+ 冬瓜排骨汤（冬瓜 40 g、排骨 20 g、水适量）	蒸紫薯（紫薯 80 g）+ 水果 100 g + 牛奶 200 ml	猪肝粥（大米 50 g、上海青 25 g、香菇 25 g、猪肝 25 g、水适量）+ 小炒西葫芦（西葫芦 40 g、亚麻籽油 3 g）+ 虎皮鹌鹑蛋（鹌鹑蛋 50 g、亚麻籽油 4 g）	牛奶约 200 ml
周二	绿豆豆浆（绿豆 15 g、水适量）+ 鸡蛋酸奶饼（鸡蛋 25 g、中筋面粉 10 g、酸奶 10 g、亚麻籽油 1 g）	苹果奶酥（苹果 20 g、低筋面粉 20 g、黄油 1 g、柠檬适量）+ 水果 100 g + 酸奶 100 ml	杂粮饭（大米 50 g、杂粮 10 g）+ 红烧猪排（猪肉 20 g、亚麻籽油 2 g）+ 鸡蛋白菜卷（白菜 30 g、鸡蛋 25 g、胡萝卜 30 g、香菇 30 g、亚麻籽油 2 g）+ 黄骨鱼豆腐汤（豆腐 25 g、黄骨鱼 15 g、亚麻籽油 2 g、水适量）	蒸南瓜（南瓜 80 g）+ 水果 100 g + 牛奶 200 ml	番茄肥牛拌面（中筋面粉 50 g、番茄 40 g、肥牛 20 g、亚麻籽油 3 g）+ 清炒西兰花（西兰花 40 g、亚麻籽油 2 g）+ 海蛎花菜豆腐汤（花菜 30 g、海蛎 20 g、豆腐 10 g、芝麻油 2 g、姜片适量、水适量）	牛奶约 200 ml

① 4—5 岁儿童，男孩每天需要 1 300 kcal 能量，女孩每天需要 1 250 kcal 能量。每天保证 350—500 ml 奶量，谷类大约 140 g，蔬菜大约 200 g，水果大约 200 g，蛋 50 g，烹调油 15 g，鱼虾蟹贝和禽畜肉类 75 g，大豆、薯类若干，食盐小于 3 g。

时间	7:30—8:00 早餐	9:30—10:00 点心	12:00—12:30 午餐	15:00—15:30 点心	17:30—18:00 晚餐	19:30—20:00 牛奶
周三	玉米糊（干玉米20g、水适量）＋吐司布丁（鸡蛋25g、中筋面粉15g、水适量）	蜜豆卷（中筋面粉15g、牛奶15g、蜜豆10g）＋水果100g＋酸奶100ml	白米饭（大米60g）＋小炒牛肉（牛肉30g、洋葱10g、亚麻籽油3g）＋炒合菜（韭菜35g、豆芽35g、绿豆粉丝5g、亚麻籽油2g）＋煎蛋萝卜丝汤（白萝卜35g、鸡蛋25g、亚麻籽油2g、水适量）	蒸山药（山药80g）＋水果100g＋牛奶200ml	鲜虾青菜面（中筋面粉50g、上海青30g、虾仁15g、亚麻籽油2g）＋木耳炒娃娃菜（木耳20g、娃娃菜20g、胡萝卜15g、亚麻籽油3g）＋凉拌豆腐鸭血（豆腐30g、鸭血30g、芝麻油3g）	牛奶约200ml
周四	南瓜小米粥（南瓜15g、大米10g）＋包菜奶酪饼（中筋面粉10g、包菜15g、奶酪10g）	西多士（牛奶20g、中筋面粉10g、花生酱10g、黄油1g）40＋水果100g＋酸奶100ml	杂粮米饭（大米50g、杂粮10g）＋西芹炒鱿鱼（西芹40g、鱿鱼20g、亚麻籽油3g）＋西兰花炒木耳（西兰花35g、木耳35g、亚麻籽油3g）＋鲜菌鸭肝汤（鸭肝25g、海鲜菇20g、芝麻油2g）	蒸玉米（玉米80g）＋水果100g＋牛奶200ml	酱香牛肉饼（中筋面粉50g、牛肉30g、洋葱30g、亚麻籽油2g）＋清炒胡瓜（胡瓜25g、亚麻籽油2g）＋鸡蛋豆腐汤（鸡蛋50g、豆腐25g、芝麻油2g）	牛奶约200ml
周五	红枣核桃羹（红枣15g、核桃10g）＋牛奶饼（中筋面粉20g、牛奶15g、亚麻籽油2g）	黏豆包（糯米粉10g、红豆10g、芸豆10g、葡萄干10g）＋水果100g＋酸奶100ml	白米饭（大米60g）＋清蒸金鲳鱼（金鲳鱼25g、芝麻油2g）＋丝瓜炒蛋（丝瓜60g、鸡蛋25g、亚麻籽油2g）＋冬瓜牛肉羹（冬瓜45g、牛肉20g、芝麻油2g）	蒸土豆（土豆80g）＋水果100g＋牛奶200ml	肉夹馍（中筋面粉50g、甜椒30g、牛肉20g、亚麻籽油3g）＋凉拌黄瓜鸡肉（黄瓜35g、鸡肉15g、芝麻油2g）＋番茄蔬菜鸡蛋汤（鸡蛋25g、番茄20g、西兰花10g、亚麻籽油2g）	牛奶约200ml
周六	红豆浆（红豆15g、水适量）＋香菇青菜包（中筋面粉20g、香菇15g、上海青10g、亚麻籽油2g、小葱适量）	松糕（紫薯泥25g、糯米粉8g、牛奶5g、糯米粉2g）＋水果100g＋酸奶100ml	皮蛋瘦肉粥（大米60g、猪肉20g、皮蛋15g）＋花菜炒木耳（花菜40g、木耳35g、亚麻籽油3g）＋虾仁滑蛋（鸡蛋50g、虾仁15g、亚麻籽油3g）	蒸芋头（芋头80g）＋水果100g＋牛奶200ml	酱肉包（中筋面粉50g、猪肉15g、亚麻籽油2g）＋韭菜炒鸭血（韭菜40g、鸭血25g、亚麻籽油3g）＋金汤豆腐羹（香菇35g、胡萝卜25g、豆腐20g、芝麻油2g）	牛奶约200ml

（续表）

时间	7:30—8:00 早餐	9:30—10:00 点心	12:00—12:30 午餐	15:00—15:30 点心	17:30—18:00 晚餐	19:30—20:00 牛奶
周日	五谷豆浆（红豆5g、黑豆5g、绿豆5g、水适量）＋芝士卷（中筋面粉20g、奶酪10g、牛奶10g、亚麻籽油1g）	迷你小蛋糕（鸡蛋15g、低筋面粉10g、牛奶10g、蔓越莓10g、亚麻籽油1g）＋水果100g＋酸奶100ml	杂粮饭（大米50g、杂粮10g）＋红烧牛腩（胡萝卜40g、牛肉30g、亚麻籽油3g）＋木耳花菜炒豆干（木耳25g、花菜20g、豆干20g、亚麻籽油2g）＋鸡肉蘑菇汤（蘑菇20g、鸡肉20g、水适量）	蒸红薯（红薯80g）＋水果100g＋牛奶200ml	莜面鱼鱼（莜面粉50g、羊肉25g、洋葱20g、番茄20g、亚麻籽油3g）＋莴笋炒蛋（莴笋30g、鸡蛋40g、亚麻籽油3g）＋清炒空心菜（空心菜25g、亚麻籽油2g）	牛奶约200ml

表附1-10　5—6岁宝宝的一周饮食举例[①]

时间	7:30—8:00 早餐	9:30—10:00 点心	12:00—12:30 午餐	15:00—15:30 点心	17:00—18:00 晚餐	19:30—20:00 牛奶
周一	五谷豆浆（红豆10g、黑豆5g、绿豆5g、水适量）＋白菜大肉包（中筋面粉20g、白菜15g、猪肉10g）	豆腐饼（豆腐35g、中筋面粉10g、胡萝卜5g、水适量）＋水果125g＋牛奶150ml	杂粮饭（大米55g、杂粮10g）＋芦笋炒虾仁（芦笋40g、虾仁20g、亚麻籽油3g）＋素菜大杂烩（木耳30g、黄花菜25g、荷兰豆25g、亚麻籽油2g）＋三文鱼鸡蛋汤（鸡蛋25g、三文鱼15g、芝麻油2g）	蒸南瓜（南瓜80g）＋水果125g＋牛奶200ml	排骨茄子焖面（中筋面粉55g、茄子50g、排骨20g、亚麻籽油3g）＋包菜炒鸡蛋（包菜35g、鸡蛋25g、亚麻籽油3g）＋香菇肉末羹（香菇25g、牛肉10g、芝麻油2g）	牛奶约200ml
周二	芥菜排骨粥（芥菜15g、大米10g、排骨10g）＋鸡蛋饼（鸡蛋25g、中筋面粉10g、亚麻籽油2g）	马拉糕（牛奶10g、低筋面粉10g、鸡蛋10g、木薯粉5g、奶粉5g、亚麻籽油1g）＋水果125g＋牛奶150ml	杂粮饭（大米55g、杂粮10g）＋荷兰豆炒鱿鱼（荷兰豆40g、鱿鱼20g、亚麻籽油3g）＋平菇炖白菜（平菇40g、白菜30g、亚麻籽油3g）＋鸭血菠菜汤（菠菜25g、鸭血30g、芝麻油2g、适量水）	蒸紫薯（紫薯80g）＋水果125g＋牛奶200ml	麻酱卷（中筋面粉55g、芝麻酱5g、亚麻籽油4g）＋红烧肉（香菇30g、鹌鹑蛋25g、胡萝卜20g、猪肉20g）＋萝卜羊肉汤（萝卜50g、羊肉15g、水适量）	牛奶约200ml

[①] 5—6岁儿童，男孩每天需要1400kcal能量，女孩每天需要1300kcal能量。确保每天350—500ml奶量，谷类大约150g，蔬菜大约250g，水果大约250g，蛋50g，烹调油15g，鱼虾蟹贝和禽畜肉类75g，大豆、薯类若干，食盐小于3g。

（续表）

时间	7:30—8:00 早餐	9:30—10:00 点心	12:00—12:30 午餐	15:00—15:30 点心	17:00—18:00 晚餐	19:30—20:00 牛奶
周三	红枣粥（大米30 g、红枣10 g）＋水煮鸡蛋（鸡蛋25 g）	烤布蕾（鸡蛋25 g、淡奶油15 g、牛奶10 g）＋水果125 g＋牛奶150 ml	田园时蔬炒饭（大米65 g、芥菜35 g、胡萝卜20 g、牛肉20 g、豌豆20 g、亚麻籽油4 g）＋清炒茭白（茭白35 g、亚麻籽油2 g）＋莲藕肉羹汤（莲藕35 g、猪肉10 g、豆腐10 g、姜片适量、水适量）	蒸山药（山药80 g）＋水果125 g＋牛奶200 ml	家常炒米粉（米粉55 g、包菜35 g、胡萝卜30 g、猪肉丝15 g、亚麻籽油4 g）＋彩椒炒豆干（彩椒20 g、豆干15 g、亚麻籽油3 g）＋枸杞叶猪肝汤（枸杞叶20 g、猪肝30 g、芝麻油2 g）	牛奶约200 ml
周四	疙瘩汤（中筋面粉10 g、番茄10 g、青菜10 g、亚麻籽油2 g）＋香菇肉丁烧麦（香菇15 g、胡萝卜10 g、中筋面粉10 g、猪肉5 g）	雪媚娘（牛奶15 g、淡奶油15 g、糯米粉10 g、玉米淀粉5 g、水果适量）＋水果125 g＋牛奶150 ml	杂粮米饭（大米55 g、杂粮10 g）＋照烧肥牛（洋葱40 g、肥牛25 g、亚麻籽油3 g）＋菠菜炒豆皮（菠菜45 g、豆皮20 g、亚麻籽油3 g）＋菌菇肉丝汤（菌菇30 g、猪肉20 g、芝麻油1 g）	蒸玉米（玉米80 g）＋水果125 g＋牛奶200 ml	五彩白粿汤（白粿55 g、牛肉25 g、胡萝卜30 g、上海青30 g、亚麻籽油3 g）＋木耳炒白菜（木耳20 g、白菜10 g、亚麻籽油2 g）＋鸡蛋羹（鸡蛋50 g、芝麻油1 g）	牛奶约200 ml
周五	无油鸡蛋汤（鸡蛋25 g、水适量）＋豆沙包（红豆25 g、中筋面粉20 g）	芝士山药糕（山药10 g、中筋面粉10 g、芝士10 g、蓝莓10 g）＋水果125 g＋牛奶150 ml	杂粮米饭（大米55 g、杂粮10 g）＋咖喱牛肉（牛肉25 g、胡萝卜35 g、洋葱30 g、亚麻籽油3 g）＋荷兰豆炒豆干（荷兰豆25 g、豆干10 g、亚麻籽油3 g）＋鸡蛋萝卜丝汤（白萝卜30 g、鸡蛋25 g、亚麻籽油2 g）	蒸土豆（土豆80 g）＋水果125 g＋牛奶200 ml	油泼面（中筋面粉55 g、油菜30 g、豆芽30 g、牛肉25 g、亚麻籽油3 g）＋香煎猪肝（鸭肝30 g、亚麻籽油2 g）＋超鲜蔬菜汤（菠菜30 g、口蘑25 g、虾皮5 g、芝麻油2 g）	牛奶约200 ml
周六	绿豆红薯粥（大米20 g、红薯15 g、绿豆10 g）＋煎鸡蛋（鸡蛋25 g、亚麻籽油1 g）	蔬菜饼（西葫芦10 g、胡萝卜10 g、豆腐10 g、中筋面粉10 g、亚麻籽油1 g）＋水果125 g＋牛奶150 ml	杂粮米饭（大米55 g、杂粮10 g）＋小炒肉（甜椒50 g、牛肉25 g、亚麻籽油3 g）＋西葫芦炒豆腐（西葫芦30 g、豆腐20 g、亚麻籽油2 g）＋三丝汤（竹笋30 g、鸭血15 g、鸡蛋清10 g、芝麻油2 g）	蒸芋头（芋头80 g）＋水果125 g＋牛奶200 ml	开胃凉拌面（中筋面粉55 g、黄瓜60 g、胡萝卜50 g、芝麻油4 g）＋酱牛肉（牛肉30 g、酱油适量）＋虾滑紫菜汤（虾仁15 g、紫菜10 g、芝麻油2 g）	牛奶约200 ml

（续表）

时间	7：30—8：00 早餐	9：30—10：00 点心	12：00—12：30 午餐	15：00—15：30 点心	17：00—18：00 晚餐	19：30—20：00 牛奶
周日	鸡蛋馄饨(鸡蛋20 g、中筋面粉10 g、猪肉10 g)＋鲜奶软饼(牛奶20 g、中筋面粉10 g、亚麻籽油1 g)	豆腐小食(豆腐25 g、低筋面粉10 g、牛奶5 g、黑芝麻适量)＋水果125 g＋牛奶150 ml	杂粮米饭(大米55 g、杂粮10 g)＋酱爆鸡丁(黄瓜40 g、鸡肉30 g、亚麻籽油3 g)＋时蔬大杂烩(西芹35 g、甜椒25 g、木耳20 g、亚麻籽油3 g)＋萝卜龙骨汤(萝卜20 g、猪肉10 g、水适量)	蒸红薯(红薯80 g)＋水果125 g＋牛奶200 ml	韭菜鸡蛋水饺(中筋面粉55 g、韭菜50 g、鸡蛋30 g、芝麻油3 g)＋凉拌娃娃菜(娃娃菜30 g、芝麻油2 g)＋菌菇鸭血汤(羊肚菌30 g、鸭血25 g、姜片适量、水适量、芝麻油2 g)	牛奶约200 ml

各类食物的营养价值

食物营养是身体健康的最重要的因素,因为人是从一个小细胞发育并成长为成人的,食物营养是物质的源泉。通常,食物中所提供营养素的种类和含量越接近人体需要,该食物的营养价值越高。

米面杂粮

米面杂粮是人日常饮食所需蛋白质、淀粉、油脂、矿物质和维生素等的主要来源。

稻米(大米)

大米富含碳水化合物、B族维生素、膳食纤维、矿物质等营养素。在各种谷物中大米的淀粉颗粒最小,因此口感细腻易被消化,相比其他谷物而言,更加适合宝宝的胃肠道。大米的脂肪含量很低,蛋白质含量也较低,因此代谢废物很少,在给人提供能量的同时,给人体造成的负担比较小。

表附 2-1　稻米的营养成分[①]

成分	含量	成分	含量
食部(%)	100	维生素 B_3(mg)	1.9
水分(g)	13.3	维生素 C(mg)	—
能量(kcal)	347	维生素 E(mg)	0.46
蛋白质(g)	7.4	钙(mg)	13
脂肪(g)	0.8	磷(mg)	110
碳水化合物(g)	77.9	钾(mg)	103
不可溶性膳食纤维(g)	0.7	钠(mg)	3.8
胆固醇(mg)	—	镁(mg)	34
灰分(g)	0.6	铁(mg)	2.3
总维生素 A(μgRAE)[②]	—	锌(mg)	1.7
胡萝卜素(μg)	—	硒(μg)	2.23

① 本附录呈现的是每100g某种食物的营养成分。
② 本附录中以"总维生素 A"表示广义维生素 A,以"视黄醇"表示狭义维生素 A。

（续表）

成分	含量	成分	含量
视黄醇(μg)	—	铜(mg)	0.3
维生素 B₁(mg)	0.11	锰(mg)	1.29
维生素 B₂(mg)	0.05		

小麦粉（面粉）

面粉富含碳水化合物、蛋白质、B 族维生素、膳食纤维和矿物质等营养素。面粉中蛋白质的含量和膳食纤维的含量要比大米（精白米）略高一点。按照面粉当中蛋白质含量的多少，可将面粉分为高筋面粉、中筋面粉、低筋面粉。高筋面粉适合制作面包和部分起酥点心，中筋面粉适合制作包子、馒头、面条等，低筋面粉适合制作蛋糕、松糕、饼干、挞皮等。

表附 2-2 小麦粉（标准粉）的营养成分

成分	含量	成分	含量
食部(%)	100	维生素 B₃(mg)	2
水分(g)	12.7	维生素 C(mg)	—
能量(kcal)	349	维生素 E(mg)	1.8
蛋白质(g)	11.2	钙(mg)	31
脂肪(g)	1.5	磷(mg)	188
碳水化合物(g)	73.6	钾(mg)	190
不可溶性膳食纤维(g)	2.1	钠(mg)	3.1
胆固醇(mg)	—	镁(mg)	50
灰分(g)	1	铁(mg)	3.5
总维生素 A(μgRAE)	—	锌(mg)	1.64
胡萝卜素(μg)	—	硒(μg)	5.36
视黄醇(μg)	—	铜(mg)	0.42
维生素 B₁(mg)	0.28	锰(mg)	1.56
维生素 B₂(mg)	0.08		

小米

小米是我国传统的粗粮，富含碳水化合物、蛋白质、B 族维生素、膳食纤维、矿物质等营养素。不过，小米所含的蛋白质属于不完全蛋白，必需氨基酸中的赖氨酸含量很低，所以不适合长期作为主食（除非搭配大豆制品）。

小米中的色氨酸较为丰富,有镇静安神的作用。小米中的维生素 B_3 较为丰富,有助于维持神经和皮肤的健康。

表附 2-3　小米的营养成分

成分	含量	成分	含量
食部(%)	100	维生素 B_3(mg)	1.5
水分(g)	11.6	维生素 C(mg)	—
能量(kcal)	361	维生素 E(mg)	3.63
蛋白质(g)	9	钙(mg)	41
脂肪(g)	3.1	磷(mg)	229
碳水化合物(g)	75.1	钾(mg)	284
不溶性纤维(g)	1.6	钠(mg)	4.3
胆固醇(mg)	—	镁(mg)	107
灰分(g)	1.2	铁(mg)	5.1
总维生素 A(μgRAE)	17	锌(mg)	1.87
胡萝卜素(μg)	100	硒(μg)	4.74
视黄醇(μg)	—	铜(mg)	0.54
维生素 B_1(mg)	0.33	锰(mg)	0.89
维生素 B_2(mg)	0.1		

绿豆

绿豆属于杂豆类,淀粉含量较高,脂肪含量极低,升糖指数较低,饱腹感很强,可以代替全谷类作为主食。绿豆含有丰富的碳水化合物、蛋白质、B族维生素、维生素 E、膳食纤维,以及钾、磷、镁、钙、铁、锌、铜、锰等营养素,尤其富含钾元素,是一种高钾低钠型食材。此外,绿豆的蛋白质含量大约是全谷类的 2 倍,膳食纤维含量大约是全谷类的 3 倍,还含有功能性低聚糖、黄酮类、多酚类、生物碱等多种具有生理活性的物质。

表附 2-4　绿豆的营养成分

成分	含量	成分	含量
食部(%)	100	维生素 B_3(mg)	2
水分(g)	12.3	维生素 C(mg)	—
能量(kcal)	329	维生素 E(mg)	10.95
蛋白质(g)	21.6	钙(mg)	81

(续表)

成分	含量	成分	含量
脂肪(g)	0.8	磷(mg)	337
碳水化合物(g)	62	钾(mg)	787
不可溶性膳食纤维(g)	6.4	钠(mg)	3.2
胆固醇(mg)	—	镁(mg)	125
灰分(g)	3.3	铁(mg)	6.5
总维生素 A(μgRAE)	22	锌(mg)	2.18
胡萝卜素(μg)	130	硒(μg)	4.28
视黄醇(μg)	—	铜(mg)	1.08
维生素 B_1(mg)	0.25	锰(mg)	1.11
维生素 B_2(mg)	0.11		

红豆

红豆属于杂豆类,淀粉含量较高,脂肪含量极低,升糖指数较低,饱腹感很强,可以代替全谷类作为主食。红豆含有丰富的碳水化合物、蛋白质、B族维生素、维生素 E、膳食纤维以及钾、磷、镁、钙、铁、锌、铜、锰等营养素。尤其富含钾元素,是一种高钾低钠型食材,能够促进体内多余的水、钠和代谢废物排出,可以利尿消肿;膳食纤维的含量也相当丰富,能够促进肠道蠕动,可以使排便顺畅。

表附2-5 红豆的营养成分

成分	含量	成分	含量
食部(%)	100	维生素 B_3(mg)	2
水分(g)	12.3	维生素 C(mg)	—
能量(kcal)	329	维生素 E(mg)	10.95
蛋白质(g)	21.6	钙(mg)	81
脂肪(g)	0.8	磷(mg)	337
碳水化合物(g)	62	钾(mg)	787
不可溶性膳食纤维(g)	6.4	钠(mg)	3.2
胆固醇(mg)	—	镁(mg)	125
灰分(g)	3.3	铁(mg)	6.5
总维生素 A(μgRAE)	22	锌(mg)	2.18

（续表）

成分	含量	成分	含量
胡萝卜素(μg)	130	硒(μg)	4.28
视黄醇(μg)	—	铜(mg)	1.08
维生素 B_1 (mg)	0.25	锰(mg)	1.11
维生素 B_2 (mg)	0.11		

甘薯（红心）

甘薯又叫地瓜、山芋、番薯等，是旋花科草本块根植物，含有丰富的碳水化合物、蛋白质、维生素、矿物质和膳食纤维等营养素。根据块根内部的颜色不同，大致划分为白肉、黄（红）肉和紫肉三个类型。白肉型，淀粉含量相对最高，色素含量很低；黄肉型，淀粉少、糖分高，类胡萝卜素含量很高，类胡萝卜素含量越高颜色越深；紫肉型，淀粉少、蛋白质含量高，基本不含类胡萝卜素，含有大量的花青素，花青素含量越高颜色越深。

表附 2-6　甘薯的营养成分

成分	含量	成分	含量
食部(%)	90	维生素 B_3 (mg)	0.6
水分(g)	73.4	维生素 C(mg)	26
能量(kcal)	102	维生素 E(mg)	0.28
蛋白质(g)	1.1	钙(mg)	23
脂肪(g)	0.2	磷(mg)	39
碳水化合物(g)	24.7	钾(mg)	130
不溶性纤维(g)	1.6	钠(mg)	28.5
胆固醇(mg)	—	镁(mg)	12
灰分(g)	0.6	铁(mg)	0.5
总维生素 A(μgRAE)	125	锌(mg)	0.15
胡萝卜素(μg)	750	硒(μg)	0.48
视黄醇(μg)	—	铜(mg)	0.18
维生素 B_1 (mg)	0.04	锰(mg)	0.11
维生素 B_2 (mg)	0.04		

禽畜肉类

禽畜肉类的化学组成包括蛋白质、脂肪及部分矿物质和维生素。这些营养成分都随禽畜的肥瘦程度不同而有所变动。一般说来,禽畜肉类的蛋白质大部分存在于肌肉组织中,心、肾等内脏富含蛋白质和维生素,而脂肪较少。肉类经加工烹饪后容易被消化吸收,味道香美,热能较高,为膳食中优质蛋白质的主要来源。

鸡(胸脯)肉

鸡肉是高蛋白低脂肪的肉类,肉质细嫩,味道鲜美,相对容易消化,不易发生过敏,是适合给宝宝吃的理想肉类之一。鸡肉富含蛋白质、脂肪、维生素 A、维生素 C、B 族维生素、钙、铁、磷、硒等营养元素。适合多种烹饪方法,热炒、炖汤、凉拌等皆可。

表附 2-7　鸡(胸脯)的营养成分

成分	含量	成分	含量
食部(%)	100	维生素 B$_3$(mg)	10.8
水分(g)	72	维生素 C(mg)	—
能量(kcal)	133	维生素 E(mg)	0.22
蛋白质(g)	19.4	钙(mg)	3
脂肪(g)	5	磷(mg)	214
碳水化合物(g)	2.5	钾(mg)	338
不可溶性膳食纤维(g)	—	钠(mg)	34.4
胆固醇(mg)	82	镁(mg)	28
灰分(g)	1.1	铁(mg)	0.6
总维生素 A(μgRAE)	16	锌(mg)	0.51
胡萝卜素(μg)	—	硒(μg)	10.5
视黄醇(μg)	16	铜(mg)	0.06
维生素 B$_1$(mg)	0.07	锰(mg)	0.01
维生素 B$_2$(mg)	0.13		

鸭(胸脯)肉

鸭肉的营养价值很高,含有丰富的优质蛋白质、B 族维生素、维生素 E,以及锌、铁、硒等营养素。相对猪肉而言,鸭肉的蛋白质含量更高,碳水化合物和脂肪含量较低,而且脂肪酸主要是以单不饱和脂肪酸、多不饱和脂肪酸为主,饱和脂肪酸含量相对较低。

表附 2-8　鸭(胸脯)肉的营养成分

成分	含量	成分	含量
食部(%)	100	维生素 B₃(mg)	4.2
水分(g)	78.6	维生素 C(mg)	—
能量(kcal)	90	维生素 E(mg)	1.98
蛋白质(g)	15	钙(mg)	6
脂肪(g)	1.5	磷(mg)	86
碳水化合物(g)	4	钾(mg)	126
不可溶性膳食纤维(g)	—	钠(mg)	60.2
胆固醇(mg)	121	镁(mg)	24
灰分(g)	0.9	铁(mg)	4.1
总维生素 A(μgRAE)	—	锌(mg)	1.17
胡萝卜素(μg)	—	硒(μg)	12.62
视黄醇(μg)	—	铜(mg)	0.27
维生素 B₁(mg)	0.01	锰(mg)	0.01
维生素 B₂(mg)	0.07		

猪肉(里脊)

猪肉纤维较为细软,结缔组织较少,肌肉组织中含有较多的肌间脂肪,因此烹饪之后味道鲜美,是餐桌上常见的肉类之一。猪肉富含蛋白质、脂肪、B 族维生素、钙、铁、锌、磷等营养元素。不同部位的猪肉肉质不同,猪里脊的肉质最嫩,后臀尖的肉质老些。可以根据不同部位选择不同烹饪方式,比如,猪里脊和后臀尖炒着吃,五花肉炖着吃,前臀尖可以包饺子和包子吃。

表附 2-9　猪肉(里脊)的营养成分

成分	含量	成分	含量
食部(%)	100	维生素 B₃(mg)	5.2
水分(g)	70.3	维生素 C(mg)	—
能量(kcal)	155	维生素 E(mg)	0.59
蛋白质(g)	20.2	钙(mg)	6
脂肪(g)	7.9	磷(mg)	184
碳水化合物(g)	0.7	钾(mg)	317
不可溶性膳食纤维(g)	—	钠(mg)	43.2

（续表）

成分	含量	成分	含量
胆固醇(mg)	55	镁(mg)	28
灰分(g)	0.9	铁(mg)	1.5
总维生素 A(μgRAE)	5	锌(mg)	2.3
胡萝卜素(μg)	—	硒(μg)	5.25
视黄醇(μg)	5	铜(mg)	0.16
维生素 B$_1$(mg)	0.47	锰(mg)	0.03
维生素 B$_2$(mg)	0.12		

牛肉(里脊)

牛肉味道鲜美,营养丰富,是餐桌上常见的肉类之一。牛肉富含优质蛋白质、不饱和脂肪酸、B 族维生素、钙、铁、锌等营养元素,与其他肉类相比,提供优质蛋白质的同时脂肪含量较低,尤其含铁丰富,是补铁(改善缺铁性贫血)的优质食材。不同部位的牛肉肉质不同,可以根据不同部位选择不同烹饪方式,比如,里脊用来炒,牛腩用来炖,牛排用来煎,等等。牛肉搭配富含维生素 C 的蔬菜可以帮助铁的吸收。

表附 2-10 牛肉(里脊)的营养成分

成分	含量	成分	含量
食部(%)	100	维生素 B$_3$(mg)	7.2
水分(g)	73.2	维生素 C(mg)	—
能量(kcal)	107	维生素 E(mg)	0.8
蛋白质(g)	22.2	钙(mg)	3
脂肪(g)	0.9	磷(mg)	241
碳水化合物(g)	2.4	钾(mg)	140
不可溶性膳食纤维(g)	—	钠(mg)	75.1
胆固醇(mg)	63	镁(mg)	29
灰分(g)	1.3	铁(mg)	4.4
总维生素 A(μgRAE)	4	锌(mg)	6.92
胡萝卜素(μg)	—	硒(μg)	2.76
视黄醇(μg)	4	铜(mg)	0.11
维生素 B$_1$(mg)	0.05	锰(mg)	Tr
维生素 B$_2$(mg)	0.15		

羊肉

羊肉肉质细腻,含有丰富的优质蛋白质、B族维生素(其中维生素 B_2、烟酸的含量尤为丰富)和锌、铁、硒等营养素。相对猪肉而言,羊肉的蛋白质含量更高,碳水化合物、脂肪、胆固醇含量较少。羊肉富含B族维生素,能够促进体内营养素的代谢,维持神经系统正常运作,可以提振精神、缓解压力。

表附2-11　羊肉的营养成分

成分	含量	成分	含量
食部(%)	100	尼克酸(mg)	5.8
水分(g)	75.4	维生素 C(mg)	—
能量(kcal)	103	维生素 E(mg)	0.52
蛋白质(g)	20.5	钙(mg)	8
脂肪(g)	1.6	磷(mg)	184
碳水化合物(g)	1.6	钾(mg)	161
不可溶性膳食纤维(g)	—	钠(mg)	74.4
胆固醇(mg)	107	镁(mg)	22
灰分(g)	0.9	铁(mg)	2.8
总维生素 A(μgRAE)	5	锌(mg)	1.98
胡萝卜素(μg)	—	硒(μg)	5.53
视黄醇(μg)	5	铜(mg)	0.15
维生素 B_1(mg)	0.06	锰(mg)	0.05
维生素 B_2(mg)	0.2		

鸭肝

鸭肝是补充维生素A和铁的理想食物来源。肝脏作为动物体内重要的代谢器官,重金属、环境污染物、药物(抗生素)残留确实比其他肉类高,故可以选择生长周期较短的动物肝脏(污染物等蓄积相对较少),比如鸡肝、鸭肝。如果能够找到安全的食材,可以给1岁前的宝宝用鸭肝配菜,因为鸭肝的铁和维生素A的含量都很高。综合考虑风险和收益,建议一周吃两次肝脏,每次20—25g,再配合上营养米粉等其他食物,基本能够满足日常铁、维生素A的需要。

表附2-12　鸭肝的营养成分

成分	含量	成分	含量
食部(%)	100	维生素 B$_3$(mg)	6.9
水分(g)	76.3	维生素 C(mg)	18
能量(kcal)	128	维生素 E(mg)	1.41
蛋白质(g)	14.5	钙(mg)	18
脂肪(g)	7.5	磷(mg)	283
碳水化合物(g)	0.5	钾(mg)	230
不可溶性膳食纤维(g)	—	钠(mg)	87.2
胆固醇(mg)	341	镁(mg)	18
灰分(g)	1.2	铁(mg)	23.1
总维生素 A(μgRAE)	1040	锌(mg)	3.08
胡萝卜素(μg)	—	硒(μg)	57.27
视黄醇(μg)	1040	铜(mg)	1.31
维生素 B$_1$(mg)	0.26	锰(mg)	0.28
维生素 B$_2$(mg)	1.05		

鸭血(白鸭)

鸭血俗称血豆腐,是补铁的良好食材。动物血中的蛋白质含量与动物的肉类基本接近,脂肪含量远低于动物的肉类,而铁含量远高于动物的肉类,且都是易被人体吸收利用的血红素铁。虽然血豆腐在制作时加了(钠)盐,但算不上高钠食物。常见的鸭血、鸡血、猪血等三种血豆腐,蛋白质含量都差不多,铁含量鸭血最高,鸡血次之,猪血最低。

表附2-13　鸭血的营养成分

成分	含量	成分	含量
食部(%)	100	维生素 B$_3$(mg)	—
水分(g)	72.6	维生素 C(mg)	—
能量(kcal)	108	维生素 E(mg)	0.34
蛋白质(g)	13.6	钙(mg)	5
脂肪(g)	0.4	磷(mg)	87
碳水化合物(g)	12.4	钾(mg)	166
不可溶性膳食纤维(g)	—	钠(mg)	173.6

（续表）

成分	含量	成分	含量
胆固醇(mg)	95	镁(mg)	8
灰分(g)	1	铁(mg)	30.5
总维生素 A(μgRAE)	—	锌(mg)	0.5
胡萝卜素(μg)	—	硒(μg)	—
视黄醇(μg)	—	铜(mg)	0.06
维生素 B₁(mg)	0.06	锰(mg)	0.14
维生素 B₂(mg)	0.06		

鱼虾蟹贝

鱼虾蟹贝的蛋白质含量高,必需氨基酸组成类似肉类,属于优质蛋白,且脂肪含量很低,大多由不饱和脂肪酸组成,不易引起动脉硬化,更适合老年人及心血管病人食用。鱼肉的肌纤维比较纤细,组织蛋白质的结构松软,水分含量较多,所以肉质细嫩,易为人体消化吸收,比较适合病人、老年人和儿童食用。鱼类脂肪中含有极丰富的维生素 A 和维生素 D,特别是鱼肝中,含量更为丰富。

鲈鱼

鲈鱼鱼刺较少,肉质鲜嫩,是餐桌上常见的鱼类。鲈鱼富含蛋白质、维生素、矿物质等营养素。根据生活水域,可以大致分成河鲈鱼江鲈鱼海鲈鱼。海鲈鱼肉质较柴,河鲈鱼、江鲈鱼肉质较嫩。淡水养殖鲈鱼甚至比大部分海鱼含有的 DHA 更高,因为鲈鱼属于食肉鱼类,养殖的饲料中含有海鱼碎末,其食物中富含 DHA,因此体内富集了 DHA。

表附 2-14　鲈鱼的营养成分

成分	含量	成分	含量
食部(%)	58	维生素 B₃(mg)	3.1
水分(g)	76.5	维生素 C(mg)	—
能量(kcal)	105	维生素 E(mg)	0.75
蛋白质(g)	18.6	钙(mg)	138
脂肪(g)	3.4	磷(mg)	242
碳水化合物(g)	0	钾(mg)	205
不可溶性膳食纤维(g)	—	钠(mg)	144.1

（续表）

成分	含量	成分	含量
胆固醇(mg)	86	镁(mg)	37
灰分(g)	1.5	铁(mg)	2
总维生素 A(μgRAE)	19	锌(mg)	2.83
胡萝卜素(μg)	—	硒(μg)	33.06
视黄醇(μg)	19	铜(mg)	0.05
维生素 B₁(mg)	0.03	锰(mg)	0.04
维生素 B₂(mg)	0.17		

鳕鱼

鳕鱼鱼刺较少,肉质鲜嫩,富含蛋白质、牛磺酸、维生素 A、维生素 D、钙、镁、硒、omega‒3 多不饱和脂肪酸等营养元素,是适合给宝宝吃的理想鱼类。大西洋鳕鱼、格陵兰鳕鱼和太平洋鳕鱼,是传统意义上的鳕鱼。

表附 2‒15 鳕鱼的营养成分

成分	含量	成分	含量
食部(%)	45	维生素 B₃(mg)	2.7
水分(g)	77.4	维生素 C(mg)	—
能量(kcal)	88	维生素 E(mg)	—
蛋白质(g)	20.4	钙(mg)	42
脂肪(g)	0.5	磷(mg)	232
碳水化合物(g)	0.5	钾(mg)	321
不可溶性膳食纤维(g)	—	钠(mg)	130.3
胆固醇(mg)	114	镁(mg)	84
灰分(g)	1.2	铁(mg)	0.5
总维生素 A(μgRAE)	14	锌(mg)	0.86
胡萝卜素(μg)	—	硒(μg)	24.8
视黄醇(μg)	14	铜(mg)	0.01
维生素 B₁(mg)	0.04	锰(mg)	0.01
维生素 B₂(mg)	0.13		

三文鱼

三文鱼又叫鲑鱼、大马哈鱼等,是补充 omega‒3 多不饱和脂肪酸的理想食物来源。三文鱼富含蛋白质、脂肪、B族维生素,以及钠、钾、硒等营养素。其中,蛋白质、脂肪、B族维生素的含量与禽畜(瘦)肉类大体相当,蛋白质丰富且易于消化吸收,脂肪中富含多不饱和脂肪酸,尤其含有丰富的DHA、EPA,有抗炎、保护心血管、利于神经发育等功效。

表附2-16　三文鱼的营养成分

成分	含量	成分	含量
食部(%)	72	维生素 B_3(mg)	4.4
水分(g)	74.1	维生素 C(mg)	—
能量(kcal)	139	维生素 E(mg)	0.78
蛋白质(g)	17.2	钙(mg)	13
脂肪(g)	7.8	磷(mg)	154
碳水化合物(g)	0	钾(mg)	361
不可溶性膳食纤维(g)	—	钠(mg)	63.3
胆固醇(mg)	68	镁(mg)	36
灰分(g)	0.9	铁(mg)	0.3
总维生素 A(μgRAE)	45	锌(mg)	1.11
胡萝卜素(μg)	—	硒(μg)	29.47
视黄醇(μg)	45	铜(mg)	0.03
维生素 B_1(mg)	0.07	锰(mg)	0.02
维生素 B_2(mg)	0.18		

鲫鱼

鲫鱼的鱼刺较多,但是肉质鲜嫩,营养丰富,是优质蛋白来源,也是餐桌上常见的鱼类。鲫鱼富含蛋白质、脂肪、B族维生素,以及钙、钠、钾、磷、硒等营养素。鲫鱼的蛋白质、氨基酸组成与人体较为相似,含有人体必需的氨基酸,尤其富含亮氨酸和赖氨酸。

表附2-17　鲫鱼的营养成分

成分	含量	成分	含量
食部(%)	54	维生素 B_3(mg)	2.5
水分(g)	75.4	维生素 C(mg)	—
能量(kcal)	108	维生素 E(mg)	0.68

（续表）

成分	含量	成分	含量
蛋白质(g)	17.1	钙(mg)	79
脂肪(g)	2.7	磷(mg)	193
碳水化合物(g)	3.8	钾(mg)	290
不可溶性膳食纤维(g)	—	钠(mg)	41.2
胆固醇(mg)	130	镁(mg)	41
灰分(g)	1	铁(mg)	1.3
总维生素 A(μgRAE)	17	锌(mg)	1.94
胡萝卜素(μg)	—	硒(μg)	14.31
视黄醇(μg)	17	铜(mg)	0.08
维生素 B$_1$(mg)	0.04	锰(mg)	0.06
维生素 B$_2$(mg)	0.09		

河虾

河虾又称青虾，学名叫日本沼虾，广泛分布于我国的江河、湖泊、水库、池塘中。河虾肉质细嫩，味道鲜美，高蛋白低脂肪，富含钙、磷、碘、维生素A、虾青素等营养元素，是一种营养价值很高的食材。河虾体内的虾青素，是目前发现最强的一种抗氧化剂，虾体的颜色越深代表虾青素的含量越高。

表附 2-18 河虾的营养成分

成分	含量	成分	含量
食部(%)	86	维生素 B$_3$(mg)	—
水分(g)	78.1	维生素 C(mg)	—
能量(kcal)	87	维生素 E(mg)	5.33
蛋白质(g)	16.4	钙(mg)	325
脂肪(g)	2.4	磷(mg)	186
碳水化合物(g)	0	钾(mg)	329
不可溶性膳食纤维(g)	—	钠(mg)	133.8
胆固醇(mg)	240	镁(mg)	60
灰分(g)	3.9	铁(mg)	4
总维生素 A(μgRAE)	48	锌(mg)	2.24
胡萝卜素(μg)	—	硒(μg)	29.65

（续表）

成分	含量	成分	含量
视黄醇(μg)	48	铜(mg)	0.64
维生素 B_1(mg)	0.04	锰(mg)	0.27
维生素 B_2(mg)	0.03		

明虾

明虾又叫明对虾,属于海水虾,肉质肥厚,味道鲜美,是我国沿海地区的主要养殖虾类。明虾含有丰富的优质蛋白质、一定量的维生素和矿物质等营养素,其中钙、磷、钠、钾、硒、锌的含量丰富。虾肉高蛋白低脂肪,易于消化吸收,非常适合幼儿食用。

表附2-19 明虾的营养成分

成分	含量	成分	含量
食部(%)	57	维生素 B_3(mg)	4.0
水分(g)	79.8	维生素 C(mg)	—
能量(kcal)	85	维生素 E(mg)	1.55
蛋白质(g)	13.4	钙(mg)	75
脂肪(g)	1.8	磷(mg)	189
碳水化合物(g)	3.8	钾(mg)	238
不可溶性膳食纤维(g)	—	钠(mg)	119
胆固醇(mg)	273	镁(mg)	31
灰分(g)	1.2	铁(mg)	0.6
总维生素 A(μgRAE)	…	锌(mg)	3.59
胡萝卜素(μg)	—	硒(μg)	25.48
视黄醇(μg)	…	铜(mg)	0.09
维生素 B_1(mg)	0.01	锰(mg)	0.02
维生素 B_2(mg)	0.04		

蛤蜊

蛤蜊属于海洋贝类,肉质鲜美无比,属于低脂富含优质蛋白的食物,是补硒(增强免疫系统,促进自由基的排除)的良好食材,同时还含有 B 族维生素和钙、钠、铁等营养素。其中,铁含量较高,且吸收效率比植物来源也要高。此外,蛤蜊含有丰富的牛磺酸,能够促进脂肪与胆固醇的代谢。

表附 2-20 蛤蜊的营养成分

成分	含量	成分	含量
食部(%)	39	维生素 B$_3$(mg)	1.5
水分(g)	84.1	维生素 C(mg)	—
能量(kcal)	62	维生素 E(mg)	2.41
蛋白质(g)	10.1	钙(mg)	133
脂肪(g)	1.1	磷(mg)	128
碳水化合物(g)	2.8	钾(mg)	140
不可溶性膳食纤维(g)	—	钠(mg)	425.7
胆固醇(mg)	156	镁(mg)	78
灰分(g)	1.9	铁(mg)	10.9
总维生素 A(μgRAE)	21	锌(mg)	2.38
胡萝卜素(μg)	—	硒(μg)	54.31
视黄醇(μg)	21	铜(mg)	0.11
维生素 B$_1$(mg)	0.01	锰(mg)	0.44
维生素 B$_2$(mg)	0.13		

牡蛎

牡蛎又叫海蛎,属于海洋贝类,低脂且富含优质蛋白质(不过蛋白质含量比鱼类及禽畜肉类低),是补锌、硒的良好食材。牡蛎还含有丰富的 B 族维生素,以及钙、钠、锌、铁、硒等营养素。牡蛎是自然界中锌含量最高的食材,同时硒元素的含量也很高,可以避免自由基对细胞的伤害。

表附 2-21 牡蛎的营养成分

成分	含量	成分	含量
食部(%)	100	维生素 B$_3$(mg)	1.4
水分(g)	82	维生素 C(mg)	—
能量(kcal)	73	维生素 E(mg)	0.81
蛋白质(g)	5.3	钙(mg)	131
脂肪(g)	2.1	磷(mg)	115
碳水化合物(g)	8.2	钾(mg)	200
不可溶性膳食纤维(g)	—	钠(mg)	462.1
胆固醇(mg)	100	镁(mg)	65

（续表）

成分	含量	成分	含量
灰分(g)	2.4	铁(mg)	7.1
总维生素 A(μgRAE)	27	锌(mg)	9.39
胡萝卜素(μg)	—	硒(μg)	86.64
视黄醇(μg)	27	铜(mg)	8.13
维生素 B_1(mg)	0.01	锰(mg)	0.85
维生素 B_2(mg)	0.13		

奶类及蛋类

奶类食品营养丰富,所含的蛋白质,如酪蛋白、乳白蛋白、乳球蛋白以及乳融状的脂肪极易被消化吸收,并含有乳糖、各种维生素及无机盐,对婴幼儿生长有重要作用。常见的奶有牛奶、羊奶、马奶。蛋类所含蛋白质为最优良的蛋白质,所含的脂肪存在于蛋黄之中,呈液态,易消化吸收。此外还含有钙、磷、铁及维生素等营养物质。

酸奶

酸奶是补钙的良好食材。酸奶是经过发酵的牛奶制品,不仅保留了牛奶的全部营养成分,还含有健康的乳酸菌。在发酵过程中乳酸菌可以产生人体营养所需的多种维生素,如维生素 B_1、维生素 B_2 等。酸奶在发酵的过程中,乳糖被一定程度分解,牛奶蛋白被部分水解,比起牛奶来说,不容易引起乳糖不耐受和牛奶蛋白过敏。

表附 2-22　酸奶的营养成分

成分	含量	成分	含量
食部(%)	100	维生素 B_3(mg)	0.2
水分(g)	84.7	维生素 C(mg)	1
能量(kcal)	72	维生素 E(mg)	0.12
蛋白质(g)	2.5	钙(mg)	118
脂肪(g)	2.7	磷(mg)	85
碳水化合物(g)	9.3	钾(mg)	150
不可溶性膳食纤维(g)	—	钠(mg)	39.8
胆固醇(mg)	15	镁(mg)	12
灰分(g)	0.8	铁(mg)	0.4

（续表）

成分	含量	成分	含量
总维生素 A(μgRAE)	26	锌(mg)	0.53
胡萝卜素(μg)	—	硒(μg)	1.71
视黄醇(μg)	26	铜(mg)	0.03
维生素 B_1(mg)	0.03	锰(mg)	0.02
维生素 B_2(mg)	0.15		

奶酪

奶酪又名乳酪、干酪，是补钙的良好食材。1 千克奶酪由 10 千克牛奶浓缩而成，富含蛋白质、脂肪、钙、磷等营养成分。奶酪是经过发酵的牛奶制品，不仅保留了牛奶的全部营养成分，还含有健康的乳酸菌。天然奶酪在发酵的过程中，乳糖被一定程度分解，牛奶蛋白被部分水解，比起牛奶来说，不容易引起乳糖不耐受和牛奶蛋白过敏。虽然制作时加(钠)盐，但算不上高钠食物。选购时，需要考察一下奶酪的"钙钠比值"，即成分表中的含钙量除以成分表中的含钠量，比值越大说明摄入等量钠的同时摄入了更多的钙。

表附 2–23 奶酪的营养成分

成分	含量	成分	含量
食部(%)	100	维生素 B_3(mg)	0.6
水分(g)	43.5	维生素 C(mg)	—
能量(kcal)	328	维生素 E(mg)	0.6
蛋白质(g)	25.7	钙(mg)	799
脂肪(g)	23.5	磷(mg)	326
碳水化合物(g)	3.5	钾(mg)	75
不可溶性膳食纤维(g)	—	钠(mg)	584.6
胆固醇(mg)	11	镁(mg)	57
灰分(g)	3.8	铁(mg)	2.4
总维生素 A(μgRAE)	152	锌(mg)	6.97
胡萝卜素(μg)	—	硒(μg)	1.5
视黄醇(μg)	152	铜(mg)	0.13
维生素 B_1(mg)	0.06	锰(mg)	0.16
维生素 B_2(mg)	0.91		

牛奶

　　牛奶是补钙的良好食材,人称"白色血液"。牛奶中含有丰富的蛋白质、脂肪、维生素和矿物质等营养成分,乳蛋白中含有必需氨基酸,脂肪以短链和中链脂肪酸为主,钾、磷、钙等矿物质配比合理,易被人体消化吸收,是最"接近完美的食品"。

表附 2-24　牛奶的营养成分

成分	含量	成分	含量
食部(%)	100	维生素 B_3(mg)	0.1
水分(g)	89.8	维生素 C(mg)	1
能量(kcal)	54	维生素 E(mg)	0.21
蛋白质(g)	3	钙(mg)	104
脂肪(g)	3.2	磷(mg)	73
碳水化合物(g)	3.4	钾(mg)	109
不可溶性膳食纤维(g)	0	钠(mg)	37.2
胆固醇(mg)	15	镁(mg)	11
灰分(g)	0.6	铁(mg)	0.3
总维生素 A(μgRAE)	24	锌(mg)	0.42
胡萝卜素(μg)	0	硒(μg)	1.94
视黄醇(μg)	24	铜(mg)	0.02
维生素 B_1(mg)	0.03	锰(mg)	0.03
维生素 B_2(mg)	0.14		

鸡蛋

　　鸡蛋含有人体必需的几乎所有的营养物质,价格实惠,容易获取,因此是人类重要的营养食材,也是制作宝宝辅食常用的营养食材。一个鸡蛋重约 50 g,大约含蛋白质 7 g,蛋黄和蛋白所含的蛋白质都是优质蛋白质,而且氨基酸比例很适合人体生理需要,吸收率和利用率都很高。蛋黄含有丰富的卵磷脂,可以为婴幼儿提供胆碱,促进智力发展。鸡蛋的吃法多样,可以白煮、煎、炒、蒸等。

表附 2-25　鸡蛋的营养成分

成分	含量	成分	含量
食部(%)	88	维生素 B_3(mg)	0.2
水分(g)	74.1	维生素 C(mg)	—

（续表）

成分	含量	成分	含量
能量（kcal）	144	维生素 E（mg）	1.84
蛋白质（g）	13.3	钙（mg）	56
脂肪（g）	8.8	磷（mg）	130
碳水化合物（g）	2.8	钾（mg）	154
不可溶性膳食纤维（g）	—	钠（mg）	131.5
胆固醇（mg）	585	镁（mg）	10
灰分（g）	1	铁（mg）	2
总维生素 A（μgRAE）	234	锌（mg）	1.1
胡萝卜素（μg）	—	硒（μg）	14.34
视黄醇（μg）	234	铜（mg）	0.15
维生素 B$_1$（mg）	0.11	锰（mg）	0.04
维生素 B$_2$（mg）	0.27		

豆制品

豆制品是以大豆、小豆、青豆、豌豆、蚕豆等豆类为主要原料，经加工而成的食品。大多数豆制品是大豆的豆浆凝固而成的豆腐及其再制品，如豆腐、豆腐丝、豆腐干、豆浆、豆腐脑、腐竹等。大豆经过加工，不仅蛋白质含量不减，而且还提高了消化吸收率。同时，各种豆制品美味可口，可促进食欲。豆制品的营养主要体现在其丰富的蛋白质含量上。豆制品所含的人体必需氨基酸与动物性食物相似，同样也含有钙、磷、铁等人体需要的矿物质，含有维生素 B$_1$、维生素 B$_2$ 和膳食纤维。

豆腐

豆腐富含优质植物蛋白质、膳食纤维、植物固醇、大豆异黄酮、钙等营养素，是植物性食物中含蛋白质较高的，含有 8 种人体必需的氨基酸，被誉为"植物肉"。豆腐口感绵软，所以宝宝大都很喜欢吃，豆腐钙含量很高，可以作为牛奶蛋白过敏的宝宝较好的补钙替代品。适合多种烹饪方法，可以采用煎、炸、炒、蒸等。

表附 2-26 豆腐的营养成分

成分	含量	成分	含量
食部（%）	100	维生素 B$_3$（mg）	0.2
水分（g）	82.8	维生素 C（mg）	—

（续表）

成分	含量	成分	含量
能量(kcal)	82	维生素 E(mg)	2.71
蛋白质(g)	8.1	钙(mg)	164
脂肪(g)	3.7	磷(mg)	119
碳水化合物(g)	4.2	钾(mg)	125
不可溶性膳食纤维(g)	0.4	钠(mg)	7.2
胆固醇(mg)	—	镁(mg)	27
灰分(g)	1.2	铁(mg)	1.9
总维生素 A(μgRAE)	—	锌(mg)	1.11
胡萝卜素(μg)	—	硒(μg)	2.3
视黄醇(μg)	—	铜(mg)	0.27
维生素 B_1(mg)	0.04	锰(mg)	0.47
维生素 B_2(mg)	0.03		

蔬菜

蔬菜是指可以做菜、烹饪成为食品的一类植物或菌类,是人们日常饮食中必不可少的食物之一。蔬菜的营养物质主要包括矿物质、维生素等,这些物质的含量越高,蔬菜的营养价值也越高。此外,蔬菜中的水分和膳食纤维的含量也是重要的营养品质指标。通常,水分含量高、膳食纤维少的蔬菜鲜嫩度较好,其食用价值也较高。但从保健的角度来看,膳食纤维是一种必不可少的营养素。

番茄

番茄又叫西红柿,是一种水分很高、热量很低的蔬菜,含有丰富的维生素 A、维生素 B_1、维生素 B_2、维生素 C,以及番茄红素和钾、磷、钙等矿物质。番茄红素是一种强效的抗氧化剂、抗炎剂和抗癌剂,番茄是番茄红素最丰富的来源,油脂可以提高番茄红素的吸收。未成熟的青番茄中含有龙葵碱,加热也不能破坏这种毒素,所以一定要选择成熟的番茄。

表附 2-27　番茄的营养成分

成分	含量	成分	含量
食部(%)	97	维生素 B_3(mg)	0.6
水分(g)	94.4	维生素 C(mg)	19

（续表）

成分	含量	成分	含量
能量(kcal)	20	维生素 E(mg)	0.57
蛋白质(g)	0.9	钙(mg)	10
脂肪(g)	0.2	磷(mg)	23
碳水化合物(g)	4	钾(mg)	163
不可溶性膳食纤维(g)	0.5	钠(mg)	5
胆固醇(mg)	—	镁(mg)	9
灰分(g)	0.5	铁(mg)	0.4
总维生素 A(μgRAE)	92	锌(mg)	0.13
胡萝卜素(μg)	550	硒(μg)	0.15
视黄醇(μg)	—	铜(mg)	0.06
维生素 B₁(mg)	0.03	锰(mg)	0.08
维生素 B₂(mg)	0.03		

蘑菇

蘑菇是一种常见的食用菌,含有丰富的蛋白质、维生素、矿物质和膳食纤维等营养素,可以为素食者提供较好的蛋白质。蘑菇中富含硒、谷胱甘肽、麦角硫因等营养物质,作为抗氧化剂可以减缓机体氧化性应激反应。蘑菇中的膳食纤维主要为蘑菇多糖,具有抗病毒、抗肿瘤、调节免疫功能和刺激干扰素形成等作用。

表附 2-28 蘑菇的营养成分

成分	含量	成分	含量
食部(%)	99	维生素 B₃(mg)	4
水分(g)	92.4	维生素 C(mg)	2
能量(kcal)	24	维生素 E(mg)	0.56
蛋白质(g)	2.7	钙(mg)	6
脂肪(g)	0.1	磷(mg)	94
碳水化合物(g)	4.1	钾(mg)	312
不可溶性膳食纤维(g)	2.1	钠(mg)	8.3
胆固醇(mg)	—	镁(mg)	11
灰分(g)	0.7	铁(mg)	1.2

（续表）

成分	含量	成分	含量
总维生素 A(μgRAE)	2	锌(mg)	0.92
胡萝卜素(μg)	10	硒(μg)	0.55
视黄醇(μg)	—	铜(mg)	0.49
维生素 B$_1$(mg)	0.08	锰(mg)	0.11
维生素 B$_2$(mg)	0.35		

黄瓜

黄瓜是一种水分很高、热量很低的蔬菜,含有丰富的蛋白质、维生素(尤其是维生素 E 和维生素 K)、矿物质(尤其是钾)和膳食纤维等营养素。黄瓜中的膳食纤维素可以促进肠道蠕动,丙醇二酸可以抑制糖类转化成为脂肪,所以经常被用来作为减肥食品。当黄瓜切片暴露在空气中时,维生素 C 随着水分流失,损失也会很快。

表附 2-29　黄瓜的营养成分

成分	含量	成分	含量
食部(%)	92	维生素 B$_3$(mg)	0.2
水分(g)	95.8	维生素 C(mg)	9
能量(kcal)	16	维生素 E(mg)	0.49
蛋白质(g)	0.8	钙(mg)	24
脂肪(g)	0.2	磷(mg)	24
碳水化合物(g)	2.9	钾(mg)	102
不可溶性膳食纤维(g)	0.5	钠(mg)	4.9
胆固醇(mg)	—	镁(mg)	15
灰分(g)	0.3	铁(mg)	0.5
总维生素 A(μgRAE)	15	锌(mg)	0.18
胡萝卜素(μg)	90	硒(μg)	0.38
视黄醇(μg)	—	铜(mg)	0.05
维生素 B$_1$(mg)	0.02	锰(mg)	0.06
维生素 B$_2$(mg)	0.03		

卷心菜

卷心菜又称洋白菜、包菜,属于十字花科蔬菜,含有丰富的蛋白质、维生素(尤其是维生素 C 和维生素 K)、矿物质和膳食纤维等营养素。经常吃十字花科蔬菜的人,心血管疾病和肿瘤的发生风险相对较低。

表附 2-30　卷心菜的营养成分

成分	含量	成分	含量
食部(%)	86	维生素 B$_3$(mg)	0.4
水分(g)	93.2	维生素 C(mg)	40
能量(kcal)	24	维生素 E(mg)	0.5
蛋白质(g)	1.5	钙(mg)	49
脂肪(g)	0.2	磷(mg)	26
碳水化合物(g)	4.6	钾(mg)	124
不可溶性膳食纤维(g)	1	钠(mg)	27.2
胆固醇(mg)	—	镁(mg)	12
灰分(g)	0.5	铁(mg)	0.6
总维生素 A(μgRAE)	12	锌(mg)	0.25
胡萝卜素(μg)	70	硒(μg)	0.96
视黄醇(μg)	—	铜(mg)	0.04
维生素 B$_1$(mg)	0.03	锰(mg)	0.18
维生素 B$_2$(mg)	0.03		

莴笋

莴笋是一种低热量的蔬菜,含有丰富的维生素、矿物质和膳食纤维等营养素。莴笋的叶子也能食用,而且维生素 C 含量要比茎高 15 倍,所以不要轻易丢弃莴笋叶。

表附 2-31　莴笋的营养成分

成分	含量	成分	含量
食部(%)	62	维生素 B$_3$(mg)	0.5
水分(g)	95.5	维生素 C(mg)	4
能量(kcal)	15	维生素 E(mg)	0.19
蛋白质(g)	1	钙(mg)	23
脂肪(g)	0.1	磷(mg)	48
碳水化合物(g)	2.8	钾(mg)	212
不可溶性膳食纤维(g)	0.6	钠(mg)	36.5

（续表）

成分	含量	成分	含量
胆固醇(mg)	—	镁(mg)	19
灰分(g)	0.6	铁(mg)	0.9
总维生素 A(μgRAE)	25	锌(mg)	0.33
胡萝卜素(μg)	150	硒(μg)	0.54
视黄醇(μg)	—	铜(mg)	0.07
维生素 B_1(mg)	0.02	锰(mg)	0.19
维生素 B_2(mg)	0.02		

豌豆

豌豆属于杂豆类，淀粉含量中等，脂肪含量极低，升糖指数较低，饱腹感很强，可以代替全谷类作为主食。豌豆含有丰富的碳水化合物、蛋白质、B族维生素、维生素 E、膳食纤维，以及钾、硒、磷等营养素，尤其富含钾元素，是一种高钾低钠型蔬菜。杂豆类的蛋白质和膳食纤维含量超出全谷类，还含有丰富的赖氨酸可以与谷物蛋白质形成互补。

表附 2 - 32　豌豆的营养成分

成分	含量	成分	含量
食部(%)	42	维生素 B_3(mg)	2.3
水分(g)	70.2	维生素 C(mg)	14
能量(kcal)	111	维生素 E(mg)	1.21
蛋白质(g)	7.4	钙(mg)	21
脂肪(g)	0.3	磷(mg)	127
碳水化合物(g)	21.2	钾(mg)	332
不可溶性膳食纤维(g)	3	钠(mg)	1.2
胆固醇(mg)	—	镁(mg)	43
灰分(g)	0.9	铁(mg)	1.7
总维生素 A(μgRAE)	37	锌(mg)	1.29
胡萝卜素(μg)	220	硒(μg)	1.74
视黄醇(μg)	—	铜(mg)	0.22
维生素 B_1(mg)	0.43	锰(mg)	0.65
维生素 B_2(mg)	0.09		

芥蓝

芥蓝属于十字花科蔬菜,是一种低热量的蔬菜,营养成分在栽培蔬菜中名列前茅,含有丰富的胡萝卜素、B族维生素、维生素C、维生素K、钙、铁和膳食纤维等营养素。芥蓝属于钙含量极为丰富的蔬菜,每100 g芥蓝含约128 mg的钙,比绿豆、红豆、鲫鱼、明虾高出很多。

表附2-33　芥蓝的营养成分

成分	含量	成分	含量
食部(%)	78	维生素 B_3(mg)	1
水分(g)	93.2	维生素 C(mg)	76
能量(kcal)	22	维生素 E(mg)	0.96
蛋白质(g)	2.8	钙(mg)	128
脂肪(g)	0.4	磷(mg)	50
碳水化合物(g)	2.6	钾(mg)	104
不可溶性膳食纤维(g)	1.6	钠(mg)	50.5
胆固醇(mg)	—	镁(mg)	18
灰分(g)	1	铁(mg)	2
总维生素 A(μgRAE)	575	锌(mg)	1.3
胡萝卜素(μg)	3 450	硒(μg)	0.88
视黄醇(μg)	—	铜(mg)	0.11
维生素 B_1(mg)	0.02	锰(mg)	0.53
维生素 B_2(mg)	0.09		

韭菜

韭菜含有丰富的胡萝卜素、B族维生素、维生素C、钾、铁、硒和膳食纤维等营养素。丰富的膳食纤维可以促进排便维持肠道健康,减少胆固醇的吸收,预防动脉硬化。韭菜有种独特的辛香味,是因为含有一种有机硫化物,这种有机硫化物具有一定的杀菌消炎作用,还能帮助人体吸收维生素B和维生素A。

表附2-34　韭菜的营养成分

成分	含量	成分	含量
食部(%)	90	维生素 B_3(mg)	0.8
水分(g)	91.8	维生素 C(mg)	24

（续表）

成分	含量	成分	含量
能量（kcal）	29	维生素 E（mg）	0.96
蛋白质（g）	2.4	钙（mg）	42
脂肪（g）	0.4	磷（mg）	38
碳水化合物（g）	4.6	钾（mg）	247
不可溶性膳食纤维（g）	1.4	钠（mg）	8.1
胆固醇（mg）	—	镁（mg）	25
灰分（g）	0.8	铁（mg）	1.6
总维生素 A（μgRAE）	235	锌（mg）	0.43
胡萝卜素（μg）	1410	硒（μg）	1.38
视黄醇（μg）	—	铜（mg）	0.08
维生素 B_1（mg）	0.02	锰（mg）	0.43
维生素 B_2（mg）	0.09		

芦笋

芦笋学名石刁柏，是一种低热量的蔬菜，含有丰富的维生素 C、钾、铁和膳食纤维等营养素，不可溶性膳食纤维含量很高，与西芹接近；还富含钾元素，是一种高钾低钠型蔬菜；同时含有槲皮素（通畅血管）、谷胱甘肽（清除体内过氧化物质）、芦丁（防治脆性增加的毛细血管出血）等营养物质。

表附 2-35　芦笋的营养成分

成分	含量	成分	含量
食部（%）	90	维生素 B_3（mg）	0.7
水分（g）	93	维生素 C（mg）	45
能量（kcal）	22	维生素 E（mg）	—
蛋白质（g）	1.4	钙（mg）	10
脂肪（g）	0.1	磷（mg）	42
碳水化合物（g）	4.9	钾（mg）	213
不可溶性膳食纤维（g）	1.9	钠（mg）	3.1
胆固醇（mg）	—	镁（mg）	10
灰分（g）	0.6	铁（mg）	1.4
总维生素 A（μgRAE）	17	锌（mg）	0.41

（续表）

成分	含量	成分	含量
胡萝卜素(μg)	100	硒(μg)	0.21
视黄醇(μg)	—	铜(mg)	0.07
维生素 B_1 (mg)	0.04	锰(mg)	0.17
维生素 B_2 (mg)	0.05		

洋葱

洋葱是百合科的一种蔬菜,除了具备普通蔬菜的常规营养成分之外,还含有有机硫化物、类黄酮等营养成分。洋葱之所以有独特辛辣的气味,是因为含有一种有机硫化物,这种有机硫化物能够活化 T 细胞和巨噬细胞,增加 NK 细胞的数量,具有杀菌消炎、抗肿瘤的作用。紫皮洋葱的辛辣气味最浓,含硫保健成分含量也最高,表皮颜色越浅,辛辣气味越淡,含硫保健成分含量也越少。

表附 2-36 洋葱的营养成分

成分	含量	成分	含量
食部(%)	90	维生素 B_3 (mg)	0.3
水分(g)	89.2	维生素 C(mg)	8
能量(kcal)	40	维生素 E(mg)	0.14
蛋白质(g)	1.1	钙(mg)	24
脂肪(g)	0.2	磷(mg)	39
碳水化合物(g)	9	钾(mg)	147
不可溶性膳食纤维(g)	0.9	钠(mg)	4.4
胆固醇(mg)	—	镁(mg)	15
灰分(g)	0.5	铁(mg)	0.6
总维生素 A(μgRAE)	3	锌(mg)	0.23
胡萝卜素(μg)	20	硒(μg)	0.92
视黄醇(μg)	—	铜(mg)	0.05
维生素 B_1 (mg)	0.03	锰(mg)	0.14
维生素 B_2 (mg)	0.03		

甜椒

甜椒又叫柿子椒,含有丰富的维生素、矿物质和膳食纤维等营养素,维生素 C 和 β-胡萝卜素的含量尤其丰富。甜椒的维生素 C 的含量甚至远高于一些柑橘类水果,而且颜色亮丽、清甜爽口,几乎没有辣味,非常适合凉拌配菜生吃。

表附 2-37　甜椒的营养成分

成分	含量	成分	含量
食部(%)	82	维生素 B_3(mg)	0.9
水分(g)	93	维生素 C(mg)	72
能量(kcal)	25	维生素 E(mg)	0.59
蛋白质(g)	1	钙(mg)	14
脂肪(g)	0.2	磷(mg)	20
碳水化合物(g)	5.4	钾(mg)	142
不可溶性膳食纤维(g)	1.4	钠(mg)	3.3
胆固醇(mg)	—	镁(mg)	12
灰分(g)	0.4	铁(mg)	0.8
总维生素 A(μgRAE)	57	锌(mg)	0.19
胡萝卜素(μg)	340	硒(μg)	0.38
视黄醇(μg)	—	铜(mg)	0.09
维生素 B_1(mg)	0.03	锰(mg)	0.12
维生素 B_2(mg)	0.03		

土豆

土豆又叫马铃薯,含有丰富的淀粉、蛋白质、维生素、矿物质和膳食纤维等营养素,尤其是维生素 C 和钾元素,含量非常丰富。土豆是一种高钾低钠食材,其中钾元素的含量甚至超过香蕉,是种富含钾的食物。土豆的维生素 C 含量与柑橘类水果相当,在烹制过程中有了淀粉保护,维生素 C 损失较少。土豆既是蔬菜又是主食,饱腹感很强。但需要注意,土豆发芽之后含有大量龙葵素,容易发生食物中毒。

表附 2-38　土豆的营养成分

成分	含量	成分	含量
食部(%)	94	维生素 B_3(mg)	1.1
水分(g)	79.8	维生素 C(mg)	27
能量(kcal)	77	维生素 E(mg)	0.34
蛋白质(g)	2	钙(mg)	8

（续表）

成分	含量	成分	含量
脂肪(g)	0.2	磷(mg)	40
碳水化合物(g)	17.2	钾(mg)	342
不可溶性膳食纤维(g)	0.7	钠(mg)	2.7
胆固醇(mg)	—	镁(mg)	23
灰分(g)	0.8	铁(mg)	0.8
总维生素 A(μgRAE)	5	锌(mg)	0.37
胡萝卜素(μg)	30	硒(μg)	0.78
视黄醇(μg)	—	铜(mg)	0.12
维生素 B_1(mg)	0.08	锰(mg)	0.14
维生素 B_2(mg)	0.04		

油菜

油菜又叫油白菜、苦菜，属于十字花科蔬菜。经常吃十字花科蔬菜的人心血管疾病和肿瘤的发生风险都较低。油菜含有丰富的维生素、矿物质和膳食纤维等营养素，尤其是钙元素的含量非常丰富。每 100 g 油菜含约 108 mg 的钙，相当于 100 g 牛奶的含钙量。研究发现，油菜中的钙吸收率不算低。除了奶制品、豆制品之外，油菜等绿叶蔬菜也是钙的良好食物来源。

表附 2-39 油菜的营养成分

成分	含量	成分	含量
食部(%)	87	维生素 B_3(mg)	0.7
水分(g)	92.9	维生素 C(mg)	36
能量(kcal)	25	维生素 E(mg)	0.88
蛋白质(g)	1.8	钙(mg)	108
脂肪(g)	0.5	磷(mg)	39
碳水化合物(g)	3.8	钾(mg)	210
不可溶性膳食纤维(g)	1.1	钠(mg)	55.8
胆固醇(mg)	—	镁(mg)	22
灰分(g)	1	铁(mg)	1.2
总维生素 A(μgRAE)	103	锌(mg)	0.33
胡萝卜素(μg)	620	硒(μg)	0.79

（续表）

成分	含量	成分	含量
视黄醇(µg)	—	铜(mg)	0.06
维生素 B₁(mg)	0.04	锰(mg)	0.23
维生素 B₂(mg)	0.11		

丝瓜

丝瓜又称吊瓜,是一种水分很高、热量很低的蔬菜,含有丰富的蛋白质、碳水化合物、维生素、矿物质和膳食纤维等营养素。丝瓜含有大量水分、膳食纤维、植物黏液,可以促进排便、维持肠道健康。丝瓜中的植化素(槲皮素、杨梅素、芹菜素)具有通畅血管的功能,芹菜素等具有一定的抗炎效果。

表附 2-40　丝瓜的营养成分

成分	含量	成分	含量
食部(%)	83	维生素 B₃(mg)	0.4
水分(g)	94.3	维生素 C(mg)	5
能量(kcal)	21	维生素 E(mg)	0.22
蛋白质(g)	1	钙(mg)	14
脂肪(g)	0.2	磷(mg)	29
碳水化合物(g)	4.2	钾(mg)	115
不可溶性膳食纤维(g)	0.6	钠(mg)	2.6
胆固醇(mg)	—	镁(mg)	11
灰分(g)	0.3	铁(mg)	0.4
总维生素 A(µgRAE)	15	锌(mg)	0.21
胡萝卜素(µg)	90	硒(µg)	0.86
视黄醇(µg)	—	铜(mg)	0.06
维生素 B₁(mg)	0.02	锰(mg)	0.06
维生素 B₂(mg)	0.04		

冬瓜

冬瓜是一种水分含量很高、热量很低的蔬菜,含有丰富的蛋白质、碳水化合物、维生素、矿物质和膳食纤维等营养素,尤其富含钾元素,属于典型的高钾低钠型蔬菜,特别适合做汤,非常适合需要低钠饮食的人群。

表附 2-41 冬瓜的营养成分

成分	含量	成分	含量
食部(%)	80	维生素 B$_3$(mg)	0.3
水分(g)	96.6	维生素 C(mg)	18
能量(kcal)	12	维生素 E(mg)	0.08
蛋白质(g)	0.4	钙(mg)	19
脂肪(g)	0.2	磷(mg)	12
碳水化合物(g)	2.6	钾(mg)	78
不可溶性膳食纤维(g)	0.7	钠(mg)	1.8
胆固醇(mg)	—	镁(mg)	8
灰分(g)	0.2	铁(mg)	0.2
总维生素 A(μgRAE)	13	锌(mg)	0.07
胡萝卜素(μg)	80	硒(μg)	0.22
视黄醇(μg)	—	铜(mg)	0.07
维生素 B$_1$(mg)	0.01	锰(mg)	0.03
维生素 B$_2$(mg)	0.01		

西葫芦

西葫芦又叫占瓜、茄瓜、角瓜等,是一种水分含量很高、热量很低的蔬菜,含有丰富的维生素、矿物质和膳食纤维等营养素。西葫芦微苦,是因为含有一种叫葫芦素的四环三萜类化合物,目前研究认为其具有抗炎、抑制几类癌细胞增殖的作用。

表附 2-42 西葫芦的营养成分

成分	含量	成分	含量
食部(%)	73	维生素 B$_3$(mg)	0.2
水分(g)	94.9	维生素 C(mg)	6
能量(kcal)	19	维生素 E(mg)	0.34
蛋白质(g)	0.8	钙(mg)	15
脂肪(g)	0.2	磷(mg)	17
碳水化合物(g)	3.8	钾(mg)	92
不可溶性膳食纤维(g)	0.6	钠(mg)	5
胆固醇(mg)	—	镁(mg)	9

（续表）

成分	含量	成分	含量
灰分(g)	0.3	铁(mg)	0.3
总维生素 A(μgRAE)	5	锌(mg)	0.12
胡萝卜素(μg)	30	硒(μg)	0.28
视黄醇(μg)	—	铜(mg)	0.03
维生素 B$_1$(mg)	0.01	锰(mg)	0.04
维生素 B$_2$(mg)	0.03		

四季豆

　　四季豆又叫菜豆、刀豆、芸扁豆等,含有丰富的碳水化合物、蛋白质、维生素 C、钾和膳食纤维等营养素。所有的鲜豆类都要充分加热彻底煮熟(外观完全失去原有的生绿色)才可以放心地吃,否则鲜豆类中所含的凝集素和皂苷可能导致中毒症状(如头晕、恶心、腹痛等)。

表附 2-43　四季豆的营养成分

成分	含量	成分	含量
食部(%)	96	维生素 B$_3$(mg)	0.4
水分(g)	91.3	维生素 C(mg)	6
能量(kcal)	31	维生素 E(mg)	1.24
蛋白质(g)	2	钙(mg)	42
脂肪(g)	0.4	磷(mg)	51
碳水化合物(g)	5.7	钾(mg)	123
不可溶性膳食纤维(g)	1.5	钠(mg)	8.6
胆固醇(mg)	—	镁(mg)	27
灰分(g)	0.6	铁(mg)	1.5
总维生素 A(μgRAE)	35	锌(mg)	0.23
胡萝卜素(μg)	210	硒(μg)	0.43
视黄醇(μg)	—	铜(mg)	0.11
维生素 B$_1$(mg)	0.04	锰(mg)	0.18
维生素 B$_2$(mg)	0.07		

茼蒿

　　茼蒿是菊科植物,带有特殊的蒿香气,含有丰富的维生素、矿物质和膳食纤维等营养素,尤其富含维生素 A、胡萝卜素、维生素 C、钙、铁、钾、钠等。茼蒿属于钠含量较高的蔬菜之一,食用时可以尽量不加盐或少加盐。

表附 2-44　茼蒿的营养成分

成分	含量	成分	含量
食部(%)	82	维生素 B_3(mg)	0.6
水分(g)	93	维生素 C(mg)	18
能量(kcal)	24	维生素 E(mg)	0.92
蛋白质(g)	1.9	钙(mg)	73
脂肪(g)	0.3	磷(mg)	36
碳水化合物(g)	3.9	钾(mg)	220
不可溶性膳食纤维(g)	1.2	钠(mg)	161.3
胆固醇(mg)	—	镁(mg)	20
灰分(g)	0.9	铁(mg)	2.5
总维生素 A(μgRAE)	252	锌(mg)	0.35
胡萝卜素(μg)	1510	硒(μg)	0.6
视黄醇(μg)	—	铜(mg)	0.06
维生素 B_1(mg)	0.04	锰(mg)	0.28
维生素 B_2(mg)	0.09		

绿苋菜

苋菜含有丰富的维生素 A、维生素 C、钙、镁、铁和膳食纤维等营养素,不可溶性膳食纤维含量很高,与西芹相当。绿苋菜比红苋菜营养更为丰富,绿苋菜含有大量的钙,属于钙含量极为丰富的蔬菜,每 100 g 绿苋菜含约 187 mg 钙,比绿豆、红豆、鲫鱼、明虾高;还含有大量的铁,每 100 g 绿苋菜含约 5.4 mg 铁,遥遥领先于一众蔬果中。不过苋菜含有大量的草酸,会妨碍钙和铁的吸收,焯水可以去除大部分的草酸,因此先焯水后食用最佳。

表附 2-45　绿苋菜的营养成分

成分	含量	成分	含量
食部(%)	74	维生素 B_3(mg)	0.8
水分(g)	90.2	维生素 C(mg)	47
能量(kcal)	30	维生素 E(mg)	0.36
蛋白质(g)	2.8	钙(mg)	187

（续表）

成分	含量	成分	含量
脂肪(g)	0.3	磷(mg)	59
碳水化合物(g)	5	钾(mg)	207
不可溶性膳食纤维(g)	2.2	钠(mg)	32.4
胆固醇(mg)	—	镁(mg)	119
灰分(g)	1.7	铁(mg)	5.4
总维生素 A(μgRAE)	352	锌(mg)	0.8
胡萝卜素(μg)	2 110	硒(μg)	0.52
视黄醇(μg)	—	铜(mg)	0.13
维生素 B$_1$(mg)	0.03	锰(mg)	0.78
维生素 B$_2$(mg)	0.12		

茄子

茄子是常见的蔬菜之一，含有丰富的维生素、矿物质和膳食纤维等营养素。茄子皮和茄子肉中都富含类黄酮物质，这通常在蔬果皮中含量会更高一些。紫黑色和浅紫色皮的茄子含有大量花青素，绿色皮的茄子含有少量叶绿素，黄色皮的茄子含有少量类胡萝卜素，而白色皮的茄子天然色素含量极少。理论上，茄子皮的颜色越深，其抗氧化效果越好。

表附 2-46　茄子的营养成分

成分	含量	成分	含量
食部(%)	93	维生素 B$_3$(mg)	0.6
水分(g)	93.4	维生素 C(mg)	5
能量(kcal)	23	维生素 E(mg)	1.13
蛋白质(g)	1.1	钙(mg)	24
脂肪(g)	0.2	磷(mg)	23
碳水化合物(g)	4.9	钾(mg)	142
不可溶性膳食纤维(g)	1.3	钠(mg)	5.4
胆固醇(mg)	—	镁(mg)	13
灰分(g)	0.4	铁(mg)	0.5
总维生素 A(μgRAE)	8	锌(mg)	0.23
胡萝卜素(μg)	50	硒(μg)	0.48

（续表）

成分	含量	成分	含量
视黄醇(μg)	—	铜(mg)	0.1
维生素 B_1 (mg)	0.02	锰(mg)	0.13
维生素 B_2 (mg)	0.04		

茭白

茭白又叫茭笋、茭瓜,含有丰富的碳水化合物、蛋白质、维生素 C、钾和膳食纤维等营养素,不可溶性膳食纤维含量很高,与西芹接近。茭白含有大量的草酸,会妨碍钙和铁的吸收。焯水可以除去绿叶蔬菜中大约一半以上的草酸,但茭白质地较硬,焯水能除去的草酸比例较低。

表附 2-47　茭白的营养成分

成分	含量	成分	含量
食部(%)	74	维生素 B_3 (mg)	0.5
水分(g)	92.2	维生素 C(mg)	5
能量(kcal)	26	维生素 E(mg)	0.99
蛋白质(g)	1.2	钙(mg)	4
脂肪(g)	0.2	磷(mg)	36
碳水化合物(g)	5.9	钾(mg)	209
不可溶性膳食纤维(g)	1.9	钠(mg)	5.8
胆固醇(mg)	—	镁(mg)	8
灰分(g)	0.5	铁(mg)	0.4
总维生素 A(μgRAE)	5	锌(mg)	0.33
胡萝卜素(μg)	30	硒(μg)	0.45
视黄醇(μg)	—	铜(mg)	0.06
维生素 B_1 (mg)	0.02	锰(mg)	0.49
维生素 B_2 (mg)	0.03		

南瓜

南瓜又叫倭瓜、番瓜,属于高升糖指数的蔬菜,含有丰富的淀粉、蛋白质、维生素、矿物质和膳食纤维等营养素,尤其富含钾元素,是一种高钾低钠型蔬菜。南瓜含有大量淀粉,也能充当部分主食,但是因升糖指数不低,糖尿病患者不宜多吃。南瓜含有丰富的膳食纤维,能够帮助肠道蠕动,预防便秘。南瓜含有丰富的类胡萝卜素,在体内可以转化成为维生素 A。但需要注意,长期大量摄入可能出现"高胡萝卜素血症"(手掌、脚掌和面部的皮肤明显发黄,但巩膜不黄)。

表附 2-48　南瓜的营养成分

成分	含量	成分	含量
食部(%)	85	维生素 B₃(mg)	0.4
水分(g)	93.5	维生素 C(mg)	8
能量(kcal)	23	维生素 E(mg)	0.36
蛋白质(g)	0.7	钙(mg)	16
脂肪(g)	0.1	磷(mg)	24
碳水化合物(g)	5.3	钾(mg)	145
不可溶性膳食纤维(g)	0.8	钠(mg)	0.8
胆固醇(mg)	—	镁(mg)	8
灰分(g)	0.4	铁(mg)	0.4
总维生素 A(μgRAE)	148	锌(mg)	0.14
胡萝卜素(μg)	890	硒(μg)	0.46
视黄醇(μg)	—	铜(mg)	0.03
维生素 B₁(mg)	0.03	锰(mg)	0.08
维生素 B₂(mg)	0.04		

山药

山药又叫淮山药、山芋,含有丰富的淀粉、蛋白质、维生素、矿物质和膳食纤维等营养素,因为含有大量淀粉,可以充当部分主食。山药中丰富的膳食纤维能够帮助肠道蠕动,预防便秘。山药中各种多糖成分可以调节人体免疫系统,有抗肿瘤、抗病毒、抗衰老等作用。

表附 2-49　山药的营养成分

成分	含量	成分	含量
食部(%)	83	维生素 B₃(mg)	0.3
水分(g)	84.8	维生素 C(mg)	5
能量(kcal)	57	维生素 E(mg)	0.24
蛋白质(g)	1.9	钙(mg)	16
脂肪(g)	0.2	磷(mg)	34

（续表）

成分	含量	成分	含量
碳水化合物(g)	12.4	钾(mg)	213
不可溶性膳食纤维(g)	0.8	钠(mg)	18.6
胆固醇(mg)	—	镁(mg)	20
灰分(g)	0.7	铁(mg)	0.3
总维生素 A(μgRAE)	3	锌(mg)	0.27
胡萝卜素(μg)	20	硒(μg)	0.55
视黄醇(μg)	—	铜(mg)	0.24
维生素 B$_1$(mg)	0.05	锰(mg)	0.12
维生素 B$_2$(mg)	0.02		

秋葵

秋葵又叫黄秋葵、羊角豆,是一种营养价值较高的蔬菜,含有丰富的维生素、矿物质和膳食纤维等营养素。秋葵的钙含量与芹菜相当,钾含量与菠菜相当,维生素 C 含量与番茄相当。秋葵的膳食纤维是韭菜的 2 倍多,远高于其他常见蔬菜,可以促进肠道蠕动,增加大便水分,利于排便、缓解便秘。

表附 2-50　秋葵的营养成分

成分	含量	成分	含量
食部(%)	88	维生素 B$_3$(mg)	1
水分(g)	86.2	维生素 C(mg)	4
能量(kcal)	45	维生素 E(mg)	1.03
蛋白质(g)	2	钙(mg)	45
脂肪(g)	0.1	磷(mg)	65
碳水化合物(g)	11	钾(mg)	95
不可溶性膳食纤维(g)	3.9	钠(mg)	3.9
胆固醇(mg)	—	镁(mg)	29
灰分(g)	0.7	铁(mg)	0.1
总维生素 A(μgRAE)	52	锌(mg)	0.23
胡萝卜素(μg)	310	硒(μg)	0.51
视黄醇(μg)	—	铜(mg)	0.07
维生素 B$_1$(mg)	0.05	锰(mg)	0.28
维生素 B$_2$(mg)	0.09		

胡萝卜

胡萝卜属于高升糖指数的蔬菜,含有丰富的类胡萝卜素、维生素 B_2、维生素 C、矿物质和膳食纤维等营养成分。胡萝卜中的类胡萝卜素含量远高于其他蔬菜水果,每 100 g 胡萝卜合计约含 13 400 μg 类胡萝卜素,主要为 α-胡萝卜素(预防心脑血管疾病和癌症)、β-胡萝卜素(在人体内可以转化为维生素 A,可用于预防维生素 A 缺乏症)、叶黄素、β-隐黄素等。

表附 2-51 胡萝卜的营养成分

成分	含量	成分	含量
食部(%)	97	维生素 B_3(mg)	0.2
水分(g)	87.4	维生素 C(mg)	16
能量(kcal)	46	维生素 E(mg)	—
蛋白质(g)	1.4	钙(mg)	32
脂肪(g)	0.2	磷(mg)	16
碳水化合物(g)	10.2	钾(mg)	193
不可溶性膳食纤维(g)	1.3	钠(mg)	25.1
胆固醇(mg)	—	镁(mg)	7
灰分(g)	0.8	铁(mg)	0.5
总维生素 A(μgRAE)	668	锌(mg)	0.14
胡萝卜素(μg)	4 010	硒(μg)	2.8
视黄醇(μg)	—	铜(mg)	0.03
维生素 B_1(mg)	0.04	锰(mg)	0.07
维生素 B_2(mg)	0.04		

莲藕

莲藕是莲科植物的根茎,含有丰富的碳水化合物、维生素、钙、钾、铁、锰和膳食纤维等营养素。莲藕的不可溶性膳食纤维的含量与韭菜接近,莲藕的主要成分也是膳食纤维,食用一定量的莲藕可以促进排便,维持肠道健康。

表附 2-52 莲藕的营养成分

成分	含量	成分	含量
食部(%)	88	维生素 B_3(mg)	0.3
水分(g)	80.5	维生素 C(mg)	44
能量(kcal)	73	维生素 E(mg)	0.73

（续表）

成分	含量	成分	含量
蛋白质(g)	1.9	钙(mg)	39
脂肪(g)	0.2	磷(mg)	58
碳水化合物(g)	16.4	钾(mg)	243
不可溶性膳食纤维(g)	1.2	钠(mg)	44.2
胆固醇(mg)	—	镁(mg)	19
灰分(g)	1	铁(mg)	1.4
总维生素 A(μgRAE)	3	锌(mg)	0.23
胡萝卜素(μg)	20	硒(μg)	0.39
视黄醇(μg)	—	铜(mg)	0.11
维生素 B_1(mg)	0.09	锰(mg)	1.3
维生素 B_2(mg)	0.03		

杏鲍菇

杏鲍菇是一种常见的食用菌,含有丰富的蛋白质、维生素、矿物质和膳食纤维等营养素。其中,蛋白质的绝对含量不高但是质量相对其他蔬菜较高,可以为素食者提供较好的蛋白质。杏鲍菇中的膳食纤维主要为多糖,具有抗病毒、抗肿瘤、调节免疫功能和刺激干扰素形成等作用。菇类富含硒、谷胱甘肽等营养物质,作为抗氧化剂,可以减缓机体氧化性应激压力。

表附 2-53　杏鲍菇的营养成分

成分	含量	成分	含量
食部(%)	100	维生素 B_3(mg)	3.68
水分(g)	89.6	维生素 C(mg)	—
能量(kcal)	35	维生素 E(mg)	0.6
蛋白质(g)	1.3	钙(mg)	13
脂肪(g)	0.1	磷(mg)	66
碳水化合物(g)	8.3	钾(mg)	242
不可溶性膳食纤维(g)	2.1	钠(mg)	3.5
胆固醇(mg)	0	镁(mg)	9
灰分(g)	0.7	铁(mg)	0.5
总维生素 A(μgRAE)	Tr	锌(mg)	0.39

（续表）

成分	含量	成分	含量
胡萝卜素(μg)	Tr	硒(μg)	1.8
视黄醇(μg)	0	铜(mg)	0.06
维生素 B_1(mg)	0.03	锰(mg)	0.04
维生素 B_2(mg)	0.14		

板栗（鲜）

板栗含有丰富的糖及淀粉、B族维生素、维生素C、铁、钾、锰和膳食纤维等营养素。板栗的膳食纤维含量高，不可溶性膳食纤维的含量与西芹接近。板栗属于坚果类，但又与其他坚果不同。板栗是一种高淀粉、低脂肪、少蛋白质的坚果，而花生、核桃等是高脂肪、高蛋白质、淀粉含量少的坚果。

表附2-54　板栗（鲜）的营养成分

成分	含量	成分	含量
食部(%)	80	维生素 B_3(mg)	0.8
水分(g)	52	维生素 C(mg)	24
能量(kcal)	189	维生素 E(mg)	4.56
蛋白质(g)	4.2	钙(mg)	17
脂肪(g)	0.7	磷(mg)	89
碳水化合物(g)	42.2	钾(mg)	442
不可溶性膳食纤维(g)	1.7	钠(mg)	13.9
胆固醇(mg)	—	镁(mg)	50
灰分(g)	0.9	铁(mg)	1.1
总维生素 A(μgRAE)	32	锌(mg)	0.57
胡萝卜素(μg)	190	硒(μg)	1.13
视黄醇(μg)	—	铜(mg)	0.4
维生素 B_1(mg)	0.14	锰(mg)	1.53
维生素 B_2(mg)	0.17		

百合

鲜百合、干百合均可食用。鲜百合含有丰富的碳水化合物、蛋白质、脂肪、维生素、铁、钾和膳食纤维等营养素，不可溶性膳食纤维的含量与西芹接近，尤其富含钾元素，是一种高钾低钠型的蔬菜，还含有一些特殊的营养成分,如秋水仙碱等多种生物碱。

表附2-55 百合的营养成分

成分	含量	成分	含量
食部(%)	82	维生素B₃(mg)	0.7
水分(g)	56.7	维生素C(mg)	18
能量(kcal)	166	维生素E(mg)	—
蛋白质(g)	3.2	钙(mg)	11
脂肪(g)	0.1	磷(mg)	61
碳水化合物(g)	38.8	钾(mg)	510
不可溶性膳食纤维(g)	1.7	钠(mg)	6.7
胆固醇(mg)	—	镁(mg)	43
灰分(g)	1.2	铁(mg)	1
总维生素A(μgRAE)	—	锌(mg)	0.5
胡萝卜素(μg)	—	硒(μg)	0.2
视黄醇(μg)	—	铜(mg)	0.24
维生素B₁(mg)	0.02	锰(mg)	0.35
维生素B₂(mg)	0.04		

玉米

玉米在我国是主要杂粮之一,含有丰富的碳水化合物、蛋白质、脂肪、维生素、钾、磷、铁、硒和膳食纤维等营养素,不可溶性膳食纤维的含量高于西芹,尤其富含钾元素,是一种高钾低钠型的食材。玉米有很多品种,常见的是糯玉米和甜玉米,糯玉米不含糖,但含有大量的支链淀粉,血糖反应较高;甜玉米含糖,但淀粉含量较低,总碳水化合物含量较低,血糖反应较低。

表附2-56 玉米的营养成分

成分	含量	成分	含量
食部(%)	46	维生素B₃(mg)	1.8
水分(g)	71.3	维生素C(mg)	16
能量(kcal)	112	维生素E(mg)	0.46
蛋白质(g)	4	钙(mg)	—
脂肪(g)	1.2	磷(mg)	117
碳水化合物(g)	22.8	钾(mg)	238

（续表）

成分	含量	成分	含量
不可溶性膳食纤维(g)	2.9	钠(mg)	1.1
胆固醇(mg)	—	镁(mg)	32
灰分(g)	0.7	铁(mg)	1.1
总维生素 A(μgRAE)	—	锌(mg)	0.9
胡萝卜素(μg)	—	硒(μg)	1.63
视黄醇(μg)	—	铜(mg)	0.09
维生素 B_1(mg)	0.16	锰(mg)	0.22
维生素 B_2(mg)	0.11		

菠菜

菠菜是绿叶蔬菜的典型代表,含有丰富的 β-胡萝卜素、叶黄素、维生素 B_1、维生素 B_2、维生素 B_9、维生素 C、维生素 K、矿物质(尤其钙和铁)和膳食纤维等营养成分。菠菜中铁的含量不低,但是属于非血红素铁,人体吸收率较低,不作为人体补铁的优选食材。菠菜中含有较多的草酸,会妨碍钙和铁的吸收,焯水可以去除大部分的草酸,因此先焯水后食用最佳。

表附 2-57　菠菜的营养成分

成分	含量	成分	含量
食部(%)	89	维生素 B_3(mg)	0.6
水分(g)	91.2	维生素 C(mg)	32
能量(kcal)	28	维生素 E(mg)	1.74
蛋白质(g)	2.6	钙(mg)	66
脂肪(g)	0.3	磷(mg)	47
碳水化合物(g)	4.5	钾(mg)	311
不可溶性膳食纤维(g)	1.7	钠(mg)	85.2
胆固醇(mg)	—	镁(mg)	58
灰分(g)	1.4	铁(mg)	2.9
总维生素 A(μgRAE)	487	锌(mg)	0.85
胡萝卜素(μg)	2920	硒(μg)	0.97
视黄醇(μg)	—	铜(mg)	0.1
维生素 B_1(mg)	0.04	锰(mg)	0.66
维生素 B_2(mg)	0.1		

香菇

香菇是我国著名的食用菌,含有丰富的蛋白质、维生素、矿物质和膳食纤维等营养素,还含有30多种酶和18种氨基酸(其中人体所必需的氨基酸有8种,香菇就含有7种),被作为纠正人体酶缺乏症和补充氨基酸的首选食物。香菇中的膳食纤维主要为多糖,具有抗病毒、抗肿瘤、调节免疫功能和刺激干扰素形成等作用。

表附2-58　香菇的营养成分

成分	含量	成分	含量
食部(%)	100	维生素B$_3$(mg)	2
水分(g)	91.7	维生素C(mg)	1
能量(kcal)	26	维生素E(mg)	—
蛋白质(g)	2.2	钙(mg)	2
脂肪(g)	0.3	磷(mg)	53
碳水化合物(g)	5.2	钾(mg)	20
不可溶性膳食纤维(g)	3.3	钠(mg)	1.4
胆固醇(mg)	—	镁(mg)	11
灰分(g)	0.6	铁(mg)	0.3
总维生素A(μgRAE)	—	锌(mg)	0.66
胡萝卜素(μg)	—	硒(μg)	2.58
视黄醇(μg)	—	铜(mg)	0.12
维生素B$_1$(mg)	Tr	锰(mg)	0.25
维生素B$_2$(mg)	0.08		

大白菜

大白菜是一种水分很高、热量很低的蔬菜,属于十字花科蔬菜。经常吃十字花科蔬菜的人,心血管疾病和肿瘤的发生风险都较低。大白菜含有丰富的维生素、矿物质和膳食纤维等营养素,还富含多种抗氧化的营养成分。尽量避免长时间炖煮,否则会损失食物中的维生素,降低食物本身的营养价值。

表附2-59　大白菜的营养成分

成分	含量	成分	含量
食部(%)	87	维生素B$_3$(mg)	0.6
水分(g)	94.6	维生素C(mg)	31

（续表）

成分	含量	成分	含量
能量(kcal)	18	维生素 E(mg)	0.76
蛋白质(g)	1.5	钙(mg)	50
脂肪(g)	0.1	磷(mg)	31
碳水化合物(g)	3.2	钾(mg)	—
不可溶性膳食纤维(g)	0.8	钠(mg)	57.5
胆固醇(mg)	—	镁(mg)	11
灰分(g)	0.6	铁(mg)	0.7
总维生素 A(μgRAE)	20	锌(mg)	0.38
胡萝卜素(μg)	120	硒(μg)	0.49
视黄醇(μg)	—	铜(mg)	0.05
维生素 B$_1$(mg)	0.04	锰(mg)	0.15
维生素 B$_2$(mg)	0.05		

西兰花

西兰花属于十字花科蔬菜,营养成分全面且含量较高,含有丰富的碳水化合物、蛋白质、脂肪、矿物质、维生素和膳食纤维等营养素。与其他绿叶蔬菜相比,蛋白质含量和维生素 C 含量都高出很多,胡萝卜素、维生素 B$_9$ 的含量尤为丰富,还含有抗炎作用的萝卜硫素,被认为是营养价值很高的一种蔬菜。

表附 2－60　西兰花的营养成分

成分	含量	成分	含量
食部(%)	83	维生素 B$_3$(mg)	0.9
水分(g)	90.3	维生素 C(mg)	51
能量(kcal)	36	维生素 E(mg)	0.91
蛋白质(g)	4.1	钙(mg)	67
脂肪(g)	0.6	磷(mg)	72
碳水化合物(g)	4.3	钾(mg)	17
不可溶性膳食纤维(g)	1.6	钠(mg)	18.8
胆固醇(mg)	—	镁(mg)	17
灰分(g)	0.7	铁(mg)	1

（续表）

成分	含量	成分	含量
总维生素 A(μgRAE)	1202	锌(mg)	0.78
胡萝卜素(μg)	7210	硒(μg)	0.7
视黄醇(μg)	—	铜(mg)	0.03
维生素 B₁(mg)	0.09	锰(mg)	0.24
维生素 B₂(mg)	0.13		

菜花（花椰菜）

菜花也叫花菜、花椰菜，属于十字花科蔬菜，含有丰富的维生素 C、维生素 K、钾、铁和膳食纤维等营养素，钾元素的含量甚至超过"明星蔬菜"西兰花，还含有极为丰富的类黄酮等营养成分。花菜含有较多维生素 K，维生素 K 可以预防内出血，促进血液正常凝固。

表附 2-61 菜花（花椰菜）的营养成分

成分	含量	成分	含量
食部(%)	82	维生素 B₃(mg)	0.6
水分(g)	92.4	维生素 C(mg)	61
能量(kcal)	26	维生素 E(mg)	0.43
蛋白质(g)	2.1	钙(mg)	23
脂肪(g)	0.2	磷(mg)	47
碳水化合物(g)	4.6	钾(mg)	200
不可溶性膳食纤维(g)	1.2	钠(mg)	31.6
胆固醇(mg)	—	镁(mg)	18
灰分(g)	0.7	铁(mg)	1.1
总维生素 A(μgRAE)	5	锌(mg)	0.38
胡萝卜素(μg)	30	硒(μg)	0.73
视黄醇(μg)	—	铜(mg)	0.05
维生素 B₁(mg)	0.03	锰(mg)	0.17
维生素 B₂(mg)	0.08		

白萝卜

白萝卜和胡萝卜虽然只差一个字，但差别很大，胡萝卜是伞形科植物，白萝卜是十字花科植物。白萝卜含有丰富的维生素、矿物质和膳食纤维等营养素。白萝卜中的膳食纤维含量非常可观,可以促进肠胃蠕动、改善便秘症状,芥子油等特殊成分可以增强胃动力,增进食欲,促进消化和脂肪代谢。但所有十字花科蔬菜吃得太多都会导致胀气。

表附 2-62　白萝卜的营养成分

成分	含量	成分	含量
食部(%)	95	维生素 B$_3$(mg)	0.3
水分(g)	93.4	维生素 C(mg)	21
能量(kcal)	23	维生素 E(mg)	0.92
蛋白质(g)	0.9	钙(mg)	36
脂肪(g)	0.1	磷(mg)	26
碳水化合物(g)	5	钾(mg)	173
不可溶性膳食纤维(g)	1	钠(mg)	61.8
胆固醇(mg)	—	镁(mg)	16
灰分(g)	0.6	铁(mg)	0.5
总维生素 A(μgRAE)	3	锌(mg)	0.3
胡萝卜素(μg)	20	硒(μg)	0.61
视黄醇(μg)	—	铜(mg)	0.04
维生素 B$_1$(mg)	0.02	锰(mg)	0.09
维生素 B$_2$(mg)	0.03		

西芹

西芹是一种低热量的蔬菜,含有丰富的胡萝卜素、B 族维生素、维生素C、矿物质和膳食纤维等营养素。通常人们食用西芹的叶柄,其实西芹的叶子也能食用,而且叶子中所含的营养物质要比叶柄中高很多,胡萝卜素含量要比叶柄高 9 倍,维生素 C 的含量要比叶柄高 3 倍,所以不要轻易丢弃西芹叶子。西芹的膳食纤维非常丰富,能够帮助肠道蠕动预防便秘。西芹属于钠含量较高的蔬菜之一,食用时尽量不加盐或少加盐。

表附 2-63　西芹的营养成分

成分	含量	成分	含量
食部(%)	85	维生素 B$_3$(mg)	0.22
水分(g)	93.6	维生素 C(mg)	4.0
能量(kcal)	17	维生素 E(mg)	Tr

（续表）

成分	含量	成分	含量
蛋白质(g)	0.6	钙(mg)	36
脂肪(g)	0.1	磷(mg)	35
碳水化合物(g)	4.8	钾(mg)	15
不可溶性膳食纤维(g)	2.2	钠(mg)	313.3
胆固醇(mg)	0	镁(mg)	15
灰分(g)	0.9	铁(mg)	0.2
总维生素 A(μgRAE)	2	锌(mg)	0.1
胡萝卜素(μg)	29	硒(μg)	0.1
视黄醇(μg)	0	铜(mg)	0.02
维生素 B$_1$(mg)	0.01	锰(mg)	0.06
维生素 B$_2$(mg)	0.03		

生菜

生菜、油麦菜、莴笋同属于莴苣属,生菜是叶用莴苣的俗称。生菜是一种低热量的蔬菜,适合生吃,含有丰富的维生素、矿物质和膳食纤维等营养素,尤其富含 β-胡萝卜素。考虑到农药残留问题,务必流水冲洗揉搓 30 秒以上。

表附 2-64 生菜的营养成分

成分	含量	成分	含量
食部(%)	94	维生素 B$_3$(mg)	0.4
水分(g)	95.8	维生素 C(mg)	13
能量(kcal)	15	维生素 E(mg)	1.02
蛋白质(g)	1.3	钙(mg)	34
脂肪(g)	0.3	磷(mg)	27
碳水化合物(g)	2.0	钾(mg)	170
不可溶性膳食纤维(g)	0.7	钠(mg)	32.8
胆固醇(mg)	—	镁(mg)	18
灰分(g)	0.6	铁(mg)	0.9
总维生素 A(μgRAE)	298	锌(mg)	0.27
胡萝卜素(μg)	1790	硒(μg)	1.15

（续表）

成分	含量	成分	含量
视黄醇(μg)	—	铜(mg)	0.03
维生素 B$_1$(mg)	0.03	锰(mg)	0.13
维生素 B$_2$(mg)	0.06		

芋头

芋头又称芋艿，是天南星科多年生草本植物芋的地下肉质球茎。芋头含有丰富的淀粉、蛋白质、维生素、矿物质和膳食纤维等营养素，因为含有大量淀粉，也能充当部分主食。芋头丰富的膳食纤维能够帮助肠道蠕动，预防便秘。

表附 2-65 芋头的营养成分

成分	含量	成分	含量
食部(%)	84	维生素 B$_3$(mg)	0.7
水分(g)	78.6	维生素 C(mg)	6
能量(kcal)	81	维生素 E(mg)	0.45
蛋白质(g)	2.2	钙(mg)	36
脂肪(g)	0.2	磷(mg)	55
碳水化合物(g)	18.1	钾(mg)	378
不可溶性膳食纤维(g)	1	钠(mg)	33.1
胆固醇(mg)	—	镁(mg)	23
灰分(g)	0.9	铁(mg)	1
总维生素 A(μgRAE)	27	锌(mg)	0.49
胡萝卜素(μg)	160	硒(μg)	1.45
视黄醇(μg)	—	铜(mg)	0.37
维生素 B$_1$(mg)	0.06	锰(mg)	0.3
维生素 B$_2$(mg)	0.05		

黑木耳

黑木耳营养丰富，被誉为"菌中之冠"，含有丰富的蛋白质、维生素、菌多糖、膳食纤维和铁等营养素。香菇、蘑菇、木耳等食用菌属于蔬菜，但与普通蔬菜不同，它们含有较多的蛋白质，而且质量优良，可以为素食者提供较好的蛋白质。黑木耳中的膳食纤维含量极为丰富，10 g 干木耳水发之后约200 g，其中膳食纤维含量大约 3 g，可以预防便秘、降低血脂。

表附2-66 黑木耳的营养成分

成分	含量	成分	含量
食部(%)	100	维生素 B₃(mg)	0.2
水分(g)	91.8	维生素 C(mg)	1
能量(kcal)	27	维生素 E(mg)	7.51
蛋白质(g)	1.5	钙(mg)	34
脂肪(g)	0.2	磷(mg)	12
碳水化合物(g)	6	钾(mg)	52
不可溶性膳食纤维(g)	2.6	钠(mg)	8.5
胆固醇(mg)	—	镁(mg)	57
灰分(g)	0.5	铁(mg)	5.5
总维生素 A(μgRAE)	3	锌(mg)	0.53
胡萝卜素(μg)	20	硒(μg)	0.46
视黄醇(μg)	—	铜(mg)	0.04
维生素 B₁(mg)	0.01	锰(mg)	0.97
维生素 B₂(mg)	0.05		

紫菜(干)

紫菜和海带都属于海藻类。其中,紫菜是一类营养丰富的食用红藻,主要包括条斑紫菜、坛紫菜、甘紫菜等紫菜属植物,是一种低热量、低脂肪、高蛋白质、高膳食纤维的食物,还富含碘、铁、锌、硒等矿物质和 B 族维生素等营养素。紫菜不仅蛋白质含量高,氨基酸模式也较为均衡,生物利用率较高。因为紫菜属于红藻,内含大量的藻红素,泡发过程中有掉色是正常现象。

表附2-67 紫菜(干)的营养成分

成分	含量	成分	含量
食部(%)	100	维生素 B₃(mg)	7.3
水分(g)	12.7	维生素 C(mg)	2
能量(kcal)	250	维生素 E(mg)	1.82
蛋白质(g)	26.7	钙(mg)	264
脂肪(g)	1.1	磷(mg)	350
碳水化合物(g)	44.1	钾(mg)	1796

（续表）

成分	含量	成分	含量
不可溶性膳食纤维(g)	21.6	钠(mg)	710.5
胆固醇(mg)	—	镁(mg)	105
灰分(g)	15.4	铁(mg)	54.9
总维生素 A(μgRAE)	228	锌(mg)	2.47
胡萝卜素(μg)	1370	硒(μg)	7.22
视黄醇(μg)	—	铜(mg)	1.68
维生素 B$_1$(mg)	0.27	锰(mg)	4.32
维生素 B$_2$(mg)	1.02		

海带

海带是一种营养丰富的食用褐藻,也是一种低热量、低脂肪、高蛋白质、高膳食纤维的食物,还富含碘、硒等矿物质和 B 族维生素等营养素,其中碘的含量尤其丰富。海带的钙含量也较丰富,但被海藻胶所结合,较难被人体吸收利用。

表附 2-68　海带的营养成分

成分	含量	成分	含量
食部(%)	100	维生素 B$_3$(mg)	1.3
水分(g)	94.4	维生素 C(mg)	—
能量(kcal)	13	维生素 E(mg)	1.85
蛋白质(g)	1.2	钙(mg)	46
脂肪(g)	0.1	磷(mg)	22
碳水化合物(g)	2.1	钾(mg)	246
不可溶性膳食纤维(g)	0.5	钠(mg)	8.6
胆固醇(mg)	—	镁(mg)	25
灰分(g)	2.2	铁(mg)	0.9
总维生素 A(μgRAE)	—	锌(mg)	0.16
胡萝卜素(μg)	—	硒(μg)	9.54
视黄醇(μg)	—	铜(mg)	—
维生素 B$_1$(mg)	0.02	锰(mg)	0.07
维生素 B$_2$(mg)	0.15		

水果

水果的营养成分和营养价值与蔬菜相似,是人体维生素和无机盐的重要来源。各种水果普遍含有较多的糖类和膳食纤维,而且还含有多种具有生物活性的特殊物质,因而具有极高的营养价值和保健功效。水果也是多含水分的食品,供给热量不多,蛋白质更少。从水果中还能得到矿物质和维生素。水果颜色鲜艳,气味诱人,酸甜适口,孩子很喜爱。另外,水果有利便的作用,这是因为水果除了含膳食纤维外,还富有果酸。果酸能使消化液增加,饭后吃些水果,有助消化。

红枣

红枣富含多种维生素、蛋白质、8 种人体必需氨基酸以及磷、钙、铁等矿物质,还含有多糖类、核苷类等,是一种物美价廉的果品。红枣含铁,但含量不算太高,每 100 g 鲜枣中含铁量只有 1.2 mg,每 100 g 干枣中含铁量也只有 2.3 mg,而且非血红素铁的吸收率较低。不过,鲜枣的维生素 C 含量很高,每 100 g 鲜枣中含维生素 C 243 mg,大约是橙子的 7 倍。

表附 2-69 枣(干)的营养成分

成分	含量	成分	含量
食部(%)	80	维生素 B_3(mg)	0.9
水分(g)	26.9	维生素 C(mg)	14
能量(kcal)	276	维生素 E(mg)	3.04
蛋白质(g)	3.2	钙(mg)	64
脂肪(g)	0.5	磷(mg)	51
碳水化合物(g)	67.8	钾(mg)	524
不可溶性膳食纤维(g)	6.2	钠(mg)	6.2
胆固醇(mg)	—	镁(mg)	36
灰分(g)	1.6	铁(mg)	2.3
总维生素 A(μgRAE)	2	锌(mg)	0.65
胡萝卜素(μg)	10	硒(μg)	1.02
视黄醇(μg)	—	铜(mg)	0.27
维生素 B_1(mg)	0.04	锰(mg)	0.39
维生素 B_2(mg)	0.16		

西瓜

西瓜属于高升糖指数的水果。西瓜又叫水瓜,顾名思义水分含量很高,适合补充水分、预防脱水,因为凉爽还能在一定程度上缓解咽喉疼痛。西瓜含有丰富的维生素、矿物质和膳食纤维等营养素,还富含有益血管健康且有着抗氧化、抗炎和抗癌作用的番茄红素。

表附 2-70 西瓜的营养成分

成分	含量	成分	含量
食部(%)	56	维生素 B$_3$(mg)	0.2
水分(g)	93.3	维生素 C(mg)	6
能量(kcal)	26	维生素 E(mg)	0.1
蛋白质(g)	0.6	钙(mg)	8
脂肪(g)	0.1	磷(mg)	9
碳水化合物(g)	5.8	钾(mg)	87
不可溶性膳食纤维(g)	0.3	钠(mg)	3.2
胆固醇(mg)	—	镁(mg)	8
灰分(g)	0.2	铁(mg)	0.3
总维生素 A(μgRAE)	75	锌(mg)	0.1
胡萝卜素(μg)	450	硒(μg)	0.17
视黄醇(μg)	—	铜(mg)	0.05
维生素 B$_1$(mg)	0.02	锰(mg)	0.05
维生素 B$_2$(mg)	0.03		

鸭梨

鸭梨是公认的健康水果之一,含有丰富的维生素、矿物质和膳食纤维等营养素。鸭梨不易引起过敏,不可溶性膳食纤维、果糖和糖醇的含量较高,可以促进肠道蠕动,增加大便水分,具有一定的导泻作用,非常适合便秘的孩子食用。

表附 2-71 鸭梨的营养成分

成分	含量	成分	含量
食部(%)	82	维生素 B$_3$(mg)	0.2
水分(g)	88.3	维生素 C(mg)	4
能量(kcal)	45	维生素 E(mg)	0.31
蛋白质(g)	0.2	钙(mg)	4

（续表）

成分	含量	成分	含量
脂肪(g)	0.2	磷(mg)	14
碳水化合物(g)	11.1	钾(mg)	77
不可溶性膳食纤维(g)	1.1	钠(mg)	1.5
胆固醇(mg)	—	镁(mg)	5
灰分(g)	0.2	铁(mg)	0.9
总维生素 A(μgRAE)	2	锌(mg)	0.1
胡萝卜素(μg)	10	硒(μg)	0.28
视黄醇(μg)	—	铜(mg)	0.19
维生素 B$_1$(mg)	0.03	锰(mg)	0.06
维生素 B$_2$(mg)	0.03		

木瓜

木瓜属于常见的热带水果之一,含有丰富的维生素、矿物质和膳食纤维等营养素,尤其富含β-胡萝卜素。木瓜可以用来补充维生素 A,因为β-胡萝卜素在体内可以转化成为维生素 A。如果在短时间内大量摄入,β-胡萝卜素转化成维生素 A 的效率会大大下降,不容易引起维生素 A 过量,不过需要注意,长期大量摄入可能出现"高胡萝卜素血症"(手掌、脚掌和面部的皮肤明显发黄,但巩膜不黄)。

表附 2-72　木瓜的营养成分

成分	含量	成分	含量
食部(%)	86	维生素 B$_3$(mg)	0.3
水分(g)	92.2	维生素 C(mg)	43
能量(kcal)	29	维生素 E(mg)	0.3
蛋白质(g)	0.4	钙(mg)	17
脂肪(g)	0.1	磷(mg)	12
碳水化合物(g)	7	钾(mg)	18
不可溶性膳食纤维(g)	0.8	钠(mg)	28
胆固醇(mg)	—	镁(mg)	9
灰分(g)	0.3	铁(mg)	0.2
总维生素 A(μgRAE)	145	锌(mg)	0.25

（续表）

成分	含量	成分	含量
胡萝卜素(μg)	870	硒(μg)	1.8
视黄醇(μg)	—	铜(mg)	0.03
维生素 B$_1$(mg)	0.01	锰(mg)	0.05
维生素 B$_2$(mg)	0.02		

香蕉

香蕉是公认的健康水果之一,含有大量的碳水化合物,同时含有丰富的维生素、矿物质和膳食纤维等营养素。香蕉富含钾元素,是一种高钾低钠型水果。香蕉质地柔软、易于消化,碳水化合物和钾元素含量高,非常适合腹泻的孩子食用,在补充能量的同时,可补充腹泻时丢失的钾元素。

表附 2-73   香蕉的营养成分

成分	含量	成分	含量
食部(%)	59	维生素 B$_3$(mg)	0.7
水分(g)	75.8	维生素 C(mg)	8
能量(kcal)	93	维生素 E(mg)	0.24
蛋白质(g)	1.4	钙(mg)	7
脂肪(g)	0.2	磷(mg)	28
碳水化合物(g)	22	钾(mg)	256
不可溶性膳食纤维(g)	1.2	钠(mg)	0.8
胆固醇(mg)	—	镁(mg)	43
灰分(g)	0.6	铁(mg)	0.4
总维生素 A(μgRAE)	10	锌(mg)	0.18
胡萝卜素(μg)	60	硒(μg)	0.87
视黄醇(μg)	—	铜(mg)	0.14
维生素 B$_1$(mg)	0.02	锰(mg)	0.65
维生素 B$_2$(mg)	0.04		

草莓

草莓属于相对低热量的水果(每 100 g 草莓大约 32 kcal 热量,每 100 g 苹果大约 54 kcal 热量,每 100 g 香蕉大约 93 kcal 热量,每 100 g 牛油果大约 161 kcal 热量)。草莓含有丰富的维生素、矿物质(尤其是钾)和膳食纤维等营养素,尤其富含维生素 C。草莓中维生素 C 的含量与橙子大体相当(每 100 g 草莓含约 47 mg 的维生素 C,每 100 g 橙子含约 33 mg 的维生素 C)。不过草莓也是农药残留较高的水果之一,适量食用为好。

表附 2-74　草莓的营养成分

成分	含量	成分	含量
食部(%)	97	维生素 B$_3$(mg)	0.3
水分(g)	91.3	维生素 C(mg)	47
能量(kcal)	32	维生素 E(mg)	0.71
蛋白质(g)	1	钙(mg)	18
脂肪(g)	0.2	磷(mg)	27
碳水化合物(g)	7.1	钾(mg)	131
不可溶性膳食纤维(g)	1.1	钠(mg)	4.2
胆固醇(mg)	—	镁(mg)	12
灰分(g)	0.4	铁(mg)	1.8
总维生素 A(μgRAE)	5	锌(mg)	0.14
胡萝卜素(μg)	30	硒(μg)	0.7
视黄醇(μg)	—	铜(mg)	0.04
维生素 B$_1$(mg)	0.02	锰(mg)	0.49
维生素 B$_2$(mg)	0.03		

橙子

橙子富含钾元素,是一种高钾低钠型水果。橙子非常适合用来补充维生素 C,每 100 g 橙子含约 33 mg 的维生素 C,比其他水果高很多。

表附 2-75　橙子的营养成分

成分	含量	成分	含量
食部(%)	74	维生素 B$_3$(mg)	0.3
水分(g)	97.4	维生素 C(mg)	33
能量(kcal)	48	维生素 E(mg)	0.56
蛋白质(g)	0.8	钙(mg)	20
脂肪(g)	0.2	磷(mg)	22
碳水化合物(g)	11.1	钾(mg)	159
不可溶性膳食纤维(g)	0.6	钠(mg)	1.2

（续表）

成分	含量	成分	含量
胆固醇(mg)	—	镁(mg)	14
灰分(g)	0.5	铁(mg)	0.4
总维生素 A(μgRAE)	27	锌(mg)	0.14
胡萝卜素(μg)	160	硒(μg)	0.31
视黄醇(μg)	—	铜(mg)	0.03
维生素 B_1(mg)	0.05	锰(mg)	0.05
维生素 B_2(mg)	0.04		

苹果

苹果是公认的健康水果之一，含有丰富的维生素、矿物质和膳食纤维等营养素，尤其富含钾元素，是一种高钾低钠型水果，还富含果糖、果胶、有机酸、多酚类、黄酮类等成分。果胶促进肠道蠕动，可以预防便秘；有机酸、多酚类、黄酮类等成分与维生素一起构成抗氧化系统，可以帮助人体清除代谢垃圾。

表附 2-76　苹果的营养成分

成分	含量	成分	含量
食部(%)	76	维生素 B_3(mg)	0.2
水分(g)	85.9	维生素 C(mg)	4
能量(kcal)	54	维生素 E(mg)	2.12
蛋白质(g)	0.2	钙(mg)	4
脂肪(g)	0.2	磷(mg)	12
碳水化合物(g)	13.5	钾(mg)	119
不可溶性膳食纤维(g)	1.2	钠(mg)	1.6
胆固醇(mg)	—	镁(mg)	4
灰分(g)	0.2	铁(mg)	0.6
总维生素 A(μgRAE)	3	锌(mg)	0.19
胡萝卜素(μg)	20	硒(μg)	0.12
视黄醇(μg)	—	铜(mg)	0.06
维生素 B_1(mg)	0.06	锰(mg)	0.03
维生素 B_2(mg)	0.02		

牛油果

牛油果又叫鳄梨,最大特色就是热量高,每 100 g 牛油果大约 161 kcal 热量,是普通水果热量的 3—5 倍。牛油果富含脂肪,烹制食物时可以用来替代油脂,维生素、矿物质和膳食纤维等含量也较高,而且脂肪酸以单不饱和脂肪酸为主,虽然属于营养价值较高的水果,但也不必神话它。

表附 2-77 牛油果的营养成分

成分	含量	成分	含量
食部(%)	100	维生素 B_3(mg)	1.9
水分(g)	74.3	维生素 C(mg)	8
能量(kcal)	161	维生素 E(mg)	—
蛋白质(g)	2	钙(mg)	11
脂肪(g)	15.3	磷(mg)	41
碳水化合物(g)	7.4	钾(mg)	599
不可溶性膳食纤维(g)	2.1	钠(mg)	10
胆固醇(mg)	—	镁(mg)	39
灰分(g)	1	铁(mg)	1
总维生素 A(μgRAE)	61	锌(mg)	0.42
胡萝卜素(μg)	—	硒(μg)	—
视黄醇(μg)	—	铜(mg)	0.26
维生素 B_1(mg)	0.11	锰(mg)	0.23
维生素 B_2(mg)	0.12		

芒果

芒果属于常见的热带水果之一,含有丰富的维生素、矿物质和膳食纤维等营养素,尤其富含多种类胡萝卜素、维生素 A、维生素 C,以及钾、硒元素。芒果富含钾元素,是一种高钾低钠型水果。芒果有种特殊的香味,是因为含有一种萜类化合物,研究发现这种萜类化合物具有镇痛、抗炎、抗菌、抗癌、抗氧化等作用。但有不少人对芒果过敏,主要表现为皮肤黏膜病变,一部分还会出现消化系统、呼吸系统的症状。

表附 2-78 芒果的营养成分

成分	含量	成分	含量
食部(%)	60	维生素 B_3(mg)	0.3

（续表）

成分	含量	成分	含量
水分(g)	90.6	维生素 C(mg)	23
能量(kcal)	35	维生素 E(mg)	1.21
蛋白质(g)	0.6	钙(mg)	Tr
脂肪(g)	0.2	磷(mg)	11
碳水化合物(g)	8.3	钾(mg)	138
不可溶性膳食纤维(g)	1.3	钠(mg)	2.8
胆固醇(mg)	—	镁(mg)	14
灰分(g)	0.3	铁(mg)	0.2
总维生素 A(μgRAE)	150	锌(mg)	0.09
胡萝卜素(μg)	897	硒(μg)	1.44
视黄醇(μg)	—	铜(mg)	0.06
维生素 B$_1$(mg)	0.01	锰(mg)	0.2
维生素 B$_2$(mg)	0.04		

枇杷

枇杷含有丰富的维生素、矿物质和膳食纤维等营养素,还含有黄酮类和多糖类化合物。枇杷含有丰富的类胡萝卜素,其含量在水果中居第三位,其中 β-胡萝卜素在体内可以转化成维生素 A。

表附 2-79 枇杷的营养成分

成分	含量	成分	含量
食部(%)	62	维生素 B$_3$(mg)	0.3
水分(g)	89.3	维生素 C(mg)	8
能量(kcal)	41	维生素 E(mg)	0.24
蛋白质(g)	0.8	钙(mg)	17
脂肪(g)	0.2	磷(mg)	8
碳水化合物(g)	9.3	钾(mg)	122
不可溶性膳食纤维(g)	0.8	钠(mg)	4
胆固醇(mg)	—	镁(mg)	10
灰分(g)	0.4	铁(mg)	1.1
总维生素 A(μgRAE)	—	锌(mg)	0.21

（续表）

成分	含量	成分	含量
胡萝卜素(μg)	—	硒(μg)	0.72
视黄醇(μg)	—	铜(mg)	0.06
维生素 B_1(mg)	0.01	锰(mg)	0.34
维生素 B_2(mg)	0.03		

哈密瓜

哈密瓜是优良的甜瓜品种。哈密瓜含有丰富的维生素、矿物质和膳食纤维等营养素,尤其富含胡萝卜素和钾元素,还含有多种有机酸。哈密瓜中维生素的含量高于苹果等常见水果,糖类主要以单糖和双糖形式存在。

表附2-80 哈密瓜的营养成分

成分	含量	成分	含量
食部(%)	71	维生素 B_3(mg)	—
水分(g)	91	维生素 C(mg)	12
能量(kcal)	34	维生素 E(mg)	—
蛋白质(g)	0.5	钙(mg)	4
脂肪(g)	0.1	磷(mg)	19
碳水化合物(g)	7.9	钾(mg)	190
不可溶性膳食纤维(g)	0.2	钠(mg)	26.7
胆固醇(mg)	—	镁(mg)	19
灰分(g)	0.5	铁(mg)	—
总维生素 A(μgRAE)	153	锌(mg)	0.13
胡萝卜素(μg)	920	硒(μg)	1.1
视黄醇(μg)	—	铜(mg)	0.01
维生素 B_1(mg)	—	锰(mg)	0.01
维生素 B_2(mg)	0.01		

桂圆

桂圆又叫龙眼,是常见的热带水果之一,属于高升糖指数的水果。桂圆含有丰富的蛋白质、维生素、矿物质和膳食纤维等营养素,尤其富含维生素C和钾,是一种高钾低钠型水果,还含有多种有机酸。

表附 2－81　桂圆的营养成分

成分	含量	成分	含量
食部(%)	50	维生素 B_3(mg)	1.3
水分(g)	81.4	维生素 C(mg)	43
能量(kcal)	71	维生素 E(mg)	—
蛋白质(g)	1.2	钙(mg)	6
脂肪(g)	0.1	磷(mg)	30
碳水化合物(g)	16.6	钾(mg)	248
不可溶性膳食纤维(g)	0.4	钠(mg)	3.9
胆固醇(mg)	—	镁(mg)	10
灰分(g)	0.7	铁(mg)	0.2
总维生素 A(μgRAE)	3	锌(mg)	0.4
胡萝卜素(μg)	20	硒(μg)	0.83
视黄醇(μg)	—	铜(mg)	0.1
维生素 B_1(mg)	0.01	锰(mg)	0.07
维生素 B_2(mg)	0.14		

荔枝

荔枝是常见的热带水果之一，属于高升糖指数的水果。荔枝含有丰富的蛋白质、维生素、矿物质和膳食纤维等营养素，尤其富含维生素 C 和钾，是一种高钾低钠型水果，还含有多种有机酸。

表附 2－82　荔枝的营养成分

成分	含量	成分	含量
食部(%)	73	维生素 B_3(mg)	1.1
水分(g)	81.9	维生素 C(mg)	41
能量(kcal)	71	维生素 E(mg)	—
蛋白质(g)	0.9	钙(mg)	2
脂肪(g)	0.2	磷(mg)	24
碳水化合物(g)	16.6	钾(mg)	151
不可溶性膳食纤维(g)	0.5	钠(mg)	1.7
胆固醇(mg)	—	镁(mg)	12
灰分(g)	0.4	铁(mg)	0.4

（续表）

成分	含量	成分	含量
总维生素 A(μgRAE)	2	锌(mg)	0.17
胡萝卜素(μg)	10	硒(μg)	0.14
视黄醇(μg)	—	铜(mg)	0.16
维生素 B$_1$(mg)	0.1	锰(mg)	0.09
维生素 B$_2$(mg)	0.04		

火龙果

火龙果是仙人掌科植物火龙果的果实。火龙果的碳水化合物含量不算低,维生素 C 含量不算高,含有丰富的膳食纤维、矿物质和花青素等多酚物质。红心火龙果的 β-胡萝卜素含量高于白心火龙果,甜度和热量也略高于白心火龙果。火龙果是一种很好的通便食物,果肉中有很多小籽,可以促进排便,红心火龙果的通便效果尤佳。

表附 2-83　火龙果的营养成分

成分	含量	成分	含量
食部(%)	69	维生素 B$_3$(mg)	0.22
水分(g)	84.8	维生素 C(mg)	3
能量(kcal)	55	维生素 E(mg)	0.14
蛋白质(g)	1.1	钙(mg)	7
脂肪(g)	0.2	磷(mg)	35
碳水化合物(g)	13.3	钾(mg)	20
不可溶性膳食纤维(g)	1.6	钠(mg)	2.7
胆固醇(mg)	—	镁(mg)	30
灰分(g)	0.6	铁(mg)	0.3
总维生素 A(μgRAE)	Tr	锌(mg)	0.29
胡萝卜素(μg)	Tr	硒(μg)	0.03
视黄醇(μg)	—	铜(mg)	0.04
维生素 B$_1$(mg)	0.03	锰(mg)	0.19
维生素 B$_2$(mg)	0.02		

橘子

橘子含有丰富的维生素、矿物质和膳食纤维等营养素,尤其富含维生素

C和钾,还含有多种黄酮类化合物。橘子富含钾元素,是一种高钾低钠型水果。橘子中的碳水化合物含量比柚子更高,主要为果糖、蔗糖和葡萄糖,所以成熟的橘子比柚子更甜。橘子中的类胡萝卜素含量比柚子更高,类胡萝卜素在体内的代谢速率较低,长期大量摄入可能出现"高胡萝卜素血症"(手掌、脚掌和面部的皮肤明显发黄,但巩膜不黄)。

表附 2-84　橘子的营养成分

成分	含量	成分	含量
食部(%)	77	维生素 B₃(mg)	0.4
水分(g)	86.9	维生素 C(mg)	28
能量(kcal)	51	维生素 E(mg)	0.92
蛋白质(g)	0.7	钙(mg)	35
脂肪(g)	0.2	磷(mg)	18
碳水化合物(g)	11.9	钾(mg)	154
不可溶性膳食纤维(g)	0.4	钠(mg)	1.4
胆固醇(mg)	—	镁(mg)	11
灰分(g)	0.3	铁(mg)	0.2
总维生素 A(μgRAE)	148	锌(mg)	0.08
胡萝卜素(μg)	890	硒(μg)	0.3
视黄醇(μg)	—	铜(mg)	0.04
维生素 B₁(mg)	0.08	锰(mg)	0.14
维生素 B₂(mg)	0.04		

水蜜桃

水蜜桃含有丰富的维生素、矿物质和膳食纤维等营养素,尤其富含钾元素,还含有大量的果胶。水蜜桃含糖较高,口感香甜,不过升糖指数不高。水蜜桃富含钾元素,是一种高钾低钠型水果。水蜜桃还含有大量的果胶,可以预防高血脂、高胆固醇,还能预防便秘。

表附 2-85　水蜜桃的营养成分

成分	含量	成分	含量
食部(%)	88	维生素 B₃(mg)	1
水分(g)	88.7	维生素 C(mg)	4

（续表）

成分	含量	成分	含量
能量（kcal）	43	维生素 E（mg）	1
蛋白质（g）	0.9	钙（mg）	10
脂肪（g）	0.2	磷（mg）	21
碳水化合物（g）	9.8	钾（mg）	169
不可溶性膳食纤维（g）	0.8	钠（mg）	2.9
胆固醇（mg）	—	镁（mg）	9
灰分（g）	0.4	铁（mg）	0.5
总维生素 A（μgRAE）	2	锌（mg）	0.06
胡萝卜素（μg）	10	硒（μg）	0.23
视黄醇（μg）	—	铜（mg）	0.08
维生素 B$_1$（mg）	0.02	锰（mg）	0.11
维生素 B$_2$（mg）	0.03		

蓝莓

　　蓝莓是抗氧化物质极其丰富的食物，除了含有各种常规的营养素之外，还含有极为丰富的黄酮类和多糖类化合物，丰富的有机酸、多酚类物质，花青素含量尤其高，种类也十分丰富，被认为具有抗氧化抗肿瘤等功效。蓝莓中的多酚类物质可以抑制消化酶的活性，所以一次不能吃得太多。

表附 2-86　蓝莓的营养成分

成分	含量	成分	含量
食部（%）	100	维生素 B$_3$（mg）	0.418
水分（g）	84.21	维生素 C（mg）	9.7
能量（kcal）	57	维生素 E（mg）	0.57
蛋白质（g）	0.74	钙（mg）	6
脂肪（g）	0.33	磷（mg）	12
碳水化合物（g）	14.49	钾（mg）	77
不可溶性膳食纤维（g）	2.4	钠（mg）	1
胆固醇（mg）	—	镁（mg）	6
灰分（g）	—	铁（mg）	0.28
总维生素 A（μgRAE）	3	锌（mg）	0.16

（续表）

成分	含量	成分	含量
胡萝卜素(μg)	—	硒(μg)	—
视黄醇(μg)	—	铜(mg)	—
维生素 B$_1$(mg)	0.037	锰(mg)	—
维生素 B$_2$(mg)	0.041		

蜜柚

柚子含有丰富的维生素、矿物质和膳食纤维等营养素，尤其富含维生素 C 和钾，还含有多种黄酮类化合物。柚子富含钾元素，是一种高钾低钠型水果。柚子口感略微苦涩，是因为含有柠檬苦素类化合物，这类化合物能够抑制多种癌细胞，还具有镇痛、镇静、抗炎等作用。

表附 2-87　蜜柚的营养成分

成分	含量	成分	含量
食部(%)	69	维生素 B$_3$(mg)	0.3
水分(g)	89	维生素 C(mg)	23
能量(kcal)	42	维生素 E(mg)	—
蛋白质(g)	0.8	钙(mg)	4
脂肪(g)	0.2	磷(mg)	24
碳水化合物(g)	9.5	钾(mg)	119
不可溶性膳食纤维(g)	0.4	钠(mg)	3
胆固醇(mg)	—	镁(mg)	4
灰分(g)	0.5	铁(mg)	0.3
总维生素 A(μgRAE)	2	锌(mg)	0.4
胡萝卜素(μg)	10	硒(μg)	0.7
视黄醇(μg)	—	铜(mg)	0.18
维生素 B$_1$(mg)	—	锰(mg)	0.08
维生素 B$_2$(mg)	0.03		

樱桃

樱桃含有丰富的维生素、矿物质和膳食纤维等营养素，尤其富含钾元素，还含有多种黄酮类和多糖类化合物。樱桃含有丰富的花青素等多酚物质，花青素是使樱桃呈现出紫色、红色的天然色素来源，樱桃的颜色越深，花青素的含量越高,其抗氧化作用越好。

表附 2-88　樱桃的营养成分

成分	含量	成分	含量
食部(%)	80	维生素 B₃(mg)	0.6
水分(g)	88	维生素 C(mg)	10
能量(kcal)	46	维生素 E(mg)	2.22
蛋白质(g)	1.1	钙(mg)	11
脂肪(g)	0.2	磷(mg)	27
碳水化合物(g)	10.2	钾(mg)	232
不可溶性膳食纤维(g)	0.3	钠(mg)	8
胆固醇(mg)	—	镁(mg)	12
灰分(g)	0.5	铁(mg)	0.4
总维生素 A(μgRAE)	35	锌(mg)	0.23
胡萝卜素(μg)	210	硒(μg)	0.21
视黄醇(μg)	—	铜(mg)	0.1
维生素 B₁(mg)	0.02	锰(mg)	0.07
维生素 B₂(mg)	0.02		

菠萝

菠萝是常见的热带水果之一,含有丰富的维生素、矿物质和膳食纤维等营养素,尤其富含维生素 C 和钾、锰元素,还含有特殊的菠萝蛋白酶。菠萝富含钾元素,是一种高钾低钠型水果。在吃菠萝之前先用盐水浸泡,可以抑制菠萝蛋白酶的活性,变得不太刺口。少量吃,可以分解蛋白质,帮助消化;但大量吃,会刺激消化道黏膜。如果在吃菠萝之前先稍许加热,在软化膳食纤维的同时,部分菠萝蛋白酶也会变性失活,可以减轻对消化道的刺激,更适合消化功能较弱的孩子。

表附 2-89　菠萝的营养成分

成分	含量	成分	含量
食部(%)	68	维生素 B₃(mg)	0.2
水分(g)	88.4	维生素 C(mg)	18
能量(kcal)	44	维生素 E(mg)	—

（续表）

成分	含量	成分	含量
蛋白质(g)	0.5	钙(mg)	12
脂肪(g)	0.1	磷(mg)	9
碳水化合物(g)	10.8	钾(mg)	113
不可溶性膳食纤维(g)	1.3	钠(mg)	0.8
胆固醇(mg)	—	镁(mg)	8
灰分(g)	0.2	铁(mg)	0.6
总维生素 A(μgRAE)	3	锌(mg)	0.14
胡萝卜素(μg)	20	硒(μg)	0.24
视黄醇(μg)	—	铜(mg)	0.07
维生素 B_1(mg)	0.04	锰(mg)	1.04
维生素 B_2(mg)	0.02		

猕猴桃

猕猴桃被誉为"水果之王"，含有丰富的维生素、矿物质和膳食纤维等营养素，钙含量是苹果的 17 倍、香蕉的 4 倍，维生素 C 含量是橙子的 2 倍。叶绿素和花青素是影响猕猴桃果肉颜色的主要成分，不同的成分含量将使其呈现出不同颜色的果肉，含花青素的为红色果肉，含叶绿素的为绿色果肉，不含叶绿素的则为黄色果肉。

表附 2-90　猕猴桃的营养成分

成分	含量	成分	含量
食部(%)	83	维生素 B_3(mg)	0.3
水分(g)	83.4	维生素 C(mg)	62
能量(kcal)	61	维生素 E(mg)	2.43
蛋白质(g)	0.8	钙(mg)	27
脂肪(g)	0.6	磷(mg)	26
碳水化合物(g)	14.5	钾(mg)	144
不可溶性膳食纤维(g)	2.6	钠(mg)	10
胆固醇(mg)	—	镁(mg)	12
灰分(g)	0.7	铁(mg)	1.2
总维生素 A(μgRAE)	22	锌(mg)	0.57

（续表）

成分	含量	成分	含量
胡萝卜素(μg)	130	硒(μg)	0.28
视黄醇(μg)	—	铜(mg)	1.87
维生素 B$_1$ (mg)	0.05	锰(mg)	0.73
维生素 B$_2$ (mg)	0.02		

葡萄

葡萄含有丰富的维生素、矿物质和膳食纤维等营养素,还含有多种人体所需的氨基酸和黄酮类物质。葡萄富含钾元素,是一种高钾低钠型水果。葡萄中的槲皮素具有通畅血管的功能,花青素和白藜芦醇都有抗氧化作用。花青素是使葡萄呈现紫色、红色的天然色素来源,葡萄皮的颜色越深,花青素的含量越高,其抗氧化作用越好,其中,红葡萄皮中的白藜芦醇含量尤为丰富。

表附 2-91　葡萄的营养成分

成分	含量	成分	含量
食部(%)	86	维生素 B$_3$ (mg)	0.2
水分(g)	88.7	维生素 C(mg)	25
能量(kcal)	44	维生素 E(mg)	0.7
蛋白质(g)	0.5	钙(mg)	5
脂肪(g)	0.2	磷(mg)	13
碳水化合物(g)	10.3	钾(mg)	104
不可溶性膳食纤维(g)	0.4	钠(mg)	1.3
胆固醇(mg)	—	镁(mg)	8
灰分(g)	0.3	铁(mg)	0.4
总维生素 A(μgRAE)	8	锌(mg)	0.18
胡萝卜素(μg)	50	硒(μg)	0.2
视黄醇(μg)	—	铜(mg)	0.09
维生素 B$_1$ (mg)	0.04	锰(mg)	0.06
维生素 B$_2$ (mg)	0.02		